CB130188

Manual Prático de Terapia Nutricional em Pediatria

A Medicina é uma área do conhecimento em constante evolução. Os protocolos de segurança devem ser seguidos, porém novas pesquisas e testes clínicos podem merecer análises e revisões, inclusive de regulação, normas técnicas e regras do órgão de classe, como códigos de ética, aplicáveis à matéria. Alterações em tratamentos medicamentosos ou decorrentes de procedimentos tornam-se necessárias e adequadas. Os leitores, profissionais da saúde que se sirvam desta obra como apoio ao conhecimento, são aconselhados a conferir as informações fornecidas pelo fabricante de cada medicamento a ser administrado, verificando as condições clínicas e de saúde do paciente, dose recomendada, o modo e a duração da administração, bem como as contraindicações e os efeitos adversos. Da mesma forma, são aconselhados a verificar também as informações fornecidas sobre a utilização de equipamentos médicos e/ou a interpretação de seus resultados em respectivos manuais do fabricante. É responsabilidade do médico, com base na sua experiência e na avaliação clínica do paciente e de suas condições de saúde e de eventuais comorbidades, determinar as dosagens e o melhor tratamento aplicável a cada situação. As linhas de pesquisa ou de argumentação do autor, assim como suas opiniões, não são necessariamente as da Editora.

Esta obra serve apenas de apoio complementar a estudantes e à prática médica, mas não substitui a avaliação clínica e de saúde de pacientes, sendo do leitor – estudante ou profissional da saúde – a responsabilidade pelo uso da obra como instrumento complementar à sua experiência e ao seu conhecimento próprio e individual.

Do mesmo modo, foram empregados todos os esforços para garantir a proteção dos direitos de autor envolvidos na obra, inclusive quanto às obras de terceiros e imagens e ilustrações aqui reproduzidas. Caso algum autor se sinta prejudicado, favor entrar em contato com a Editora.

Finalmente, cabe orientar o leitor que a citação de passagens desta obra com o objetivo de debate ou exemplificação ou ainda a reprodução de pequenos trechos desta obra para uso privado, sem intuito comercial e desde que não prejudique a normal exploração da obra, são, por um lado, permitidas pela Lei de Direitos Autorais, art. 46, incisos II e III. Por outro, a mesma Lei de Direitos Autorais, no art. 29, incisos I, VI e VII, proíbe a reprodução parcial ou integral desta obra, sem prévia autorização, para uso coletivo, bem como o compartilhamento indiscriminado de cópias não autorizadas, inclusive em grupos de grande audiência em redes sociais e aplicativos de mensagens instantâneas. Essa prática prejudica a normal exploração da obra pelo seu autor, ameaçando a edição técnica e universitária de livros científicos e didáticos e a produção de novas obras de qualquer autor.

SÉRIE SBP | SOCIEDADE BRASILEIRA DE PEDIATRIA

EDITORES
DIRCEU SOLÉ
CLÓVIS FRANCISCO CONSTANTINO
LUCIANA RODRIGUES SILVA
EDSON FERREIRA LIBERAL

Manual Prático de Terapia Nutricional em Pediatria

COORDENADORES
Rubens Feferbaum
Izaura Merola Faria
Ana Paula Aragão

manole
editora

sociedade
brasileira
de pediatria

Copyright © 2025 Editora Manole Ltda., por meio de contrato com a Sociedade Brasileira de Pediatria
Logotipo: Copyright © Sociedade Brasileira de Pediatria

Produção editorial: Paris Serviços Editoriais e Educacionais
Projeto gráfico: Departamento de Arte da Editora Manole
Diagramação e imagens: Formato Editoração
Capa: Ricardo Yoshiaki Nitta Rodrigues

CIP-BRASIL. CATALOGAÇÃO NA PUBLICAÇÃO
SINDICATO NACIONAL DOS EDITORES DE LIVROS, RJ

M251

Manual prático de terapia nutricional em pediatria / editor Dirceu Solé ... [et al.] ; coordenador Rubens Feferbaum, Izaura Merola Faria, Ana Paula Aragão. - 1. ed. - Barueri [SP] : Manole, 2025. (Série SBP : Sociedade Brasileira de Pediatria)

Inclui bibliografia e índice
ISBN 9788520467442

1. Nutrição. 2. Crianças - Nutrição parenteral. I. Solé, Dirceu. II. Feferbaum, Rubens. III. Faria, Izaura Merola. IV. Aragão, Ana Paula. V. Série.

25-99143.1 CDD: 615.8548083
CDU: 615.874.2-053.2

Gabriela Faray Ferreira Lopes - Bibliotecária - CRB-7/6643

Todos os direitos reservados.
Nenhuma parte deste livro poderá ser reproduzida,
por qualquer processo, sem a permissão expressa dos editores.
É proibida a reprodução por xerox.
A Editora Manole é filiada à ABDR – Associação Brasileira de Direitos Reprográficos.

Edição – 2025

Editora Manole Ltda.
Alameda Rio Negro, 967 – CJ 717
Barueri – SP – Brasil
CEP: 06454-000
Tel.: (11) 4196-6000
www.manole.com.br | https://atendimento.manole.com.br/

Impresso no Brasil
Printed in Brazil

Sobre os editores, coordenadores e autores

EDITORES DA COLEÇÃO

Dirceu Solé

Professor Titular e Livre-Docente da disciplina de Alergia, Imunologia Clínica e Reumatologia do Departamento de Pediatria da Escola Paulista de Medicina da Universidade Federal de São Paulo (EPM/Unifesp). Diretor Científico da Sociedade Brasileira de Pediatria (SBP). Diretor de Pesquisa da Associação Brasileira de Alergia e Imunologia (Asbai).

Clóvis Francisco Constantino

Diretor da Associação Médica Brasileira (AMB) e Associação Paulista de Medicina (APM). Professor de Ética Médica e Bioética – Medicina – da Universidade Santo Amaro (Unisa). Professor de Ética Médica e Bioética da Pós-graduação do Mestrado em Direito Médico do Curso de Direito da Unisa. Presidente do Departamento Científico de Bioética da Sociedade Brasileira de Pediatria (SBP). Acadêmico Titular da Cadeira 122 da Academia de Medicina de São Paulo. Acadêmico Titular da Cadeira 12 da Academia Brasileira de Pediatria. Gerente/Assessor Técnico/Ética Médica-Bioética-Pediatria/Educação Permanente e Continuada – OSS/SPDM – Associação Paulista para o Desenvolvimento da Medicina – Microrregião RASTS-VM-VG. Membro do Centro Pluridisciplinar de Bioética da Faculdade de Medicina da Universidade do Porto, Portugal. *PhD in Bioethics Division* da International Chair in

Bioethics. Membro da International Forum of Teachers (IFT) – I C Bioethics. Coordenador (*head*) da Unidade de São Paulo da International Chair in Bioethics (World Medical Association Cooperation Center) do Departamento dos Países de Língua Portuguesa (Portuguese Language Countries Division Chair in Bioethics) – sendo hospedeira (*host*) a Unisa. Ex-presidente do Cremesp, da Sociedade de Pediatria de São Paulo e da SBP. Ex-vice-presidente do Conselho Federal de Medicina (CFM).

Luciana Rodrigues Silva

Professora Titular de Pediatria e membro do Serviço de Gastroenterologia e Hepatologia Pediátricas da Universidade Federal da Bahia (UFBA). Doutora e mestre pelo curso de pós-graduação em Medicina e Saúde da UFBA. Pós-doutora pela Université Libre de Bruxelles e Hospital Kremlin Bicêtre de Paris. Especialista em Pediatria pela Sociedade Brasileira de Pediatria (SBP) e Associação Médica Brasileira (AMB). Especialista em Gastroenterologia Pediátrica pela SBP e AMB. Coordenadora Científica Adjunta da Sociedade Brasileira de Pediatria. Presidente da SBP (2016-2022). Membro da Academia Brasileira de Pediatria. Vice-presidente da AMB (2020-2026). Coordenadora do Centro Médico Aliança de Pediatria (1994-2020). Membro da Academia de Medicina da Bahia.

Edson Ferreira Liberal

Presidente da Sociedade Brasileira de Pediatria. Doutor em Pesquisa Clínica e mestre em Pediatria pela Universidade Federal do Rio de Janeiro (UFRJ). Professor da Universidade Federal do Estado do Rio de Janeiro (UniRio).

COORDENADORES DO VOLUME

Rubens Feferbaum

Pediatra com áreas de atuação em Neonatologia e Nutrologia pela Sociedade Brasileira de Pediatria (SBP) e Sociedade Brasileira de Nutrição Parenteral e Enteral (Braspen). Professor Livre-Docente em Pediatria da Faculdade de Medicina da Universidade de São Paulo (FMUSP). Médico voluntário da Unidade de Terapia Intensiva Neonatal do Instituto da Criança e do Adolescente do Hospital das Clínicas (ICr-HC) da FMUSP. Presidente do Departamento Científico de Suporte Nutricional da SBP e Núcleo de Estudos Mil Dias da Sociedade de Pediatria de São Paulo (SPSP). Membro *board* pediátrico da Federación Latino Americana de Terapia Nutricional, Nutrição Clínica y Metabolismo (Felanpe).

Izaura Merola Faria

Pediatra especialista pela Sociedade Brasileira de Pediatria (SBP). Especialista em Nutrologia pela Associação Brasileira de Nutrologia (Abran). Especialista em Nutrição Parenteral e Enteral pela Sociedade Brasileira de Nutrição Enteral e Parenteral (SBNPE/Braspen). Especialista em Medicina Intensiva Pediátrica pela Associação de Medicina Intensiva Brasileira (Amib). Secretária do Departamento Científico de Suporte Nutricional da Sociedade Brasileira de Pediatria (SBP) e da Sociedade Paranaense de Pediatria (SPP). Coordenadora clínica da Equipe de Terapia Nutricional do Hospital e Maternidade Santa Brígida de Curitiba.

Ana Paula Aragão

Pediatra e nutróloga. Supervisora do programa de residência médica em Nutrologia Pediátrica e preceptora dos programas de residência em Pediatria e Nutrologia Pediátrica do Hospital Infantil Joana de Gusmão (HIJG). Pediatra nutróloga do Serviço de Metabologia e Nutrologia do HIJG. Coordenadora técnica-administrativa da Equipe Multiprofissional de Terapia Nutricional do HIJG. Presidente do Departamento de Nutrologia Pediátrica da Sociedade Catarinense de Pediatria. Membro do Departamento de Suporte Nutricional da Sociedade Brasileira de Pediatria (SBP).

AUTORES

Adriana Servilha Gandolfo

Nutricionista e pós-graduada em Saúde Materno Infantil pela Faculdade de Saúde Pública da Universidade de São Paulo (FSP/USP). Pós-graduada em Desnutrição e Recuperação Nutricional pela Universidade Federal de São Paulo (Unifesp) e em Nutrição Clínica Funcional pela Universidade Cruzeiro do Sul. Mestre em Ciências pelo Departamento de Pediatria da Faculdade de Medicina (FM) da USP. Vice-coordenadora do Curso de Especialização em Nutrição Clínica Materno Infantil do Instituto da Criança e do Adolescente (ICr) do Hospital das Clínicas (HC) da FMUSP. Supervisora do Serviço de Nutrição do Instituto da Criança e do Adolescente do ICr-HCFMUSP.

Allana Roseira

Enfermeira, especialista com residência em Saúde da Criança e do Adolescente e em Qualidade e Segurança do Paciente. Avaliadora do Sistema Brasileiro de Acreditação (ONA). Enfermeira da Qualidade do Hospital Pequeno Príncipe.

Ana Cristina Aoun Tannuri

Professora Titular da Disciplina de Cirurgia Pediátrica e Transplante Hepático do Departamento de Pediatria da Faculdade de Medicina da Universidade de São Paulo (FMUSP). Chefe da Divisão de Cirurgia Pediátrica e Transplante Hepático do Instituto da Criança e do Adolescente do Hospital das Clínicas (ICr-HC) da FMUSP.

Ana Daniela Izoton de Sadovsky

Professora Assistente e chefe do Departamento de Pediatria da Universidade Federal do Espírito Santo (Ufes). Mestre em Doenças Infecciosas (Ufes). Doutora em Epidemiologia pela Universidade Federal de Pelotas (UFPel). Pediatra e gastroenterologista pediátrica pela Universidade Federal de São Paulo (Unifesp).

Ana Paula Alves Reis

Mestre em Saúde Pública e especialista em Administração Hospitalar pela Faculdade de Saúde Pública da Universidade de São Paulo (FSP/USP). Pós-graduada em Nutrição Pediátrica pela Boston University School of Medicine. Nutricionista pela Universidade Federal do Rio de Janeiro (UFRJ). Coordenadora das Áreas Multiprofissionais do Instituto da Criança e do Adolescente do Hospital das Clínicas da Faculdade de Medicina da USP (ICr-HCFMUSP). Diretora do Serviço de Nutrição do ICr-HCFMUSP. Coordenadora e docente do Curso de Especialização em Nutrição Clínica Materno-Infantil do ICr-HCFMUSP. Coordenadora do Programa de Residência Multiprofissional de Pediatria com ênfase Cardiopulmonar do HCFMUSP.

Ana Paula Aragão

Pediatra e nutróloga. Supervisora do programa de residência médica em Nutrologia Pediátrica e preceptora dos programas de residência em Pediatria e Nutrologia Pediátrica do Hospital Infantil Joana de Gusmão (HIJG). Pediatra nutróloga do Serviço de Metabologia e Nutrologia do HIJG. Coordenadora técnica-administrativa da Equipe Multiprofissional de Terapia Nutricional do HIJG. Presidente do Departamento de Nutrologia Pediátrica da Sociedade Catarinense de Pediatria. Membro do Departamento de Suporte Nutricional da Sociedade Brasileira de Pediatria (SBP).

Ary Lopes Cardoso

Médico assistente doutor em Medicina no Departamento de Pediatria do Hospital das Clínicas da Faculdade de Medicina da Universidade de São Paulo (HCFMUSP).

Responsável pela unidade de Nutrologia do Instituto da Criança e do Adolescente (ICr) do HCFMUSP.

Bruna de Siqueira Barros

Mestre em Ciências Médicas pela Universidade do Estado do Rio de Janeiro (Uerj). Pediatra nutróloga pela Universidade Federal do Rio de Janeiro (UFRJ). Membro do Comitê de Nutrologia Pediátrica da Sociedade de Pediatria do Estado do Rio de Janeiro (Soperj).

Carla Romano Taddei

Professora Associada do Departamento de Microbiologia do Instituto de Ciências Biomédicas (ICB) da Universidade de São Paulo (USP). Farmacêutica pela Faculdade de Ciências Farmacêuticas da USP. Doutora em Ciências pelo ICB-USP. Pós-doutora em Bacteriologia pelo Instituto Butantan.

Carlos Antonio Riedi

Professor Adjunto do Departamento de Pediatria da Universidade Federal do Paraná (UFPR). Pediatra especialista em Alergia e Imunologia. Mestre e doutor em Saúde da Criança e do Adolescente (UFPR). Orientador do Programa de Pós-Graduação em Saúde da Criança e do Adolescente pela UFPR. Membro do Departamento Científico de Pneumologia da Sociedade Brasileira de Pediatria (SBP).

Christiane Araujo Chaves Leite

Professora Adjunta de Pediatria da Faculdade de Medicina da Universidade Federal do Ceará (UFC). Doutora em Pediatria e Ciências Aplicadas à Pediatria pela Escola Paulista de Medicina da Universidade Federal de São Paulo (EPM/Unifesp). Título de Gastroenterologia Pediátrica e de Terapia Parenteral e Enteral pela Sociedade Brasileira de Pediatria (SBP)/Sociedade Brasileira de Nutrição Enteral e Parenteral (Braspen).

Cira Ferreira Antunes Costa

Título de especialista em Pediatria e Neonatologia pela Sociedade Brasileira de Pediatria (SBP) e em Medicina Intensiva Pediátrica pela Associação de Medicina Intensiva Brasileira (Amib). Título de especialista em Nutrição Enteral e Parenteral pela Sociedade Brasileira de Nutrição Enteral e Parenteral (Braspen). Membro do Departamento de Suporte Nutricional da SBP.

Claudete Jacyczen

Farmacêutica bioquímica e industrial. Especialista em Nutrição Parenteral e Enteral pela Sociedade Brasileira de Nutrição Parenteral e Enteral (Braspen). Especialista em Farmácia Hospitalar para o Controle de Infecção Hospitalar pelo Ministério da Saúde. MBA em Direção Estratégica pela Fundação Getulio Vargas.

Débora Pereira dos Santos Pinelli

Docente na pós-graduação a distância no Centro Universitário Senac e em cursos de especialização oferecidos pelo Ganep Nutrição Humana. Especialista em Terapia Nutricional e Nutrição Clínica.

Denise Bousfield da Silva

Professora Adjunta do Departamento de Pediatria da Universidade Federal de Santa Catarina (UFSC). Mestre em Ciências Médicas pela UFSC. Presidente do Departamento Científico de Oncologia da Sociedade Brasileira de Pediatria (SBP) e do de Hematologia da Sociedade Catarinense de Pediatria (SCP). Especialista em Pediatria, em Cancerologia Pediátrica e em Hematologia e Hemoterapia. Membro da Câmara Técnica de Hematologia do Conselho Federal de Medicina (CFM).

Fábio de Araujo Motta

Médico, pediatra e com residência em Terapia Intensiva Pediátrica. Mestre em Ciências da Saúde pela Pontifícia Universidade Católica do Paraná (PUC-PR). Doutor em Biotecnologia Aplicada à Saúde da Criança e do Adolescente pela Faculdade Pequeno Príncipe. Vice-diretor de Qualidade e Pesquisa Clínica do Hospital Pequeno Príncipe. Coordenador do Programa de *Stewardship* de Antimicrobianos do Hospital Pequeno Príncipe.

Gislayne Castro e Souza Nieto

Pediatra e neonatologista pela Sociedade Brasileira de Pediatria (SBP). Vice-presidente do Departamento Científico de Neonatologia da Sociedade Paranaense de Pediatria (SPP). Membro do Departamento Científico de Neonatologia da SBP. Coordenadora do Programa de Reanimação Neonatal da SPP. Professora de Pediatria da Universidade Positivo. Professora Substituta de Pediatria da Universidade Federal do Paraná (UFPR).

Grasiela Bossolan

Doutora em Pediatria. Médica coordenadora da Unidade Neonatal e do Ambulatório de Filhos de Mãe Diabética do Hospital das Clínicas da Faculdade de Medicina de Botucatu da Universidade Estadual Paulista (HCFMB/Unesp). Especialista em Nutrologia Pediátrica e membro do Departamento Científico de Suporte Nutricional da Sociedade Brasileira de Pediatria (SBP).

Helena Ayako Sueno Goldani

Professora Titular do Departamento de Pediatria da Faculdade de Medicina da Universidade Federal do Rio Grande do Sul (Famed/UFRGS). Título de Gastroenterologia Pediátrica e de Terapia Parenteral e Enteral pela Sociedade Brasileira de Pediatria (SBP)/Sociedade Brasileira de Nutrição Enteral e Parenteral (Braspen). Coordenadora do Programa de Reabilitação Intestinal do Hospital de Clínicas de Porto Alegre.

Heloisa Gomm

Farmacêutica pela Universidade Federal do Paraná (UFPR) com habilitação em Bioquímica e Indústria. Especialização em Farmacologia pela UFPR. MBA em Gestão de Saúde pelo Instituto de Ensino Superior Pequeno Príncipe. Mestre em Farmacologia e título de especialista em Farmácia Clínica pela Sociedade Brasileira de Farmácia Hospitalar e Serviços de Saúde. Farmacêutica Clínica do Hospital Pequeno Príncipe de Curitiba.

Izaura Merola Faria

Pediatra especialista pela Sociedade Brasileira de Pediatria (SBP). Especialista em Nutrologia pela Associação Brasileira de Nutrologia (Abran). Especialista em Nutrição Parenteral e Enteral pela Sociedade Brasileira de Nutrição Enteral e Parenteral (SBNPE/Braspen). Especialista em Medicina Intensiva Pediátrica pela Associação de Medicina Intensiva Brasileira (Amib). Secretária do Departamento Científico de Suporte Nutricional da Sociedade Brasileira de Pediatria (SBP) e da Sociedade Paranaense de Pediatria (SPP). Coordenadora clínica da Equipe de Terapia Nutricional do Hospital e Maternidade Santa Brígida de Curitiba.

Jocemara Gurmini

Pediatra especializada em Gastroenterologia e Nutrologia Pediátrica. Mestre pela Pontifícia Universidade Católica do Paraná (PUC-PR). Coordenadora da Equipe Multiprofissional de Terapia Nutricional do Hospital Pequeno Príncipe de Curitiba.

José Vicente Noronha Spolidoro

Mestre e doutor em Pediatria. Professor da Escola de Medicina da Pontifícia Universidade Católica do Rio Grande do Sul (PUC-RS). Preceptor da residência em Pediatria do Hospital Moinhos de Vento, Porto Alegre. Especialista em Pediatria com área de atuação em Gastroenterologia e Nutrologia. Especialista em Endoscopia Digestiva e em Nutrição Parenteral e Enteral. *Past-Presidente* Laspghan. Membro eleito do Conselho Científico da International Pediatric Association (IPA).

Laura de Almeida Lanzoni

Médica, pediatra e infectologista pediatra pelo Complexo Hospital de Clínicas da Universidade Federal do Paraná (UFPR). Médica do Serviço de Controle de Infecção Hospitalar do Hospital Erastinho. Médica do Programa de *Stewardship* de Antimicrobianos do Hospital Pequeno Príncipe de Curitiba. Membro do Departamento Científico da Infectologia da Sociedade Paranaense de Pediatria. Coordenadora do Grupo de Trabalho de Infectologia da Aliança Amarte.

Lilian dos Santos Rodrigues Sadeck

Pediatra e neonatologista pela Faculdade de Medicina da Universidade de São Paulo (FMUSP). Doutora em Pediatria pela FMUSP. Primeira Vice-Presidente da Sociedade Brasileira de Pediatria (SBP). Membro do Departamento Científico de Neonatologia da SBP. Membro do Conselho Executivo do Programa de Reanimação Neonatal e coordenadora do curso de Reanimação Neonatal de < 34 semanas. Primeira Secretária da Sociedade de Pediatria de São Paulo (SPSP). Diretora de cursos e eventos da SPSP.

Manoel Carlos Prieto Velhote

Professor Livre-Docente pela Faculdade de Medicina da Universidade de São Paulo (FMUSP). Cirurgião pediatra do Instituto da Criança e do Adolescente do Hospital das Clínicas da FMUSP (ICr-HCFMUSP).

Maria Carolina de Pinho Porto

Pediatra, intensivista pediátrica e nutróloga. Vice-presidente da Sociedade Brasileira de Nutrição Parenteral e Enteral do Rio de Janeiro. Nutróloga pediatra do Instituto de Puericultura e Pediatria Martagão Gesteira. Membro do Departamento Científico de Suporte Nutricional da Sociedade Brasileira de Pediatria (SBP).

Maria Thereza Cabedo

Pediatra especialista em Medicina Intensiva Pediátrica. Coordenadora da UTI pediátrica do Instituto do Tratamento do Câncer Infantil (Itaci) e do Instituto da Criança e do Adolescente do Hospital das Clínicas da Faculdade de Medicina da Universidade de São Paulo (ICr/HCFMUSP).

Marina Neto Rafael

Nutricionista especializada em Nutrição Clínica em Pediatria pelo Instituto da Criança e do Adolescente do Hospital das Clínicas da Faculdade de Medicina da Universidade de São Paulo (ICr-HCFMUSP).

Mário Cícero Falcão

Doutor em Pediatria pela Faculdade de Medicina da Universidade de São Paulo (FMUSP). Professor Colaborador do Departamento de Pediatria da FMUSP. Médico Assistente do CTIN-2 do Instituto da Criança do Hospital das Clínicas (ICr/HC) da FMUSP.

Marisa Buriche Coutinho Liberato de Macedo Monteiro

Pediatra especializada em Gastroenterologia Pediátrica pela Universidade Federal do Rio de Janeiro. Mestre em Doenças Infecciosas pela Universidade Federal do Espírito Santo (Ufes).

Mônica Chang Wayhs

Professora do Departamento de Pediatria da Universidade Federal de Santa Catarina (UFSC). Pediatra nutróloga do Serviço de Metabologia e Nutrologia Pediátrica do Hospital Infantil Joana de Gusmão. Mestre em Pediatria e doutora em Medicina pela Escola Paulista de Medicina da Universidade Federal de São Paulo (EPM/Unifesp). Área de atuação em Nutrologia Pediátrica pela Sociedade Brasileira de Pediatria (SBP)/Associação Médica Brasileira (AMB). Área de atuação em Nutrição Parenteral e Enteral Pediátrica e em Gastroenterologia Pediátrica pela SBP/AMB.

Nadia Sandra Orozco Vargas

Mestre em Ciências da Saúde e doutora em Ciências da Saúde e Pediatria pela Faculdade de Medicina da Universidade de São Paulo (FMUSP). Médica assistente do Centro de Tratamento Intensivo Neonatal 2 do Instituto da Criança e do Adolescente do Hospital das Clínicas (ICr-HC) da FMUSP. Médica Assistente da UTI

Pediátrica e Neonatal do Hospital Municipal Infantil Menino Jesus. Coordenadora da Unidade Neonatal do Hospital Municipal Carmino Caricchio. Membro Ativo do Departamento Científico de Aleitamento Materno da Sociedade de Pediatria de São Paulo. Médica do setor de Neonatologia do Instituto da Criança do Hospital das Clínicas (ICr-HC) da FMUSP.

Nayara Dorascenzi Magri Teles

Nutricionista especialista em Nutrição Oncológica pelo Programa de Residência Multiprofissional da Escola Paulista de Medicina da Universidade Federal de São Paulo (EPM/Unifesp).

Patrícia Zamberlan

Nutricionista com mestrado, doutorado e pós-doutorado em Ciências pelo Departamento de Pediatria da Faculdade de Medicina da Universidade de São Paulo (FMUSP). Nutricionista da Equipe Multiprofissional de Terapia Nutricional do Instituto da Criança e do Adolescente do Hospital das Clínicas (ICr-HC) da FMUSP. Especialista em Terapia Parenteral e Enteral pela Sociedade Brasileira de Nutrição Parenteral e Enteral (SBNPE-Braspen).

Rita de Cassia Silveira

Pediatra e neonatologista. Membro do Departamento Científico de Neonatologia da Sociedade Brasileira de Pediatria (SBP). Doutora em Saúde da Criança e do Adolescente. Professora Titular da Faculdade de Medicina da Universidade Federal do Rio Grande do Sul (UFRGS). Preceptora da Residência Médica em Neonatologia e Pediatria no Hospital de Clínicas de Porto Alegre (HCPA). Pesquisadora 1D CNPq.

Roberta Paranhos Fragoso

Mestre em Doenças Infecciosas pela Universidade Federal do Espírito Santo (Ufes). Pediatra com área de atuação em Gastroenterologia Pediátrica.

Roberta Rodrigues da Costa Serra

Pediatra especialista em Nutrologia Pediátrica pela Universidade Federal do Rio de Janeiro (UFRJ). Membro do Comitê de Nutrologia da Sociedade de Pediatria do Estado do Rio de Janeiro (Soperj). Coordenadora da Área Técnica da Saúde da Criança da Secretaria de Estado de Saúde do Rio de Janeiro.

Rosana Tumas

Mestre em Medicina pela Faculdade de Medicina da Universidade de São Paulo (FMUSP). Especialista em Pediatria com área de atuação em Nutrologia pela Sociedade Brasileira de Pediatria (SBP). Coordenadora da Nutrologia no Instituto da Criança e do Adolescente do Hospital das Clínicas da FMUSP (ICr-HCFMUSP).

Rubens Feferbaum

Pediatra com áreas de atuação em Neonatologia e Nutrologia pela Sociedade Brasileira de Pediatria (SBP) e Sociedade Brasileira de Nutrição Parenteral e Enteral (Braspen). Professor Livre-Docente em Pediatria da Faculdade de Medicina da Universidade de São Paulo (FMUSP). Médico voluntário da Unidade de Terapia Intensiva Neonatal do Instituto da Criança e do Adolescente do Hospital das Clínicas (ICr-HC) da FMUSP. Presidente do Departamento Científico de Suporte Nutricional da SBP e Núcleo de Estudos Mil Dias da Sociedade de Pediatria de São Paulo (SPSP). Membro *board* pediátrico da Federación Latino Americana de Terapia Nutricional, Nutrição Clínica y Metabolismo (Felanpe).

Ruth Rocha Franco

Mestre em Pediatria pela Faculdade Medicina da Universidade de São Paulo (FMUSP). Médica assistente na Unidade de Endocrinologia Pediátrica do Instituto da Criança do Hospital das Clínicas (ICr-HC) da FMUSP. Coordenadora do Ambulatório de Cirurgia Bariátrica do Adolescente.

Silvia Maria de Macedo Barbosa

Doutora em Medicina (Patologia) pela Faculdade de Medicina da Universidade de São Paulo (FMUSP). Chefe da Unidade de Dor e Cuidados Paliativos do Instituto da Criança e do Adolescente do Hospital das Clínicas (ICr-HC) da FMUSP. Membro do Departamento Científico de Medicina da Dor e Cuidados Paliativos da Sociedade Brasileira de Pediatria (SBP).

Simone Brasil de O. Iglesias

Professora Adjunta do Departamento de Pediatria da Escola Paulista de Medicina da Universidade Federal de São Paulo (EPM/Unifesp). Especialista em Terapia Intensiva, Nutrologia Pediátrica, Bioética e Cuidados Paliativos pela EPM/Unifesp. Presidente do Departamento Científico de Dor e Medicina Paliativa da Sociedade Brasileira de Pediatria (SBP).

Tania Mara Perini Dillem Rosa

Pediatra especializada em Nutrição Enteral e Parenteral, Medicina Intensiva Pediátrica e Nutrologia Pediátrica. Preceptora da Residência Médica de Terapia Intensiva Pediátrica do Hospital Infantil Nossa Senhora da Glória (Vitória).

Uenis Tannuri

Foi Professor Titular da Disciplina de Cirurgia Pediátrica e Transplante Hepático da Faculdade de Medicina da Universidade de São Paulo (FMUSP). Médico Assistente do mesmo Serviço.

Vanêssa Yumie Salomão Watanabe Liberalesso

Mestre e doutora em Ciências da Saúde pela Pontifícia Universidade Católica do Paraná (PUC-PR). Título de especialista em Pediatria e nas áreas de atuação de neonatologia, nutrologia e terapia nutricional parenteral e enteral. Professora da Escola de Medicina da PUC-PR.

Sumário

Seção III
NUTRIÇÃO PARENTERAL

Seção IV
TERAPIA NUTRICIONAL EM SITUAÇÕES CLÍNICAS ESPECÍFICAS

Apresentação

É com grande satisfação que a Sociedade Brasileira de Pediatria, em parceria com a Editora Manole, lança o *Manual prático de terapia nutricional em pediatria*. Sob a coordenação do Professor Dr. Rubens Feferbaum, Presidente do Departamento Científico de Suporte Nutricional, e das dras. Izaura Merola Faria e Ana Paula Aragão, esta obra se consolida como uma referência essencial para pediatras, nutricionistas e profissionais de saúde que atuam no cuidado integral à criança.

O manual preenche uma lacuna importante na literatura nacional, trazendo um conteúdo atualizado, objetivo e de aplicação prática. Organizado em cinco partes, aborda desde os conceitos básicos até situações clínicas complexas, além de estratégias de gerenciamento hospitalar e domiciliar:

- Parte I – Bases do suporte nutricional em pediatria: apresenta os fundamentos essenciais da prática, incluindo o papel do pediatra e das equipes multiprofissionais, avaliação do risco nutricional, desnutrição hospitalar e necessidades nutricionais em diferentes contextos.
- Parte II – Nutrição enteral: detalha indicações, dispositivos, monitoramento e complicações, com destaque para a terapia em recém-nascidos pré-termo e situações de falência intestinal.
- Parte III – Nutrição parenteral: aborda desde indicações, composição e implementação até aspectos farmacológicos, passando por temas críticos como infecção do cateter, síndrome de realimentação e nutrição em recém-nascidos pré-termo.

- Parte IV – Situações clínicas específicas: reúne orientações para cenários complexos, como doenças oncológicas, fibrose cística, cardiopatias congênitas, obesidade sarcopênica, dieta cetogênica e erros inatos do metabolismo.
- Parte V – Gerenciamento hospitalar e domiciliar: explora a continuidade do cuidado com capítulos sobre terapia nutricional domiciliar, nutrição em cuidados paliativos, organização do lactário hospitalar, algoritmos de decisão e indicadores de qualidade.

Trata-se de um guia completo, que oferece ao pediatra e à equipe multiprofissional uma visão prática e fundamentada, permitindo uma abordagem segura, eficaz e atualizada em todas as etapas da terapia nutricional pediátrica.

Este livro é, sem dúvida, uma ferramenta indispensável para quem busca excelência na assistência nutricional pediátrica.

Edson Ferreira Liberal
Presidente da Sociedade Brasileira de Pediatria

Prefácio

Gostaria de expressar minha sincera gratidão pelo convite para escrever o prefácio do *Manual prático de terapia nutricional em Pediatria*. É uma honra poder contribuir com um material tão importante e relevante para todos os profissionais de saúde que atuam na promoção da saúde e na recuperação de pacientes, desde os recém-nascidos até os adolescentes, em contextos tão diversos e desafiadores.

É, portanto, com grande alegria que apresento este livro dedicado ao suporte nutricional pediátrico, uma área fundamental para garantir o crescimento saudável e o bem-estar das nossas crianças. Desde os primeiros dias de vida, a nutrição desempenha um papel central no cuidado e tratamento de pacientes com doenças crônicas, influenciando não apenas a evolução clínica, mas também a qualidade de vida, o crescimento e o desenvolvimento dessas crianças e adolescentes. Reconhecendo a complexidade e a individualidade de cada caso, este manual foi elaborado com o objetivo de oferecer informações claras, atualizadas e práticas, baseadas em evidências, para a elaboração de estratégias nutricionais seguras, eficazes e humanizadas.

Nos seus capítulos, você encontrará informações atuais sobre estratégias de intervenções específicas para lidar com diferentes necessidades nutricionais na infância, manejo de complicações e cuidados multidisciplinares, sempre com foco na promoção da saúde e na minimização do impacto da doença na vida dos jovens pacientes. O objetivo é fornecer uma ferramenta que auxilie profissionais de saúde a oferecerem um cuidado nutricional de excelência, contribuindo para melhores desfechos clínicos e para a esperança de uma vida mais saudável e plena.

Agradeço a todos que dedicaram esforços na elaboração deste manual e aos que, diariamente, cuidam com dedicação e amor das nossas crianças e adolescentes em situações de vulnerabilidade.

Agradeço pela confiança e pela oportunidade de fazer parte de uma iniciativa tão valiosa para o desenvolvimento de práticas mais eficazes e humanizadas na área. Espero que este livro seja uma fonte de conhecimento, apoio e inspiração na busca por uma assistência nutricional cada vez mais humanizada e eficaz. Afinal, investir na nutrição das nossas crianças é investir no futuro de toda a sociedade.

Com carinho e dedicação,

Lilian dos Santos Rodrigues Sadeck
1ª Vice-Presidente da SBP
(gestão 2025-2028)

SEÇÃO I

BASES DO SUPORTE NUTRICIONAL EM PEDIATRIA

1

O pediatra e as equipes multiprofissionais de terapia nutricional

Izaura Merola Faria
Rubens Feferbaum

DESTAQUES

- Critérios de formação das equipes multiprofissionais de terapia nutricional (EMTNs) hospitalares.
- Titulação e atuação do pediatra nas EMTNs.
- Regulamentos técnicos da terapia nutricional.

A transição nutricional observada no Brasil e no mundo deslocou o problema da desnutrição infantil (*malnutrition*) para a área hospitalar, assim como crianças com doenças crônicas que necessitam de atenção na terapia nutricional. Má nutrição entre crianças hospitalizadas é comum, mas frequentemente não é reconhecida e tampouco tratada.

Um estudo que avaliou crianças de 1 a 60 meses de idade internadas em 10 hospitais universitários brasileiros observou que 16,3% delas eram internadas já com desnutrição moderada/grave e 30% com baixa estatura, sem diferença significativa na alta hospitalar (15,4 e 34,4 %). É interessante observar que somente 56,7% dos prontuários revisados continham informações sobre o estado nutricional da criança.

A prevalência de má nutrição nos hospitais pediátricos europeus varia de 15 a 30% e tem se mantido estável nos últimos 20 anos, com impacto negativo sobre crescimento e morbimortalidade. Um paciente desnutrido grave permanece mais tempo internado, com custo hospitalar cerca de 40% maior do que pacientes eutróficos.

Visando à redução da morbimortalidade hospitalar e ao desenvolvimento da terapia nutricional especializada (nutrição enteral, nutrição parenteral, fórmulas especiais e suplementos alimentares) tornou-se essencial uma abordagem multidisciplinar do paciente, sendo criadas as equipes multiprofissionais de terapia nutricional (EMTN). Essa abordagem multidisciplinar do paciente otimiza a terapia nutricional, melhorando sua eficácia e segurança.

Uma EMTN deve ser composta por médicos, nutricionistas, farmacêuticos, enfermeiros e fonoaudiólogos, e a EMTN será responsável pela avaliação nutricional, pela determinação das necessidades nutricionais do paciente e pela prescrição da terapia nutricional, bem como pelo treinamento e orientação de outros profissionais envolvidos com o paciente. Frequentemente a EMTN é assessorada por psicólogos, assistente social e outros profissionais que complementam, quando necessário, a atenção à criança que necessita de terapia nutricional.

O objetivo principal de uma EMTN é prover nutrição otimizada para todos os pacientes, especialmente os que necessitam de vias enteral e/ou parenteral para suprir suas necessidades, promovendo um impacto positivo, além da manutenção do crescimento e desenvolvimento, promovendo menor número de dias de internação, menor uso de antibióticos e redução de custos.

O suporte nutricional pediátrico tem evoluído muito tecnicamente ao longo dos anos. Trata-se de área altamente especializada e muito pouco abordada no *curriculum* médico e na residência pediátrica.

No Brasil, a importância do suporte nutricional levou o Ministério da Saúde a publicar portarias com regulamentos técnicos que fixam requisitos mínimos exigidos para a prática da terapia nutricional enteral e parenteral:

- **Portaria MS/SNVS n. 272, de 8 abril de 1998**, que aprova o regulamento técnico para a terapia de nutrição parenteral e os critérios de titulação para a equipe, definindo as atribuições da EMTN.
- **Resolução de Diretoria Colegiada da Anvisa RDC n. 63, de 6 de julho de 2000**, que aprova o Regulamento Técnico para a Terapia Nutricional Enteral (foi **revogada** pela RDC n. 503).
- **Resolução de Diretoria Colegiada da Anvisa RDC n. 503, de 27 de maio de 2021**, que dispõe sobre os requisitos mínimos exigidos para a terapia de

nutrição enteral para qualquer unidade hospitalar ou empresa prestadora de bens e/ou serviços, públicas ou privadas.

- **Portaria n. 343, de 7 de março de 2005**, que institui, no âmbito do Sistema Único de Saúde (SUS), a Assistência de Alta Complexidade em Terapia Nutricional, estabelecendo a criação de:
  - Unidades de assistência em alta complexidade em terapia nutricional.
  - Centros de referência em alta complexidade em terapia nutricional.
- **Portaria SAS n. 120, de 14 de abril de 2009**, que aprova normas de classificação e credenciamento/habilitação dos Serviços de Assistência de Alta Complexidade em Terapia Nutricional Enteral e Enteral/Parenteral:
  - Define com maiores detalhes quem pode se habilitar para unidade de assistência enteral exclusivamente ou parenteral e enteral no âmbito do SUS.
  - Quem pode se habilitar para centro de referência no âmbito do SUS.
  - Define critérios de remuneração para nutrição enteral e procedimentos em nutrição parenteral. O **artigo 11** (itens excludentes para cobrança) **foi revogado** pela **Portaria SAS n. 424, de 14 de maio de 2015,** considerando a necessidade de adequar o registro dos procedimentos de terapia nutricional no Sistema de Informação Hospitalar do SUS.
  - Define critérios para a coordenação da EMTN.

Quanto ao critério **coordenador clínico** da EMTN, a **Portaria n. 120** define que para ocupar essa posição o médico deve possuir Título de Especialista em uma destas áreas: Pediatria, Nutrologia, Medicina Intensiva, Clínica Médica, Cirurgia-Geral e do Aparelho Digestivo ou Gastroenterologia.

Para ser coordenador clínico de um centro de referência em alta complexidade, o médico deve, além dos títulos acima:

- Ter prova do Convênio Associação Médica Brasileira (AMB)/Sociedade Brasileira de Nutrição Parenteral e Enteral (Braspen) e/ou Sociedade Brasileira de Nutrologia (Abran) para Área de Atuação em Terapia Nutricional.
- Atender aos requisitos estabelecidos na Portaria SVS/MS n. 272, de 8 de abril de 1998, ou outra que a venha substituir:
  - Ser especialista em terapia nutricional com título reconhecido.
  - Possuir mestrado, doutorado ou livre-docência na área de terapia nutricional.

Dessa forma, verificam-se duas habilitações referentes à área de atuação em nutrição parenteral enteral pediátrica:

1. **Área de atuação em Nutrição Parenteral Enteral Pediátrica**, conferida em conjunto pela Sociedade Brasileira de Pediatria (SBP) e pela Braspen. O edital para essa prova, realizada anualmente, encontra-se nos *sites* da SBP e da Braspen.
2. **Área de atuação em Nutrologia Pediátrica**, conferido pela SBP/Abran.

Questiona-se a não atuação do pediatra junto às EMTN regulamentadas por lei, a formação desse pediatra e a necessidade de estar o pediatra obrigatoriamente incluído e atuante nas EMTN dos hospitais que internam crianças. Atualmente, a maioria das EMTN de hospitais gerais que internam crianças é composta de profissionais (médicos e nutricionistas) sem formação pediátrica. Essa realidade deve ser modificada, pois o conhecimento das nuances de nutrição clínica pediátrica é essencial para o cuidado dessa população.

Ressalta-se que, além da terapia nutricional específica para a enfermidade ou condição clínica que promoveu a internação do paciente, o cuidado pediátrico deve também promover o acompanhamento do crescimento e desenvolvimento adequado da criança, diferença crucial entre a terapia nutricional de crianças e adultos, sendo o pediatra imprescindível participante da EMTN.

CONSIDERAÇÕES FINAIS

A terapia nutricional pediátrica configura-se, portanto, em uma área de atuação da pediatria, de extrema importância para a redução dos índices de desnutrição hospitalar, com a consequente diminuição da morbimortalidade e de custos hospitalares, além de ser uma nova frente de trabalho para o profissional pediatra. Existe uma demanda não atendida de profissionais habilitados a exercer sua função com liderança inclusive das EMTN neste país continental. Muitas resoluções ainda estão para serem abordadas, e a participação pediátrica é necessária.

SUGESTÕES DE LEITURA

1. Agência Nacional de Vigilância Sanitária (Anvisa). RDC n. 63, de 6 de julho de 2000. Regulamento Técnico para fixar os requisitos mínimos exigidos para a Terapia de Nutrição Enteral. Disponível

em: http://bvsms.saude.gov.br/bvs/saudelegis/anvisa/2000/rdc0063_06_07_2000.html. Acesso em: ago. 2024.

2. Agostoni C, Axelson I, Colomb V, Goulet O, Koletzko B, Michaelsen KF, et al. The need for nutritional support teams in pediatric units: a commentary by the ESPGHAN Committee on Nutrition. J Pediatr Gastroenterol Nutr. 2005;41(1)8-11.
3. Boullata JI, Carrera AL, Harvey L, Escuro AA, Hudson L, Mays A, et al. Aspen safe practices for enteral nutrition therapy. JPEN J Parenter Enteral Nutr. 2017;41(1):15-103.
4. Brasil. Ministério da Saúde. Anvisa. Resolução da Diretoria Colegiada – RDC n. 503, de 27 de maio de 2021. Disponível em: https://bvsms.saude.gov.br/bvs/saudelegis/anvisa/2020/rdc0503_27_05_2021.pdf. Acesso em: ago. 2024.
5. Brasil. Ministério da Saúde. Portaria MS/SAS n. 343, de 7 de março de 2005. Implantação da assistência de Alta Complexidade em Terapia Nutricional. Disponível em: http://www.sgas.saude.ms.gov.br/wp-content/uploads/sites/105/2016/08/PORTARIA-N%C2%B0-343-2005- Implanta%-C3%A7%C3%A3o-da-assist%C3%AAncia-de-Alta-Complexidade-em-Terapia- Nutricional.pdf. Acesso em: ago. 2024.
6. Brasil. Ministério da Saúde. Portaria MS/SAS n. 120, de 14 de abril de 2009. Aprova as Normas de Classificação, Credenciamento e Habilitação dos Serviços de Assistência de Alta Complexidade em Terapia Nutricional no âmbito do SUS. Disponível em: http://bvsms.saude. gov.br/bvs/saudelegis/sas/2009/prt0120_14_04_2009.html. Acesso em: ago. 2024.
7. Brasil. Ministério da Saúde. Portaria MS/SAS n. 424, de 14 de maio de 2015. Disponível em: https://www.conass.org.br/ci-nn-86-publicada-a-portaria-sas-n-424-que-revoga-o-art--11-da-portaria-sas-n-12009-que-estabelece-regulamento-tecnico-normas-e-criterios-em-terapia-nutriciona/. Acesso em: ago. 2024.
8. Brasil. Ministério da Saúde. Secretaria de Vigilância Sanitária. Portaria MS/SAS n. 272, de 8 de abril de 1998. Regulamento Técnico para a Terapia de Nutrição Parenteral. Disponível em: http://www.saude.mg.gov.br/index.php?option=com_gmg&controller=document&id=879. Acesso em: ago. 2024.
9. Curtis LJ, Bernier P, Jeejeebhoy K, Allard J, Duerksen D, Gramlich L. Costs of hospital malnutrition. Clin Nutr. 2017;36(5):1391-6.
10. DeLegge MH, Kelley AT. State of nutrition support teams. Nutr Clin Pract. 2013;28(6):691-7.
11. Jeong E, Jung YH, Shin SH, Kim MJ, Bae HJ, Cho YS, et al. The successful accomplishment of nutritional and clinical outcomes via the implementation of a multidisciplinary nutrition support team in the neonatal intensive care unit. BMC Pediatrics. 2016;16:113.
12. Sarni RO, Carvalho M de F, Monte CM, Albuquerque ZP, Souza FI. Avaliação antropométrica, fatores de risco para desnutrição e medidas de apoio nutricional em crianças internadas em hospitais de ensino no Brasil. J Pediatr (Rio J). 2009;85(3):223-8.

2

Avaliação do risco nutricional em pediatria

Ary Lopes Cardoso
José Vicente Noronha Spolidoro
Rosana Tumas

DESTAQUES

- O risco nutricional refere-se à possibilidade de desnutrição durante a internação hospitalar.
- A triagem nutricional permite avaliar o risco nutricional no momento da internação hospitalar.
- Diversos instrumentos são validados para avaliação do risco nutricional, entre eles o *Strong Kids*, devido à sua fácil aplicabilidade.

INTRODUÇÃO

Apesar de a desnutrição infantil estar ainda presente em nosso meio, ela já não tem as mesmas proporções do passado. No entanto, nos hospitais a desnutrição continua sendo um problema alarmante. Unidades de internação hospitalar recebem diariamente crianças desnutridas, que têm seu estado nutricional agravado durante a internação.[1] Muitos daqueles que à internação são eutróficos, conforme a gravidade de sua doença e o tempo de internação, têm seu estado nutricional comprometido quando da alta hospitalar. Essa condição está frequentemente associada ao não reconhecimento desse comprometimento e consequentemente à demora em iniciar uma adequada terapia nutricional (TN).

Quando ocorre no ambiente hospitalar, a desnutrição acaba elevando consideravelmente o risco de morbimortalidade, a permanência e os custos da internação. Isso é acrescido, ainda, à menor rotatividade dos leitos e à elevação do custo social. Portanto, é fundamental que, quando da internação, sejam identificados o agravo e o risco nutricional. Assim, logo o tratamento poderá ser iniciado.

É muito importante que fique clara a diferença entre triagem e avaliação nutricional.

A **avaliação nutricional** permite definir se o indivíduo é desnutrido, eutrófico ou obeso, em seus diferentes graus. Isso é feito por meio da avaliação antropométrica. Colocando os dados obtidos nas curvas de crescimento, será possível definir a condição nutricional da criança. Outros métodos podem ser usados para definir o estado nutricional, como bioimpedância e exames laboratoriais.

A **triagem nutricional** permite avaliar o risco nutricional. Uma criança pode ser perfeitamente eutrófica, mas, por exemplo, se sofrer um acidente automobilístico e precisar ser submetida a uma cirurgia que exija tempo prolongado de jejum, passará a ter risco nutricional. Também uma criança que perde peso em função de diarreia prolongada (mais de 10 dias) passa a estar em risco nutricional, mesmo que seja eutrófica.

A triagem nutricional é aplicada nas primeiras horas da admissão do paciente ou no momento da consulta em nível ambulatorial. Dessa forma se identifica precocemente o risco, sendo possível intervir naqueles com risco aumentado, instituindo a TN. A triagem nutricional é um procedimento rápido, que pode ser executado por qualquer membro da equipe de saúde: nutricionista, enfermeira ou médico.

Em pediatria, várias ferramentas de triagem nutricional foram propostas, mas nenhuma ainda completamente validada. Algumas devem ser citadas: *Sermet-Gaudelus, PYMS, SGNA, Strong Kids* e *Stamp.*

O ***Sermet-Gaudelus***[2] foi o primeiro (publicado em 2000) e determina o risco nutricional usando dois elementos básicos: a gravidade da doença (ou seu nível de estresse para a saúde) e a ingestão alimentar da criança.

O ***SGNA*** (*Subjective Global Nutritional Assessment for children*) é uma ferramenta mais complexa, que inclui dados antropométricos e necessita de um tempo maior para sua coleta. Isso acaba por fugir do objetivo da ferramenta de triagem, que deve ser simples, rápida e de fácil aplicabilidade por qualquer membro da equipe assistencial.[3]

O ***PYMS*** (*Performance of the novel Paediatric Yorkhill Malnutrition Score*) é um método simples de coleta de dados da história atual, que usa o índice de massa corporal (IMC) da criança, sua ingestão e perda de peso.[4]

O ***Stamp*** (*Screening Tool for the Assessment of Malnutrition in Paediatrics*) é também uma ferramenta bem objetiva, que pontua aspectos relacionados à doença de base, percentil de peso e altura da criança, assim como perda de peso, ingestão alimentar e condições clínicas atuais.[5]

O ***Strong Kids*** foi desenvolvido por pesquisadores holandeses.[6]

A avaliação de sua aplicação foi realizada em 44 hospitais, em indivíduos com idades entre 1 mês e 18 anos. É composto por itens que avaliam a:

- Presença de doença de alto risco ou previsão de cirurgia de grande porte.
- Perda de massa muscular e adiposa pela avaliação clínica subjetiva.
- Diminuição da ingestão alimentar e perdas nutricionais (diarreia e vômitos).
- Perda ou não ganho de peso (em menores de 1 ano de idade).

Cada item contém uma pontuação, fornecida quando a resposta à pergunta for positiva. A somatória dos pontos identifica o risco nutricional, orientando o aplicador sobre a intervenção e o acompanhamento necessários. Os escores de alto risco do *Strong Kids* mostraram associação significativa com o maior tempo de hospitalização.[7,8]

POR QUE DARMOS PREFERÊNCIA A ESSE INSTRUMENTO?

Trata-se de um instrumento facilmente compreensível e de fácil aplicabilidade. Tem resultados compatíveis com dados objetivos (peso e estatura) e, ao contrário de outros instrumentos, consome em média 5 minutos para ser aplicado.

Após a triagem, os pacientes que apresentarem risco devem ser submetidos a avaliação e identificação do estado nutricional, para que planeje a intervenção terapêutica.[6,8]

A ficha a ser preenchida para o instrumento *Strong Kids* está descrita nos Quadros 1 e 2.[8]

QUADRO 1 Impressão do médico ou nutricionista

Nome: Idade: Data:

1. Avaliação nutricional subjetiva: a criança parece ter déficit nutricional ou desnutrição?
   Sim ( ) 1 ponto Não ( ) 0 ponto
   Exemplos:
   ( ) redução de gordura subcutânea e/ou de massa muscular
   ( ) face emagrecida
   ( ) outro sinal:
2. Doença (com alto risco nutricional) ou cirurgia de grande porte:
   Sim ( ) 2 pontos Não ( ) 0 ponto
   Exemplos:
   ( ) anorexia nervosa
   ( ) displasia broncopulmonar (até 2 anos)
   ( ) doença celíaca
   ( ) fibrose cística
   ( ) queimaduras
   ( ) câncer
   ( ) Aids
   ( ) doença inflamatória intestinal
   ( ) trauma
   ( ) pancreatite
   ( ) síndrome do intestino curto
   ( ) deficiência mental – paralisia cerebral
   ( ) doença muscular
   ( ) doença metabólica
   ( ) doença crônica (cardíaca, renal ou hepática)
   ( ) baixo peso para a idade – prematuridade (idade corrigida 6 meses)
   ( ) pré-operatório ou pós-operatório de cirurgia de grande porte
   ( ) outra (classificação pelo médico ou nutricionista):
   ____
3. Perguntar ao acompanhante ou checar em prontuário ou com a enfermagem: ingestão nutricional e/ou perdas nos últimos dias:
   Sim ( ) 1 ponto Não ( ) 0 ponto
   Exemplos:
   ( ) diarreia (> ou igual a 5x ao dia)
   ( ) vômito (> 3x/dia)
   ( ) dificuldade em se alimentar devido à dor
   ( ) intervenção nutricional prévia
   ( ) diminuição da ingestão alimentar (não considerar jejum por procedimento ou cirurgia)
4. Refere perda de peso ou ganho insuficiente nas últimas semanas ou meses:
   Sim ( ) 1 ponto Não ( ) 0 ponto
   Exemplos:
   ( ) perda de peso (crianças > 1 ano)
   ( ) não ganho de peso (< 1 ano)

QUADRO 2 Sugestão para intervenção de acordo com a pontuação obtida

Resultado	Escore	Risco	Intervenção
	4-5	Alto	• Consultar médico e nutricionista para diagnóstico nutricional completo. • Orientação nutricional individualizada e seguimento. • Iniciar suplementação oral até a conclusão do diagnóstico nutricional.
	1-3	Médio	• Consultar médico para diagnóstico completo. • Considerar intervenção nutricional. Checar peso 2 vezes por semana. • Reavaliar risco após 1 semana.
	0	Baixo	• Checar peso regularmente. • Reavaliar o risco em 1 semana.

Intervenção: ______________________________

Observações: ______________________________

Responsável pelo preenchimento:

Nome: ______________________________

Assinatura:

____

CONSIDERAÇÕES FINAIS

O risco nutricional pode ser avaliado por diferentes ferramentas. Isso permite intervir precocemente nos pacientes que têm maior risco, por meio da TN. A triagem pelo *Strong Kids* é preferencialmente adotada por nós, pois se trata de um instrumento de fácil aplicabilidade. Tanto o médico como o nutricionista podem fazer essa triagem, que tem resultados compatíveis com dados objetivos (peso e estatura), leva apenas alguns minutos para ser aplicada e, ao contrário de outros instrumentos, é concluída rapidamente.

REFERÊNCIAS

1. Monte MGC. Desnutrição: um desafio secular à nutrição infantil. J Pediatr (Rio J). 2000;76(Suppl 3):S285-97.
2. Sermet-Gaudelus I, Poisson-Salomon AS, Colomb V, Brusset MC, Mosser F, Berrier F, et al. Simple pediatric nutritional risk score to identify children at risk of malnutrition. Am J Clin Nutr. 2000;72(1):64-70.
3. Secker DJ, Jeejeebhoy KN. Subjective global nutritional assessment for children. Am J Clin Nutr. 2007;85(4):1083-9.

4. Ling RE, Hedges V, Sullivan PB. Nutritional risk in hospitalised children: an assessment of two instruments. Eur J Clin Nutr Metabol. 2011;6(3):e153-7.
5. McCarthy H, Dixon M, Crabtree I, Eaton-Evans MJ, McNulty H. The development and evaluation of the Screening Tool for the Assessment of Malnutrition in Paediatrics (Stamp) for use by healthcare staff. J Hum Nutr Diet. 2012;25(4):311-8.
6. Hulst JM, Zwart H, Hop WC, Joosten KF. Dutch national survey to test the Strong Kids nutritional risk screening tool in hospitalized children. Clin Nutr. 2009;29(1):106-11.
7. Hecht C, Weber M, Grote V, Daskalou E, Dell'Era L, Flynn D, et al. Disease associated malnutrition correlates with length of hospital stay in children. Clin Nutr. 2015;34(1):53-9.
8. Carvalho FC, Lopes CR, Vilela LC, Vieira MA, Rinaldi AEM, Crispim CA. Tradução e adaptação cultural da ferramenta Strong Kids para triagem do risco de desnutrição em crianças hospitalizadas. Rev Paul Pediatr. 2013;31(2):159-65.

3

Desnutrição hospitalar em pediatria: epidemiologia, causas e consequências

Patrícia Zamberlan
Rubens Feferbaum

DESTAQUES

- Em todo o mundo, a subnutrição é uma condição muito comum entre crianças hospitalizadas.
- A subnutrição relacionada à doença ocorre devido a redução da ingestão dietética, má-absorção, aumento de perdas de nutrientes e/ou alterações metabólicas.
- Em crianças subnutridas ocorrem alterações fisiológicas e metabólicas importantes, que levam ao aumento da morbimortalidade.
- A implementação de avaliação nutricional sistematizada é importante para a identificação das crianças que se beneficiarão de intervenção nutricional precoce e adequada. A triagem nutricional de rotina é uma ferramenta para a identificação desses pacientes, devendo ser realizada à admissão hospitalar.
- Os custos hospitalares são significativamente maiores com crianças e adolescentes subnutridos.

INTRODUÇÃO

A desnutrição é definida como estado mórbido secundário a deficiência ou excesso de um ou mais nutrientes essenciais.[1] Na verdade, o termo "desnutrição" significa inadequado estado nutricional quando comparado a determinado referencial. Essa inadequação pode ser caracterizada por excesso (hipernutrição), como no caso da obesidade, ou déficit, que seria chamado de subnutrição.

Quanto à origem, a desnutrição pode ser primária ou secundária. Quando primária, decorre de inadequação no consumo dietético, sem que haja nenhum outro fator de interferência. Já na desnutrição secundária, existem no indivíduo fatores que alteram a utilização normal de nutrientes, mesmo em vigência de consumo alimentar adequado. Isso pode ocorrer em condições nas quais os processos de deglutição, digestão, absorção e excreção encontram-se prejudicados.[2]

Nas duas últimas décadas, acompanhando a tendência mundial, observa-se nos países em desenvolvimento relevante diminuição da prevalência da subnutrição infantil em comparação ao notável aumento dos casos de obesidade. No Brasil, dados de 10 anos atrás do Ministério da Saúde já demonstravam que a prevalência da subnutrição, dimensionada pela proporção de crianças com déficit de crescimento, caiu quase pela metade: de 13 para 7%. Já o excesso de peso em relação à altura foi encontrado em 7% das crianças avaliadas (PNDS-2006). Apesar disso, a subnutrição ainda constitui um dos maiores problemas de saúde nas sociedades em desenvolvimento, nas quais um terço de todas as crianças menores de 5 anos é acometido.[3] Os números são mais alarmantes em menores hospitalizados, nos quais a letalidade chega a ser quase 10 vezes mais elevada, principalmente nos portadores de formas graves de subnutrição quando comparados aos eutróficos.[4]

DESNUTRIÇÃO HOSPITALAR: PREVALÊNCIA E CRITÉRIOS DIAGNÓSTICOS

A desnutrição hospitalar é aquela diagnosticada no hospital – seja na admissão ou durante a internação – e frequentemente está associada a uma doença crônica de base, especialmente em países desenvolvidos.

De acordo com a Sociedade Americana de Nutrição Parenteral e Enteral (American Society of Parenteral and Enteral Nutrition – Aspen), a desnutrição adquirida no hospital é um desequilíbrio nutricional que ocorre durante a internação, independentemente de os pacientes apresentarem a condição à admissão.[2] Isso acontece, por exemplo, quando crianças previamente hígidas, com doença aguda, experimentam estresse metabólico extremo. Embora na admissão esses pacientes sejam eutróficos, a presença de resposta inflamatória maciça limita a eficácia das intervenções nutricionais e pode contribuir para o rápido desenvolvimento da subnutrição.

Assim como em adultos, em pediatria, a desnutrição hospitalar tem sido amplamente debatida nos últimos anos, embora seja difícil determinar com precisão sua prevalência, devido à falta de critérios diagnósticos padronizados. Em países desenvolvidos como os da Europa e os Estados Unidos, a prevalência de desnutrição à admissão hospitalar varia de 20 a 60%.[5-10] Na América Latina, estudos da década de 1980 já mostravam números que variavam de 21 a 91%[11-17] (Quadro 1).

Apesar de todo o conhecimento científico, estudos conduzidos nos últimos anos mostram que a alta prevalência de subnutrição em crianças hospitalizadas não tem se modificado (Quadro 1). Estudo realizado em um hospital terciário na Bélgica mostrou que 16,6% das crianças admitidas apresentavam subnutrição

QUADRO 1 Estudos sobre a prevalência de desnutrição hospitalar em crianças no mundo

Autor	n.	País	Subnutrição (%)
Merrit e Suskind, 1979[5]	181	Estados Unidos	60
Melgar et al., 1986[11]	209	México	80,3
Leleiko et al., 1986[6]	200	Estados Unidos	32
Becerra et al., 1986[12]	228	Chile	60
Moura, 1990[13]	537	Brasil	91,6
Vasquez-Garibay et al., 1993[14]	278	México	85
Hendricks et al., 1995[7]	268	Estados Unidos	51
Romaldini et al., 1996[15]	104	Brasil	47
Hankard et al., 2001[8]	183	França	21
Ferreira e França, 2002[16]	52	Brasil	71
Silveira et al., 2008[17]	426	Brasil	21
Pawellek et al., 2008[9]	475	Alemanha	24,1
Huysentruyt et al., 2013[18]	342	Bélgica	16,6
Hecht et al., 2015[19]	2.567	Alemanha, Croácia, Israel, Itália, França, Inglaterra, Escócia, Romênia, Grécia, Dinamarca, Holanda, Polônia	7

aguda ou crônica e que 31,8% delas perderam peso durante a internação.[18] Um número menor, porém significativo, foi encontrado em estudo multicêntrico de 2014 de 12 países da Europa, onde a subnutrição foi diagnosticada em 7% das crianças; 23% daquelas que permaneceram por mais de 4 dias internadas apresentaram piora da condição nutricional.[19] Em adultos a situação é similar, com números que variam de 20 a 50%, seja em países desenvolvidos ou naqueles em desenvolvimento.[20]

A comparação dos diferentes resultados dos estudos é difícil, uma vez que utilizam diferentes métodos para classificar a desnutrição (peso/altura, índice de massa corpórea (IMC), altura/idade, circunferência do braço/idade). O que se sabe, entretanto, é que, independentemente dos critérios utilizados, a desnutrição hospitalar permanece uma condição bastante prevalente em todo o mundo, e contribui de forma significativa para o aumento da morbimortalidade, uma vez que reduz as funções do trato digestório e do sistema imune, aumentando o risco de infecções; prejudica os processos de cicatrização; e aumenta o tempo de ventilação mecânica e os dias de internação, com consequente elevação dos custos hospitalares.[10,21]

Assim, tanto a avaliação nutricional objetiva como a triagem nutricional são de extrema importância na condução terapêutica do indivíduo hospitalizado. A primeira diagnostica as crianças já desnutridas, e a segunda identifica aquelas que apresentam risco para a subnutrição, ou seja, risco para a piora da condição nutricional durante a hospitalização.[22] Por esse motivo, esforços têm sido feitos para criar e implementar uma avaliação nutricional sistematizada, que permite identificar a internação de pacientes que se beneficiarão de uma intervenção nutricional precoce e adequada.[23]

CAUSAS

Na grande maioria das crianças hospitalizadas, a subnutrição está associada a doença e pode surgir devido a:

- Ingestão dietética reduzida.
- Redução da absorção de macro e/ou micronutrientes.
- Aumento de perdas ou demandas alteradas.
- Aumento do gasto energético, procedimentos que requerem jejum e tempo para alcançar a dieta plena.[24]

O estresse ou lesão tecidual promove uma resposta inflamatória aguda mediada por citocinas, especialmente a interleucina 6 e o fator-alfa de necrose tumoral, que resulta em aumento do metabolismo basal e da excreção nitrogenada, que por sua vez leva à rápida deterioração da massa magra.[25] Além disso, essa reação inflamatória induz a anorexia e a febre, além de vômitos e diarreia, agravando, assim, o desequilíbrio entre os requerimentos e a ingestão de nutrientes.[2]

O tempo de permanência hospitalar é multifatorial, e seu prolongamento é considerado um fator de risco para subnutrição. A introdução de dieta ou terapia nutricional muitas vezes é protelada, não sendo os requerimentos nutricionais supridos na primeira semana de internação, sobretudo em pacientes gravemente doentes.[26] Estudos têm mostrado associação entre tempo de permanência hospitalar e satisfação com as refeições do hospital.[27,28] Outro agravante é o jejum prolongado para procedimentos e interrupções inadvertidas por intolerância alimentar.

Para pacientes com insuficiência intestinal e aqueles submetidos a cirurgia abdominal, a má-absorção representa um fator de risco independente para perda de peso e desnutrição. Em algumas situações, como fístulas enterocutâneas de alto débito e queimaduras, os pacientes podem apresentar perdas excessivas de nutrientes, que os predispõem a deterioração importante da condição nutricional, se não forem repostos adequadamente.

CONSEQUÊNCIAS

As crianças são mais vulneráveis à subnutrição devido aos altos requerimentos para crescimento e desenvolvimento, além de limitadas reservas corporais.[10] Dentre as principais consequências da subnutrição hospitalar destacam-se:

- Perda da funcionalidade muscular: perda de peso e depleção de massa muscular e massa gorda são sinais evidentes de subnutrição. Entretanto, a função muscular declina antes mesmo de as alterações na massa muscular ocorrerem, denotando a importância da introdução de um suporte nutricional precoce nas crianças hospitalizadas.[29]
- Alterações da massa muscular: levam à redução da massa cardíaca e diafragmática, afetando a funcionalidade do sistema cardiorrespiratório. A resultante é uma redução do débito cardíaco que impacta no sistema renal, com redução da perfusão e da taxa de filtração glomerular. Deficiências de eletrólitos e

micronutrientes também podem afetar a função cardíaca. A depleção da função muscular respiratória, por sua vez, reduz a pressão contra a tosse e a expectoração de secreções, predispondo o indivíduo a infecções pulmonares, com consequente maior necessidade de tempo de ventilação mecânica.[29]

- Alterações do trato digestório: a condição nutricional adequada é importante para a preservação da anatomia e da função do trato digestório. A subnutrição leva a alterações nas vilosidades intestinais que modificam o fluxo sanguíneo e a permeabilidade do órgão, prejudicando, assim, os processos de absorção. O cólon perde a capacidade de reabsorção de água e eletrólitos, resultando em diarreia, que está associada ao aumento das taxas de mortalidade, principalmente em pacientes gravemente subnutridos.[29]
- Depressão da função imunológica e dificuldade de cicatrização: a subnutrição afeta o sistema imune, levando a alterações do sistema complemento e das funções fagocitárias, por exemplo, o que aumenta o risco de infecções. A dificuldade de cicatrização é também descrita em pacientes cirúrgicos subnutridos, o que os predispõe a infecções e a maior tempo de hospitalização.[29]

As consequências clínicas da desnutrição levam ao aumento dos custos hospitalares, como demonstrado por Correia e Waitzberg.[21] Avaliando 709 indivíduos hospitalizados, esses autores buscaram correlacionar seu estado nutricional com morbidade, mortalidade, duração da internação e custos. Como resultados, encontraram maior incidência de complicações, mortalidade e tempo de internação nos subnutridos quando comparados aos eutróficos, além de custos hospitalares que aumentaram em até 308,9% nesses pacientes. Com base nos resultados, puderam concluir que a desnutrição é um fator de risco independente para complicações, mortalidade, tempo de internação e custos hospitalares.

REFERÊNCIAS

1. Joosten KFM, Hulst JM. Malnutrition in pediatric hospital patients: current issues. Nutrition. 2011;27(2):133-7.
2. Mehta NM, Corkins MR, Lyman B, Malone A, Goday PS, Carney LN, et al. Defining pediatric malnutrition: a paradigm shift toward etiology-related definitions. JPEN J Parenter Enteral Nutr. 2013;37(4):460-81.
3. Onis M, Frongillo EA, Blössner M. Is malnutrition declining? An analysis of change in levels of child malnutrition since 1980. Bull World Health Organ. 2000;78(10):1222-33.
4. Schofield C, Ashworth A. Why have mortality rates for severe malnutrition remained so high? Bull World Health Organ. 1996;74(2):223-9.

5. Merrit RJ, Suskind RM. Nutritional survey of hospitalized pediatric patients. Am J Clin Nutr. 1979;32(6):1320-5.
6. Leleiko NS, Luder E, Fridman M, Fersei J, Benkov K. Nutritional assessment of pediatric admitted to na acute-care pediatric service utilizing anthropometric measurements. JPENJ Parenter Enteral Nutr. 1986;10(2):166-8.
7. Hendricks KM, Duggan C, Gallagher L, Carlin AC, Richardson DS, Collier SB, et al. Malnutrition in hospitalized pediatric patients. Current prevalence. Arch Pediatr Adolesc Med. 1995;149(10):1118-22.
8. Hankard R, Bloch J, Martin P, Randrianasolo H, Bannier MF, Machinot S, et al. Nutritional status and risk in hospitalized children. Arch Pediatr. 2001;8(11):1203-8.
9. Pawellek I, Dokoupil K, Koletzko B. Prevalence of malnutrition in paediatric hospital patients. Nutrition. 2008;27(1):72-6.
10. Joosten KFM, Hulst JM. Prevalence of malnutrition in pediatric hospital patients. Curr Opin Pediatr. 2008;20(5):590-6.
11. Melgar MG, Huerta SF, Santillán JP, Camarena D, López U. Valoración nutricional antropométrica del paciente hospitalizado. Bol Med Hosp Infant Mex. 1986;43(4):233-6.
12. Becerra M, Ibáñez S, Castillo C. Nutritional evaluation in hospitalized infants. Rev Chil Pediatr. 1986;57(3):237-40.
13. Moura EFA. Estado nutricional de crianças hospitalizadas. J Pediatr(Rio J). 1990;66(10):243-6.
14. Vasquez-Garibay EM, Sandoval-Galindo DM, Kumazawa-Ichikawa MR, Romero-Velarde E, Nápoles-Rodrígues F. The nutritional status of the child entering the Nuevo Hospital Civil de Guadalajara. Bol Med Hosp Infant Mex. 1993;50(6):383-93.
15. Romaldini CC, Margarido MT, Bueno L, Tanikawa CE, Cardoso AL, Carrazza FR. Avaliação do estado nutricional de crianças hospitalizadas. Rev Paul Pediatr. 1996;14(4):149-52.
16. Ferreira HS, França AOS. Evolution of nutritional status in hospitalized children. J Pediatr(Rio J). 2002;78(6):491-6.
17. Silveira CRM, Mello ED, Carvalho PRA. Evolution of nutritional status of pediatric in patients of a tertiary care general hospital in Brazil. Nutr Hosp. 2008;23(6):599-606.
18. Huysentruyt K, Alliet P, Muyshont L, Rossignol R, Devreker T, Bontems P, et al. The Strong (kids) nutritional screening tool in hospitalized children: a validation study. Nutrition. 2013;29(11-12):1356-61.
19. Hecht C, Weber M, Grote V, Daskalou E, Dell'era L, Flynn D, et al. Disease associated malnutrition correlates with length of hospital stay in children. Clin Nutr. 2015;34(1):53-9.
20. Correia MITD, Perman MI, Waitzberg DL. Hospital malnutrition in Latin America: a systematic review. Clin Nutr. 2017;36(4):958-67.
21. Correia MI, Waitzberg DL. The impact of malnutrition on morbidity, mortality, length of hospital stay and costs evaluated through a multivariate model analysis. Clin Nutr. 2003;22(3):235-9.
22. Aurangzeb B, Whitten KE, Harrison B, Mitchell M, Kepreotes H, Sidler M, et al. Prevalence of malnutrition and risk of under-nutrition in hospitalized children. Clin Nutr. 2012;31(1):35-40.
23. Kondrup J, Allison SP, Elia M, Vellas B, Plauth M; Educational and Clinical Practice Committee, European Society of Parenteral and Enteral Nutrition (Espen). Espen guidelines for nutrition screening 2002. Clin Nutr. 2003;22(4):415-21.
24. Stratton R, Green CJ, Elia M. Disease related malnutrition: an evidence-based approach to treatment. Wallingford, UK: Cabi Publishing; 2003.
25. Mehta NM, Duggan CP. Nutritional deficiencies during critical illness. Pediatr Clin North Am. 2009;56(5):1143-60.
26. de Neef M, Geukers VG, Dral A, Lindeboom R, Sauerwein HP, Bos AP. Nutritional goals, prescription and delivery in a pediatric intensive care unit. Clin Nutr. 2008;27(1):65-71.

27. Hiesmayr M, Schindler K, Pernicka E, Schuh C, Schoeniger-Hekele A, Bauer P, et al. Decreased food intake is a risk factor for mortality in hospitalised patients: the Nutrition Day survey 2006. Clin Nutr. 2009;28(5):484-91.
28. Stanga Z, Zurflüh Y, Roselli M, Sterchi AB, Tanner B, Knecht G. Hospital food: a survey of patients' perceptions. Clin Nutr. 2003; 22(3):241-6.
29. Saunders J, Smith T. Malnutrition: causes and consequences. Clin Med (Lond). 2010;10(6):624-7.

4

Necessidades nutricionais da criança em terapia nutricional

Patrícia Zamberlan
Rubens Feferbaum

DESTAQUES

- As recomendações nutricionais, de energia, água, macro e micronutrientes constituem um importante instrumento no planejamento alimentar do indivíduo.

INTRODUÇÃO

Estado nutricional é o reflexo do equilíbrio entre a ingestão de alimentos e o consumo de energia necessário para manter as funções diárias do organismo. Sempre que existir algum fator que interfira em qualquer uma das etapas desse equilíbrio, os riscos de o indivíduo desenvolver desnutrição são iminentes.[1]

A desnutrição pode surgir em consequência de oferta inadequada de nutrientes, perdas excessivas ou aumento significativo das necessidades nutricionais, que são definidas como as menores quantidades de um nutriente específico que podem promover um ótimo estado de saúde.[2]

Na criança, devido à grande velocidade de crescimento e à maior necessidade de substratos energéticos, os efeitos da subnutrição costumam ser mais rápidos e graves, prejudicando o desenvolvimento físico e intelectual.[3] Crianças gravemente doentes, em especial, apresentam maior risco nutricional devido às modificações no metabolismo intermediário, ocasionadas pelo estresse, e que se caracterizam por aumento da taxa metabólica basal e intenso catabolismo proteico.[4,5]

A terapia nutricional (TN), direcionada pela avaliação nutricional, seja ela enteral ou parenteral, pode reduzir o impacto da subnutrição que frequentemente ocorre em crianças hospitalizadas portadoras de doenças crônicas e estados hipermetabólicos. Uma das etapas principais da avaliação nutricional é a determinação dos requerimentos nutricionais para que um plano terapêutico adequado às condições do paciente seja instituído.

Estudos com terapia nutricional industrializada com alimentos convencionais (TNIAC), por meio de uma sonda gástrica e/ou gastrostomia, também são uma opção de recomendação no Brasil, pois podem melhorar a tolerância alimentar em populações pediátricas em terapia nutricional enteral de longa duração e permitir uma melhor transição para a alimentação oral.[6]

NECESSIDADES HÍDRICAS

A manutenção de adequada hidratação é crucial tanto para crianças saudáveis quanto para crianças hospitalizadas em TN. As necessidades hídricas basais dependem da massa corpórea e do estado de hidratação, e normalmente seguem a regra de 100 mL de líquido por 100 kcal metabolizadas.[7] Não havendo necessidade de restrição hídrica, um acréscimo de até 50% sobre esse volume pode ser efetuado, visando aumentar a oferta de nutrientes.

Os requerimentos de fluidos podem ser determinados pelas equações de Holliday e Segar,[7] descritas na Tabela 1.

TABELA 1 Necessidades hídricas diárias para crianças obtidas pela equação de Holliday e Segar

Peso corporal	Necessidade calórica
Até 10 kg	100 mL/kg/dia
11-20 kg	1.000 mL + 50 mL/kg > 10 kg
> 20 kg	1.500 mL + 20 mL/kg > 20 kg

1 mL = 1 kcal.

NECESSIDADES DE ENERGIA

A estimativa das demandas energéticas de crianças em TN permanece difícil em função da multiplicidade de estados metabólicos em diferentes situações clínicas. Embora crianças gravemente doentes em cuidados intensivos possam apresentar aumento do gasto energético devido ao estresse metabólico, elas não utilizam energia para o crescimento e para a atividade física. Assim, o cálculo do gasto energético deve considerar a taxa metabólica basal, respeitando as limitações metabólicas do estresse agudo e contemplando um acréscimo, somente para compensar a agressão. A necessidade de energia, porém, tende a aumentar durante o período de convalescença.

A Society of Critical Care Medicine (SCCM) e a Sociedade Americana de Nutrição Parenteral e Enteral (American Society for Parenteral and Enteral Nutrition – Aspen)[8] sugerem a realização de calorimetria indireta (CI) para determinação dos requerimentos de energia das crianças em TN. Entretanto, o equipamento é especializado e de custo elevado, o que não permite seu uso rotineiro. Assim, na ausência da CI, algumas equações têm sido sugeridas para a estimativa desses requerimentos, como a da Organização Mundial da Saúde (OMS)[9] e a de Shofield[10] (Tabela 2), sem acréscimo do fator de estresse em crianças gravemente doentes.[8]

TABELA 2 Necessidades de energia de crianças em terapia nutricional

Equação	Cálculo
Schofield, 1985[10]	**Meninos:** 0-3 anos: (0,167 x P [kg]) + (15,174 x E [cm]) – 617,6 3-10 anos: (19,59 x P [kg]) + (1,303 x E [cm]) + 414,9 10-18 anos: (16,25 x P [kg]) + (1,372 x E [cm]) + 515,5 **Meninas:** 0-3 anos: (16,252 x P [kg]) + (10,232 x E [cm]) – 413,5 3-10 anos: (16,969 x P [kg]) + (1,618 x P [cm]) + 371,2 10-18 anos: (8,365 x P [kg]) + (4,65 x E [cm]) + 200
FAO/WHO (WHO, 1985)[9]	**Meninos:** 0-3 anos: (60,9 x P [kg]) – 54 3-10 anos: (22,7 x P [kg]) + 495 10-18 anos: (17,5 x P [kg]) + 651 **Meninas:** 0-3 anos: (61 x P [kg]) – 51 3-10 anos: (22,5 x P [kg]) + 499 10-18 anos: (12,2 x P [kg]) + 746

E: estatura; P: peso.

NECESSIDADES DE AMINOÁCIDOS, CARBOIDRATOS E LIPÍDIOS

Em especial no paciente gravemente doente ocorre significativa autofagia proteica. Assim, há necessidade de maior oferta proteica, depois de adequada estimativa, de acordo com a faixa etária do paciente. O maior consumo de aminoácidos de cadeia ramificada (leucina, isoleucina e valina) é comum nos pacientes em estresse, por exemplo, no politrauma. Alguns aminoácidos podem se tornar condicionalmente essenciais nesse tipo de paciente, por exemplo, glutamina, taurina e cisteína. A relação calorias não proteicas/nitrogênio pode indicar uma estimativa inicial de oferta adequada de nutrientes; como regra geral, a oferta máxima de proteínas para lactentes deveria ser de 4 g/kg por dia e de 3 g/kg por dia para crianças maiores.[11]

A hiperglicemia e a intolerância à glicose são frequentes. A produção hepática de glicose é elevada, ocorrendo aumento da resistência periférica à insulina e ao hormônio de crescimento. A cetonemia é significativamente suprimida, mesmo com a redução da lipogênese e o aumento da lipólise, com consequente mobilização e oxidação de ácidos graxos de cadeia média e longa.

As Tabelas 3 e 4 resumem as recomendações parenterais e enterais, respectivamente, de macronutrientes para recém-nascidos/lactentes, crianças e adolescentes.

TABELA 3 Recomendações diárias parenterais de macronutrientes para recém-nascidos/lactentes, crianças e adolescentes

Macronutriente	Lactentes (< 1 ano)	Crianças (1-10 anos)	Adolescentes (10 a 18 anos e 11 meses)
Proteínas (g/kg)	1,5-4	1-3	0,8-2,5
Carboidratos (mg/kg/min)	5-12	5-10	3,5-6
Lipídios (g/kg)	1-3,5	1-3	1-2,5

Fonte: Carney et al.[12]

TABELA 4 Recomendações diárias enterais de macronutrientes para recém-nascidos/lactentes, crianças e adolescentes

Grupo Faixa etária	Carboidratos (g/dia)	Lipídios (g/dia)	Proteínas (g/dia)
Lactentes			
0-6 meses	60	31	9,1
7-12 meses	95	30	13,5
Crianças			
1-3 anos	130	ND	13
4-8 anos	130	ND	19
Masculino			
9-13 anos	130	ND	34
14-18 anos	130	ND	52
Feminino			
9-13 anos	130	ND	34
14-18 anos	130	ND	46

ND: não determinado.
Fonte: IOM.[13]

NECESSIDADES DE VITAMINAS

A oferta basal é essencial para a manutenção das reações metabólicas. Em muitas situações clínicas, por exemplo, no paciente gravemente doente, as necessidades de vitaminas se encontram aumentadas; contudo, não há estudos que determinem exatamente de quanto deveria ser a reposição ideal na maioria dos casos. Nas crianças com hipermetabolismo há aumento das necessidades, sobretudo das vitaminas A, C e E. As vitaminas do complexo B podem eventualmente estar depletadas em pacientes com neoplasias, doenças hematológicas ou em pacientes submetidos à quimioterapia. A Tabela 5 mostra as quantidades recomendadas de vitaminas por via parenteral para lactentes e crianças, e a Tabela 6 ilustra a recomendação por faixa etária, para ingestão diária por via enteral.

TABELA 5 Quantidades recomendadas de vitaminas por via parenteral para lactentes e crianças

Vitamina	Lactentes (dose/kg/dia)	Crianças (dose/kg/dia)
Ácido ascórbico (mg)	15-25	80
Tiamina (mg)	0,35-0,5	1,2
Riboflavina (mg)	0,15-0,2	1,4
Piridoxina (mg)	0,15-0,2	1
Niacina (mg)	4-6	17
Vitamina B12	0,30	1
Ácido pantotênico (mg)	1-2	5
Biotina (mg)	5-8	20
Ácido fólico (mg)	56	140
Vitamina A (mcg)*	150-300	150
Vitamina D (mcg)	0,8 (32 UI)	10 (400 UI)
Vitamina E (mg)	2,8-3,5	7
Vitamina K (mcg)	10	200

*1 mcg retinol = 3,33 UI vitamina A.

Fonte: Koletzko et al.[14]

TABELA 6 Quantidades recomendadas de vitaminas por via enteral para lactentes, crianças e adolescentes

	Grupo/faixa etária			
	Lactentes 0-6 meses 7-12 meses	Crianças 1-3 anos 4-8 anos	Masculino 9-13 anos 14-18 anos	Feminino 9-13 anos 14-18 anos
Vitamina A (mcg/dia)	400 500	300 400	600 900	600 700
Vitamina C (mg/dia)	40 50	15 25	45 75	45 65
Vitamina D (mcg/dia)	5 5	5 5	5 5	5 5
Vitamina E (mg/dia)	4 5	6 7	11 15	60 75
Vitamina K (mcg/dia)	2,0 2,5	30 55	60 75	60 75
Tiamina (mg/dia)	0,2 0,3	0,5 0,6	0,9 1,2	0,9 1,0
Riboflavina (mg/dia)	0,3 0,4	0,5 0,6	0,9 1,3	0,9 1,0

(continua)

TABELA 6 Quantidades recomendadas de vitaminas por via enteral para lactentes, crianças e adolescentes (*continuação*)

	Grupo/faixa etária			
	Lactentes 0-6 meses 7-12 meses	Crianças 1-3 anos 4-8 anos	Masculino 9-13 anos 14-18 anos	Feminino 9-13 anos 14-18 anos
Niacina (mg/dia)	2 4	6 8	12 16	12 14
Vitamina B6 (mg/dia)	0,1 0,3	0,5 0,6	1,0 1,3	1,0 1,2
Folato (mg/dia)	65 80	150 200	300 400	300 400
Vitamina B12 (mcg/dia)	0,4 0,5	0,9 1,2	1,8 2,4	1,8 2,4
Ácido pantotênico (mg/dL)	1,7 1,8	2 3	4 5	4 5
Biotina (mcg/dia)	5 6	8 12	20 25	20 25
Colina (mcg/dia)	125 150	200 250	375 550	375 400

Fonte: IOM.[13]

NECESSIDADES DE MINERAIS E OLIGOELEMENTOS

De maneira semelhante às vitaminas, além da oferta basal, muitos pacientes deverão receber dose adicional em situações clínicas específicas, por exemplo, nos casos de hipermetabolismo. As quantidades a serem suplementadas nesses casos não estão totalmente estabelecidas, mas deficiências de zinco, selênio e manganês podem surgir durante a evolução clínica.

As Tabelas 7 e 8 mostram as quantidades recomendadas de cálcio, fósforo e magnésio, e oligoelementos, respectivamente, por via parenteral para recém-nascidos (RN), lactentes e crianças; e a Tabela 9 ilustra a recomendação por faixa etária, para ingestão diária por via enteral.

TABELA 7 Quantidades recomendadas de cálcio, fósforo e magnésio por via parenteral para recém-nascidos/lactentes, crianças e adolescentes

Elemento	0-6 meses	7-12 meses	1-13 anos	14-18 anos
Cálcio (mmol/kg)	0,8	0,5	0,2	0,2
Fósforo (mmol/kg)	0,5	0,5	0,2	0,2
Magnésio (mmol/kg)	0,2	0,2	0,1	0,1

Fonte: Koletzko et al.[14]

TABELA 8 Quantidades recomendadas de ferro e elementos-traço por via parenteral para recém-nascidos/lactentes e crianças

Elemento	Lactentes	Crianças
Ferro (mcg/kg)	50-100	50-100
Cromo (mcg/kg)	20	20
Iodo (mcg)	1	1
Manganês (mcg/kg)	1	1
Molibdênio (mcg/kg)	0,25	0,25
Selênio (mcg/kg)	–	–
Zinco (mcg/kg)	100-250	50

Fonte: Koletzko et al.[14]

TABELA 9 Quantidades recomendadas de oligoelementos por via enteral para lactentes, crianças e adolescentes

	Grupo/faixa etária			
	Lactentes 0-6 meses 7-12 meses	Crianças 1-3 anos 4-8 anos	Masculino 9-13 anos 14-18 anos	Feminino 9-13 anos 14-18 anos
Cálcio (mg/dia)	210 270	500 800	1.300 1.300	1.300 1.300
Cromo (mcg/dia)	0,2 5,5	11 15	25 35	21 24
Cobre (mcg/dia)	200 220	340 440	700 890	700 890
Flúor (mg/dia)	0,01 0,5	0,7 1	23	2 3
Iodo (mcg/dia)	110 130	90 90	120 150	120 150

(continua)

TABELA 9 Quantidades recomendadas de oligoelementos por via enteral para lactentes, crianças e adolescentes (*continuação*)

	Grupo/faixa etária			
	Lactentes 0-6 meses 7-12 meses	Crianças 1-3 anos 4-8 anos	Masculino 9-13 anos 14-18 anos	Feminino 9-13 anos 14-18 anos
Ferro (mg/dia)	0,27 11	7 10	8 11	8 15
Magnésio (mg/dia)	30 75	80 130	240 410	240 360
Manganês (mg/dia)	0,003 0,6	1,2 1,5	1,9 2,2	1,6 1,6
Molibdênio (mcg/dia)	2 3	17 22	34 43	34 43
Fósforo (mg/dia)	100 275	460 500	1.250 1.250	1.250 1.250
Selênio (mcg/dia)	15 20	20 30	40 55	40 55
Zinco (mg/dia)	2 3	3 5	8 11	8 9

Fonte: IOM.[13]

NECESSIDADES DE ELETRÓLITOS

As Tabelas 10 e 11 ilustram as respectivas recomendações diárias parenterais e enterais de eletrólitos para RN, lactentes/crianças e adolescentes.

TABELA 10 Recomendações diárias parenterais de água e eletrólitos para recém-nascidos, lactentes, crianças e adolescentes

Faixa etária	Sódio (mmol/kg)	Potássio (mmol/kg)
Recém-nascidos a termo	2-3	1,5-3
Lactentes (> 1 mês)	2-3	1-3
1-2 anos	1-3	1-3
3-5 anos	1-3	1-3
6-12 anos	1-3	1-3
13-18 anos	1-3	1-3

Fonte: Koletzko et al.[14]

TABELA 11 Recomendações diárias enterais de água e eletrólitos para recém-nascidos, lactentes, crianças e adolescentes

Elemento	Recém-nascidos a termo	Lactentes/crianças	Adolescentes
Sódio (mEq/kg)	2-5	2-6	Individualizada
Cloro (mEq/kg)	1-5	2-5	Individualizada
Potássio (mEq/kg)	1-4	2-3	Individualizada

Fonte: FBN.[15]

RECÉM-NASCIDOS PRÉ-TERMO/MUITO BAIXO PESO

O principal objetivo da TN para o recém-nascido pré-termo (RNPT), reforçado pelas diretrizes nutricionais das sociedades mundiais de pediatria, é manter um crescimento pós-natal semelhante ao intrauterino e obter uma composição corpórea semelhante à do recém-nascido a termo (RNT) adequado para a idade gestacional (IG).[16] Entretanto, crescimento pós-natal semelhante ao intrauterino não é fácil de ser alcançado, uma vez que o ambiente extrauterino apresenta fatores adversos que influenciam esse crescimento, como a interrupção da oferta de nutrientes pelo cordão umbilical e a dificuldade de nutrição por via oral, necessidades nutricionais elevadas para uma incorporação proteica adequada, maior gasto energético para manutenção da temperatura corpórea, além de imaturidade digestória, com dificuldade no processo de sucção e deglutição, e falta de motilidade intestinal.

Desse modo, alcançar o "normal" ou "ideal" de crescimento para RNPT continua um grande desafio na prática clínica, sendo, portanto, imprescindível o estabelecimento de metas nutricionais – que variam com o peso de nascimento (PN), a IG, o método de nutrição utilizado, doenças concomitantes e métodos terapêuticos – para melhor direcionar a prescrição desses RN de alto risco.[17]

Necessidades hídricas

Seja por via enteral ou parenteral, o volume de fluidos na alimentação do RNPT deve ser rigorosamente controlado, o que define a oferta dos demais nutrientes.

Inicia-se com uma oferta entre 15 e 20 mL/kg/dia, na dependência da IG e condição clínica do RN. Posteriormente, na fase estável, essas necessidades variam de 135 a 200 mL/kg/dia.[18]

Na Tabela 12 descreve-se sugestão de recomendação de introdução e incremento de volume para RNPT, conforme o PN e a condição clínica do RN.

TABELA 12 Recomendações de introdução e incremento de oferta hídrica para RNPT de acordo com o peso de nascimento

Peso de nascimento (g)	Volume inicial (ml/kg/dia)	Quando aumentar	Quanto aumentar (mL/kg/dia)	Volume pleno (mL/kg/dia)
< 1.250	15-20	Manter por 3 dias	10 a 20	135-200
1.250-1.499	20	Cada 24-48 horas	20	135-200
1.500-2.000	20	Cada 24-48 horas	25-40	135-200
2.001-2.500	25-30	Diariamente	25-40	135-200
Estáveis (> 2.501)	50 Em cardiopatas: 20	Em cardiopatas: manter volume inicial por maior tempo	25-40	135-200

RNPT: recém-nascidos pré-termo.
Fonte: Hay e Thureen.[18]

Necessidades energéticas

Os requerimentos de energia do RNPT dependem de sua IG, PN, deficiências nutricionais existentes e taxa metabólica basal, que pode variar em decorrência de situações como infecções e necessidade de ventilação mecânica.[19]

A taxa de crescimento do RN está fortemente relacionada à ingestão calórica, mas também a uma oferta adequada de proteínas. Estudos clínicos sugerem taxas de crescimento, bem como incorporação de massa livre de gordura apropriadas, com ingestão proteica adequada e oferta calórica maior que 100 kcal/kg/dia.[20]

Habitualmente se recomenda a oferta de 110 a 135 kcal/kg/dia (Tabela 13), que promove crescimento satisfatório, desde que a oferta proteica esteja adequada.[21,22]

Necessidades proteicas

A maior incorporação de proteína durante a vida ocorre antes de 32 semanas de gestação, com incrementos de aproximadamente 1,5 a 1,7 g/kg/dia.[21]

As proteínas são importantes não só para o crescimento, mas também para o desenvolvimento normal, uma vez que fornecem o substrato para a formação de todas as células, tecidos e órgãos, como o cérebro. Estudos recentes indicam que RNPT, quando alimentados com mais proteína e energia, têm notável capacidade de crescimento, incluindo regiões do cérebro que estão intimamente relacionadas ao desenvolvimento cognitivo.[18,23]

Dessa maneira, o objetivo da oferta proteica é proporcionar crescimento e incorporação de nitrogênio, sem causar efeitos deletérios como uremia, hiperamonemia e acidose metabólica. Nesse contexto, não só a quantidade da proteína ofertada é importante, mas também a qualidade, uma vez que sua utilização é afetada, dentre vários fatores, por seu valor biológico.[24]

Mesmo que o aporte quantitativo de proteínas seja adequado, a limitação de ingestão de um único aminoácido essencial, ou condicionalmente essencial, pode limitar sua utilização. Os RNPT apresentam imaturidade dos sistemas enzimáticos, o que limita a produção de alguns aminoácidos, como tirosina, cisteína, taurina, histidina, glicina, glutamina e arginina. Isso torna esses nutrientes condicionalmente essenciais para essa população, devendo ser ofertados pela dieta.[19] Além desses aminoácidos, deve-se citar os nucleotídeos, compostos presentes em todo o meio intracelular, e que exercem importantes funções biológicas (precursores do ácido nucleico e mediadores fisiológicos, constituintes de coenzimas e fonte de energia para as células) e atuam no crescimento e diferenciação do trato gastrointestinal, bem como do sistema imune.[25,26]

O RNPT encontra-se em grande velocidade de crescimento, e especialmente o RN de muito baixo peso (MBP) apresenta elevadas taxas de *turnover* proteico e, consequentemente, elevada necessidade de proteínas, existindo uma relação inversa entre IG e a relação síntese proteica/ganho proteico.[27] Atualmente se recomenda para RNPT, em alimentação enteral plena, a ingestão de 3,5 a 4,5 g/kg/dia de proteína[22] (Tabela 13) ou o equivalente a 3,2 a 4,1 g/100 kcal, valores efetivos para alcançar crescimento e desenvolvimento seguros. Essa quantidade pode ser diminuída gradualmente até o RN atingir o termo.

Necessidades de carboidratos

Os carboidratos são a maior fonte de energia para o RN, sendo a fonte primária de energia para o cérebro. Além disso, constituem uma importante fonte de carbono para a síntese de ácidos graxos e vários aminoácidos não essenciais.[21]

As necessidades destes nutrientes para os prematuros variam de 11,5 a 13,5g/kg/dia[22] (Tabela 13), e sua oferta deve corresponder a 50% das necessidades energéticas diárias. O limite mínimo, baseado nos requerimentos de energia do cérebro e demais órgãos dependentes de glicose, é de 10,5 g/100 kcal.[21]

Necessidades de lipídios

O aporte de lipídios na dieta fornece aos RNPT boa parte de suas necessidades energéticas, além de ácidos graxos essenciais e vitaminas lipossolúveis.[28] A quantidade e a qualidade dos lipídios provenientes da dieta podem ter impacto direto na qualidade do crescimento e da composição corporal.

A gordura deve constituir de 30 a 50% das necessidades energéticas do RNPT, não ultrapassando 60%, o que poderá ocasionar cetose. Considerando a taxa de deposição de gordura intrauterina de 3 g/kg/dia,[28] recomenda-se ingestão mínima de 4,8 g de gordura/kg/dia[21] (Tabela 13).

Ácidos graxos essenciais

Os ácidos graxos essenciais – linoleico e alfa-linolênico – exercem importantes funções no organismo (transporte e oxidação de colesterol, componentes dos fosfolípides da membrana celular), e sua deficiência, especialmente em longo prazo, resulta em déficit do desenvolvimento neuropsicomotor, déficit visual e menor velocidade de crescimento,[29] uma vez que também são precursores dos ácidos graxos poli-insaturados de cadeia longa (LCPufa) – DHA e do ácido araquidônico (AA).

Recomenda-se que eles constituam de 4 a 5% do total de lipídios da dieta, com um mínimo de 3% de ácido linoleico (de 385 a 1.540 mg/kg/dia) e de 0,5% de ácido alfa-linolênico (55 mg/kg/dia), respeitando uma relação de 10:1 a 15:121.[28]

Ácidos graxos poli-insaturados de cadeia longa

Os LCPufa – AA e DHA – são os produtos metabólicos dos ácidos graxos essenciais e exercem importantes funções fisiológicas, metabólicas e estruturais no organismo, sendo o principal componente da membrana celular e do sistema nervoso central (SNC).

O DHA é preferencialmente incorporado na composição cerebral e retiniana no último trimestre da gestação e nos 2 primeiros anos de vida. É considerado essencial para a função cerebral normal, sendo o principal ácido graxo presente na substância cinzenta do cérebro. Corresponde a 15% da composição total de ácidos graxos no córtex frontal humano e afeta as vias de neurotransmissores, transmissão sináptica e transdução de sinais, e sua deficiência pode alterar a composição das membranas sinápticas, afetando as funções dos receptores da membrana neuronal, canais iônicos e enzimáticos.[30]

Existem fortes evidências para uma relação causal entre os fosfolipídios cerebrais contendo DHA e o desenvolvimento visual e neurológico. Estudos têm demonstrado que maiores concentrações plasmáticas de DHA obtidas à custa de suplementação dietética correlacionam-se positivamente com o desenvolvimento neurocognitivo e visual infantil.[31]

Por essas razões, existe uma relação direta entre incorporação de ARA e DHA, tanto na fase intrauterina como na vida pós-natal, e o desenvolvimento do SNC e da função retiniana.

Os RN, especialmente os RNPT, têm maior risco de apresentar deficiências desses ácidos graxos, principalmente pelo nascimento antes da fase de incorporação, por estoques reduzidos, ingestão deficiente de ácidos graxos essenciais e conversão endógena ineficaz.[31] Por esse motivo, os LCPufa se tornam ácidos graxos condicionalmente essenciais para esses RN, devendo ser ofertados pela alimentação.

Vários estudos clínicos realizados em RNPT têm demonstrado efeitos benéficos com a suplementação de DHA e ARA sobre o crescimento e o desenvolvimento visual, cognitivo e imunológico, sem efeitos adversos.[31]

Na Tabela 13 estão descritas as recomendações de macronutrientes para RNPT, segundo Koletzko et al.[22]

TABELA 13 Recomendações de macronutrientes para recém-nascidos pré-termo

Nutriente	Quantidade
Proteínas (g/kg/dia)	3,5-4,5
Carboidratos (g/kg/dia)	11,6-13,2
Lipídios (g/kg/dia)	4,8-6,6
Ácido linoleico (mg/kg/dia)	385-1540
Ácido alfa-linolênico (mg/kg/dia)	> 55
Ácido araquidônico (mg/kg/dia)	18-45
Ácido docosa-hexaenoico (mg/kg/dia)	18-60

Fonte: Koletzko et al.[22]

Necessidades de micronutrientes

- **Sódio:** RNPT têm necessidades elevadas de sódio pela maior fração de excreção renal, desbalanço glomérulo-tubular e altas taxas de mineralização óssea. Quanto mais prematuro, maior é a perda renal de sódio do RN.[32]
- **Cálcio e fósforo:** as necessidades de cálcio e fósforo do RNPT são maiores que as do RNT devido a seu baixo acúmulo de nutrientes, maior velocidade de crescimento e de mineralização óssea. A absorção de cálcio depende de sua ingestão e também da vitamina D, e sua retenção está relacionada à absorção de fósforo.[33] Além disso, sua interação com outros elementos da dieta pode alterar a absorção: a presença de TCM aumenta a absorção intestinal de cálcio, assim como os polímeros de glicose; já a diminuição da lactose reduz a absorção tanto de cálcio como de magnésio.

Tem sido sugerido que retenção de cálcio entre 60 e 90 mg/kg/dia diminui o risco de fraturas e os sintomas clínicos de osteopenia,[33] além de assegurar mineralização óssea adequada em RNMBP, sendo recomendada a ingestão de 120 a 200 mg/kg/dia.[21,22]

A relação cálcio/fósforo parece ser também um importante determinante da absorção e retenção de cálcio. A absorção de fósforo é eficiente (90%) em RN e lactentes alimentados com fórmula ou leite humano; no entanto, o uso de sais de cálcio pouco absorvíveis, como o trifosfato de cálcio, pode reduzir a absorção de fósforo.[34] A atual recomendação da relação cálcio/fósforo para RNPT é de 1,7/1 a 2/1, levando em conta retenção nitrogenada adequada e sal de cálcio de boa biodisponibilidade.[21] Sugere-se a ingestão de 60 a 140 mg/kg/dia de fósforo.[21,22]

- **Vitamina D:** exerce importantes funções em um grande número de processos fisiológicos, como os neuromusculares, os imunológicos e a mineralização óssea. A oferta de vitamina D necessária para adequado crescimento em RNMBP e RN de extremo baixo peso ainda é motivo de discussão. No entanto, os achados entre a relação de ingestão de vitamina D3 e valores médios circulantes de 25 (OH)D levam ao consenso de que RNPT, especialmente filhos de mães com deficiência de vitamina D, devam ingerir de 800 a 1.000 UI/dia de vitamina D, para alcançar níveis circulantes de 25(OH) D acima de 75 nmol/L.[21] A ingestão diária recomendada de vitamina D tende a aumentar as concentrações séricas de 25(OH)D, os níveis plasmáticos de 1,25(OH)2D e, subsequentemente, a taxa de absorção intestinal de cálcio.

- **Ferro:** é um íon essencial para a eritropoiese, para o desenvolvimento cerebral[35] e para as funções muscular e cardíaca. Logo, a prevenção de sua deficiência é importante, uma vez que se associa a anemia e a atraso do neurodesenvolvimento. Por outro lado, a oferta excessiva de ferro pode levar ao aumento do risco de infecções, déficit de crescimento e distúrbio na absorção de outros minerais.[32,36] Além disso, o ferro é um potente pró-oxidante, que causa aumento da formação de radicais livres, podendo aumentar o risco de retinopatia da prematuridade. Dessa forma, a oferta de ferro para o RNPT deve ser criteriosa e individualmente avaliada em relação ao momento e dose estabelecidos.

A baixa reserva de ferro dos RNPT é consumida 2 a 4 meses após o nascimento. Assim, a suplementação rotineira de ferro deve ser iniciada por volta dos 2 meses de idade na dose recomendada de 2 a 3 mg/kg/dia. Ingestão inferior a 2 mg/kg/dia resulta em deficiência, assim como ingestão acima de 5 mg/kg/dia está associada a possível aumento do risco de retinopatia da prematuridade.[21]

- **Zinco:** é um oligoelemento envolvido no metabolismo dos carboidratos, proteínas e gorduras, que atua no sistema imunológico, além de ser essencial para o crescimento e diferenciação celulares. As reservas totais dos RNPT são menores que as dos RNT. Recomenda-se para os RNPT uma ingestão de 1.400 a 2.500 mcg/kg/dia.[22,24] A deficiência desse elemento decorre de perdas intestinais por diarreia, síndromes de má-absorção, e especialmente, do uso de nutrição parenteral (NP) prolongada sem zinco.

As recomendações de micronutrientes para RNPT estão sintetizadas na Tabela 14.

TABELA 14 Recomendações de micronutrientes para RNPT

Nutriente	Quantidade
Sódio (mg/kg/dia)	69-115
Potássio (mg/kg/dia)	78-195
Cloro (mg/kg/dia)	105-177

(continua)

TABELA 14 Recomendações de micronutrientes para RNPT (*continuação*)

Nutriente	Quantidade
Cálcio (mg/kg/dia)	120-200
Fósforo (mg/kg/dia)	60-140
Magnésio (mg/kg/dia)	8-15
Tiamina (mcg/kg/dia)	140-300
Riboflavina (mcg/kg/dia)	200-400
Niacina (mg/kg/dia)	1-5,5
Ácido pantotênico (mg/kg/dia)	0,5-2,1
Piridoxina (mcg/kg/dia)	50-300
Cobalamina (mcg/kg/dia)	0,1-0,8
Ácido fólico (mcg/kg/dia)	35-100
Ácido ascórbico (mcg/kg/dia)	20-55
Biotina (mcg/kg/dia)	1,7-16,5
Vitamina A (mcg/kg/dia) Equivalente a retinol	400-1.100
Vitamina D (UI/dia)	400-1.000
Vitamina E (mg/kg/dia) Equivalente a alfa-tocoferol	2,2-11
Vitamina K (mcg/kg/dia)	4,8-28
Colina (mg/kg/dia)	8-55
Inositol (mg/kg/dia)	4,4-53
Ferro (mg/kg/dia)	2-3
Zinco (mg/kg/dia)	1,4-2,5
Cobre (mcg/kg/dia)	100-230
Selênio (mcg/kg/dia)	5-10
Manganês (mcg/kg/dia)	1-15
Flúor (mcg/kg/dia)	1,5-60
Iodo (mcg/kg/dia)	10-55
Cromo (mcg/kg/dia)	30-2.250
Molibdênio (mcg/kg/dia)	0,3-5
Colina (mg/kg/dia)	8-55
Inositol (mg/kg/dia)	4,4-53

RNPT: recém-nascidos pré-termo.
Fonte: Koletzko et al.[22]

Necessidades parenterais do recém-nascido pré-termo e do de muito baixo peso

Ao se instituir a NP, vários componentes são essenciais, como hidratos de carbono, aminoácidos, lipídios, eletrólitos, oligoelementos, vitaminas e fluidos. Em relação a estes últimos, sabe-se que tanto o excesso como a carência são indesejáveis (Tabela 15).[21,37]

TABELA 15 Oferta hídrica para RNPT em nutrição parenteral

Dias de vida	1º dia	2º-5º dias	7º dia	7º-14º dias
RNPT < 1.000 g	90 mL/kg/dia	100 mL/kg/dia	120 mL/kg/dia	150 mL/kg/dia
RNPT > 1.000 g	80 mL/kg/dia	100 mL/kg/dia	120-150 mL/kg/dia	150 mL/kg/dia

RNPT: recém-nascidos pré-termo.

Nas Tabelas 16, 17 e 18 estão descritas as necessidades nutricionais para RNPT em NP.

TABELA 16 Necessidades de energia, macronutrientes, cálcio, fósforo, magnésio, sódio, potássio e cloro para recém-nascidos pré-termo em nutrição parenteral

	Início	Nutrição parenteral plena
Energia (kcal/kg/dia)	47-57	90-110
Proteína (g/kg/dia)	2-4	3,5-4
Lipídios (g/kg/dia)	1-2	3
Glicose (mg/kg/minuto)	4,5-6	11-12
Cálcio (mmol/kg/dia)	0,8	1,5-2
Fósforo (mmol/kg/dia)	0,8	1,5-2
Magnésio (mmol/kg/dia)	0	0.5
Sódio (mEq/kg/dia)	0	2-4
Potássio (mEq/kg/dia)	0	2-4
Cloro (mEq/kg/dia)	0	3-5

Fonte: Kleinman.[37]

TABELA 17 Necessidades de micronutrientes para RNPT em nutrição parenteral

Nutriente	Quantidade
Ferro (mg)	0-0,25
Zinco (mg)	0,4*
Cobre (mcg)	40*
Selênio (mcg)	5-7*
Manganês (mcg)	1*
Iodo (mcg)	10*
Cromo (mcg)	0,05-0,3*
Molibdênio (mcg)	0,25*

* Valores estimados.
NP em curto prazo (1-2 semanas): suplementar somente zinco.
NP > 4 semanas - avaliar selênio e se colestase avaliar cobre e manganês. Incluir iodo, cromo e avaliar ferro.
RNPT: recém-nascidos pré-termo; NP: nutrição parenteral.
Fonte: Domellof.[32]

TABELA 18 Necessidades de vitaminas para recém-nascidos pré-termo em nutrição parenteral

Vitamina	Quantidade (kg/dia)
Ácido ascórbico (mg)	25
Tiamina (mg)	0,35
Riboflavina (mg)	0,15
Niacina (mg)	6,8
Piridoxina (mg)	0,18
Folato (g)	56
Vitamina B12 (g)	0,30
Ácido pantotênico (mg)	2
Biotina (g)	6
A (g)	500
D (g) D (IU)	4 160
K (g)	80
E (mg)	2,8

Fonte: Greene et al.[38]

REFERÊNCIAS

1. Waitzberg DL, Rodrigues JG, Correia MITD. Desnutrição hospitalar no Brasil. In: Waitzberg DL. Nutrição oral, enteral e parenteral na prática clínica. 3.ed. São Paulo: Atheneu; 2000. p.385-98.

2. Delgado AF, Falcão MC, Carrazza FR. Princípios do suporte nutricional em pediatria. J Pediatr (Rio J). 2000;76 (Suppl 3):S330-S8.
3. Pawellek I, Dokoupil K, Koletzko B. Prevalence of malnutrition in paediatric hospital patients. Nutrition. 2008;27(1):72-6.
4. Lavery GG, Glover P. The metabolic and nutritional response to critical illness. Curr Opin Crit Care. 2000;6(4):233-8.
5. Slone DS. Nutritional support of the critically ill and injured patient. Crit Care Clin. 2004;20(1):135-57.
6. Samela K, Mokha J, Emerick K, Davidovics ZH. Transition to a tube feeding formula with real food ingredients in pediatric patients with intestinal failure. NCP. 2016;32(2):277-281.
7. Holliday MA, Segar WE. The maintenance need for water in parenteral fluid therapy. Pediatrics. 1957;19(5):823-32.
8. Mehta NM, Skillman HE, Irving SY, Coss-Bu JA, Vermilyea S, Farrington EA, et al. Guidelines for the provision and assessment of nutrition support therapy in the pediatric critically ill Patient: Society of Critical Care Medicine and American Society for Parenteral and Enteral Nutrition. Pediatr Crit Care Med. 2017;18(7):675-715.
9. World Health Organizatin (WHO). Energy and protein requirements. Report of a joint FAO/WHO/UNU expert consultation. Geneva: WHO; 1985 (Technical Report Series 724).
10. Schofield WN. Predicting basal metabolism rate, new standards and review of previous work. Hum Nutr Clin Nutr. 1985;39(Suppl 1):5-41.
11. Matthews DE, Fong Y. Amino acids and protein metabolism. In: Rombeau JL, Caldwell MD (eds.). Clinical nutrition: parenteral nutrition. 2.ed. Philadelphia: WB Saunders; 1993. p.75-122.
12. Carney LN, Nepa A, Cohen SS, Dean A, Yanni C, Markowitz G. Parenteral and enteral support: determining the best way to feed. In: Corkins MR. The Aspen pediatric nutrition support core curriculum. Silver Spring: American Society for Parenteral and Enteral Nutrition; 2010. p.433-47.
13. Institute of Medicine (IOM). Dietary Reference Intakes. Disponível em: https://ods.od.nih.gov/HealthInformation/nutrientrecommendations.aspx#dri. Acesso em: 2 jul. 2025.
14. Koletzko B, Goulet O, Hunt J, Krohn K, Shamir R; Parenteral Nutrition Guidelines Working Group; European Society for Clinical Nutrition and Metabolism; European Society of Paediatric Gastroenterology, Hepatology and Nutrition (ESPGHAN); European Society of Paediatric Research (ESPR). 1. Guidelines on paediatric parenteral nutrition of the European Society of Paediatric Gastroenterology, Hepatology and Nutrition (ESPGHAN) and the European Society for Clinical Nutrition and Metabolism (Espen), Supported by the European Society of Paediatric Research (ESPR). J Pediatr Gastroenterol Nutr. 2005;41(Suppl 2):S1-87.
15. Food and Nutrition Board (FBN), National Research Council, NAS. Recommended dietary allowances. 10.ed. Washington (DC): National Academy Press; 1989.
16. Cooke RJ, Griffin I. Altered body composition in preterm infants at hospital discharge. Acta Paediatr. 2009;98(8):1269-73.
17. Uauy R, Koletzko B. Defining the nutritional needs of preterm infants. In Koletzko B, Poindexter B, Uauy R (eds.). Nutritional care of preterm infants. Basel: Karger; 2014. p.4-10.
18. Hay WW, Thureen P. Protein for preterm infants: how much is needed? How much is enough? How much is too much? Pediatr Neonatol. 2010;51(4):198-207.
19. Camelo JS Jr, Martinez FE. Nutritional dilemmas in extremely low birth weight infants and their effects on childhood, adolescence and adulthood. J Pediatr. 2005;81(Suppl 1):S33-42.
20. van Goudoever JB, Sulkers EJ, Lafeber HN, Sauer PJ. Short-term growth and substrate use in very-low- birth-weight infants fed formulas with different energy contents. Am J Clin Nutr. 2000;71(3):816-21.
21. Agostoni C, Buonocore G, Carnielli VP, de Curtis M, Darmaun D, Decsi T, et al. Enteral nutrient supply for preterm infants: commentary from the Europen Society for Paediatric Gastroenterology, Hepatology, and Nutrition Committee on Nutrition. J Pediatr Gastroenterol Nutr. 2010;50(1):85-91.

22. Koletzko B, Poindexter B, Uauy R. Recommend nutrient intake levels for stable, fully enterally fed very low birth weight infants. In Koletzko B, Poindexter B, Uauy R (eds.). Nutritional care of preterm infants. Basel: Karger; 2014. p.297-9.
23. Poindexter BB, Langer JC, Dusick AM, Ehrenkranz RA; National Institute of Child Health and Human Development Neonatal Research Network. Early provision of parenteral amino acids in extremely low birth weight infants: relation to growth and neurodevelopmental outcome. J Pediatr. 2006;148(3):300-5.
24. Tsang R, Uauy R, Koletzko B, Zlotkin S (eds.). Nutrition of the preterm infant: scientific basis and practical guidelines. Cincinnati, OH: Digital Educational Publishing; 2005.
25. Hawkes JS, Gibson RA, Roberton D, Makrides M. Effect of dietary nucleotide supplementation on growth and immune function in term infants: a randomized controlled trial. Eur J Clin Nutr. 2006;60(2):254-64.
26. Gutiérrez-Castrellón P, Mora-Maganã I, Díaz-García L, Jiménez-Gutiérrez C, Ramirez-Mayans J, Solomon-Santibáñez GA. Immune response to nucleotide-supplemented infant formulae: systematic review and meta-analysis. Br J Nutr. 2007;98(Suppl1):64-8.
27. Darcie S. Proteínas. In Feferbaum R, Falcão MC. Nutrição do recém-nascido. São Paulo: Atheneu; 2003. p.111-30.
28. Lapillonne A. Enteral and parenteral lipid requirements of preterm infants. World Rev Nutr Diet. 2014;110:82-98.
29. Belkind-Gerson J, Carreón-Rodríguez A, Contreras-Ochoa CO, Estrada-Mondaca S, Parra-Cabrera MS. Fatty acids and neurodevelopment. J Pediatr Gastroenterol Nutr. 2008;47(Suppl1):S7-9.
30. Innis SM. Perinatal biochemistry and physiology of long-chain polyunsaturated fatty acids. J Pediatr. 2003;143(Suppl 4):S1-8.
31. Clandinin MT, Van Aerde JE, Merkel KL, Harris CL, Springer MA, Hansen JW, et al. Growth and development of preterm infants fed infant formulas containing docosahexaenoic acid and arachidonic acid. J Pediatr. 2005;146(4):461-8.
32. Domellof M. Nutritional care of premature infants: microminerals. World Rev Nutr Diet. 2014;110:121-39.
33. Rigo J, Pieltain C, Salle B, Senterre J. Enteral calcium, phosphate and vitamin D requirements and bone mineralization in preterm infants. Acta Paediatr. 2007;96(7):969-74.
34. Rigo J, De Curtis M, Pieltain C, Picaud JC, Salle BL, Senterre J. Bone mineral metabolism in the micropremie. Clin Perinatol. 2000;27(1):147-70.
35. Lozoff B, Beard J, Connor J, Barbara F, Georgieff M, Schallert T. Long-lasting neural and behavioral effects of iron deficiency in infancy. Nutr Rev. 2006;64(5Pt 2):S34-43.
36. Domellof M. Iron requirements, absorption and metabolism in infancy and childhood. Curr Opin Clin Nutr Metab Care. 2007;10(3):329-35.
37. Kleinman RE. Pediatric nutrition handbook. Elk Grove: American Academy of Pediatrics; 2009.
38. Greene K, Hambidge KM, Schanler R, Tsang RC. Guidelines for the use of vitamins, trace elements, calcium, magnesium, and phosphorus in infants and children receiving total parenteral nutrition: report of the Subcommittee on Pediatric Parenteral Nutrient Requirements from the Committee on Clinical Practice Issues of the American Society for Clinical Nutrition. Am J Clin Nutr. 1988;48(5):1324-42.

SEÇÃO II

NUTRIÇÃO ENTERAL

5

Nutrição enteral

Mônica Chang Wayhs
Ary Lopes Cardoso
José Vicente Noronha Spolidoro
Rubens Feferbaum

DESTAQUES

- Conceito de nutrição enteral.
- Quando e como indicar a nutrição enteral e vias de administração.
- Conhecer os tipos de dietas enterais e fórmulas infantis para adequada indicação e prescrição.

INTRODUÇÃO

O suporte nutricional é fundamental para a redução da morbimortalidade hospitalar. A desnutrição em uma criança hospitalizada prolonga o tempo de internação, aumenta o risco de complicações e o custo financeiro e social. A determinação do tipo de intervenção nutricional dependerá da enfermidade de base, do quadro clínico do paciente, idade, avaliação nutricional e risco nutricional, capacidade digestivo-absortiva do trato gastrointestinal, necessidade nutricional, possibilidade de ingestão oral, hábitos alimentares prévios à internação e custo. A terapia nutricional poderá variar desde um aconselhamento dietético, uso de suplementos nutricionais, dietas especiais via oral ou via sonda e nutrição parenteral (NP).[1]

A RDC n. 63 de 2000 da Agência Nacional de Vigilância Sanitária (Anvisa) define nutrição enteral (NE) como "alimento para fins especiais, com ingestão controlada de nutrientes, na forma isolada ou combinada, de composição definida ou estimada, especialmente formulada e elaborada para uso por sondas ou via oral em pacientes desnutridos ou não, conforme suas necessidades nutricionais, em regime hospitalar, ambulatorial ou domiciliar, visando à síntese ou à manutenção dos tecidos, órgãos ou sistemas".

Para os pacientes com trato gastrointestinal funcionante, a NE é sempre a primeira escolha em relação à NP devido a sua eficácia e segurança. A NE reduz a translocação bacteriana, diminui o nível das citocinas inflamatórias circulantes, auxilia na recuperação da função intestinal, é tecnicamente mais simples, mais barata e com menor risco de complicações que a NP. Eventualmente, dependendo da condição clínica do paciente, pode haver necessidade de receber suporte nutricional enteral associado ao parenteral.[1,2]

Exceto nos casos de contraindicação absoluta, o jejum deve ser evitado sempre que possível, utilizando-se no mínimo uma NE trófica associada à NP.

O uso de sondas para administração da dieta é indicado sempre que a via oral não é possível ou não é suficiente para suprir as necessidades do paciente com o trato gastrointestinal íntegro.[1,3] A condição clínica do paciente e a expectativa do tempo de uso da sonda determinarão o tipo que será utilizado (naso ou orogástrica, naso ou orojejunal, gastrostomia ou jejunostomia). As crianças com bom esvaziamento gástrico e baixo risco de aspiração podem utilizar sonda oro ou nasogástrica, quando a expectativa de uso da sonda não for superior a 4 semanas. Quando o uso ou a expectativa do uso da sonda ultrapassar 6 a 8 semanas, deve-se considerar a realização de uma gastrostomia ou jejunostomia.

São indicações da NE:[3,4]

1. Ingestão oral insuficiente:
   - Anorexia nervosa.
   - Anorexia secundária a enfermidade ou tratamento.
   - Aversão alimentar.
2. Disfagia:
   - Prematuridade.
   - Doença neuromuscular.
   - Encefalopatia crônica progressiva ou não progressiva.
3. Como terapia primária:

- Doença metabólica.
- Doença inflamatória intestinal.
- Intolerância ao jejum.

4. Alterações do trato gastrointestinal:
   - Malformações congênitas.
   - Estenose de esôfago.
   - Pseudo-obstrução intestinal.
   - Fístula proximal de alto débito.
5. Paciente criticamente enfermo:
   - Grande queimado.
   - Politrauma.
   - Sepse.
   - Cirurgia.
   - Paciente em ventilação mecânica.
6. Gasto energético aumentado:
   - Cardiopatia congênita.
   - Fibrose cística.
   - Nefropatias.
   - Infecção.
   - Broncodisplasia.
7. Aumento das perdas gastrointestinais:
   - Insuficiência pancreática.
   - Síndrome do intestino curto.
   - Doença colestática.
   - Atresia de vias biliares.
   - Síndromes disabsortivas.

Critérios para suporte nutricional enteral sugeridos pela Sociedade Europeia de Gastroenterologia, Hepatologia e Nutrição Pediátrica (European Society for Paediatric Gastroenterology Hepatology and Nutrition – ESPGHAN):[1]

1. Ingestão oral insuficiente:
   - Não atingir ≥ 60% a 80% da necessidade nutricional estimada por um período maior que 10 dias.
   - Em crianças maiores que 1 ano, iniciar o suporte nutricional em até 5 dias. Em crianças menores que 1 ano, iniciar em até 3 dias.

- Tempo total de alimentação em crianças com necessidades especiais maior que 4 a 6 horas ao dia.
- Crianças desnutridas, deve-se iniciar o suporte nutricional por sonda em 24 horas.

2. Desnutrição aguda e crônica:
   - Crescimento ou ganho ponderal insuficientes por > 1 mês em crianças menores que 2 anos.
   - Perda ou não ganho ponderal por > 3 meses em crianças maiores que 2 anos.
   - "Queda" em dois canais de crescimento no gráfico de peso para a idade.
   - Prega cutânea tricipital consistentemente < percentil 5 para a idade.
   - Diminuição da velocidade de crescimento > 0,3 desvios-padrão/ano.
   - Diminuição da velocidade de crescimento > 2 cm/ano em relação ao ano anterior no início/meio da puberdade.

Contraindicações absolutas e relativas da NE (adaptado de ESPGHAN, 2010):[1]

1. Absolutas:
   - Íleo paralítico ou mecânico.
   - Obstrução intestinal.
   - Perfuração intestinal.
   - Enterocolite necrosante.
2. Relativas:
   - Dismotilidade intestinal.
   - Megacólon tóxico.
   - Peritonite.
   - Hemorragia digestiva.
   - Fístula entérica de alto débito.
   - Vômitos incoercíveis.
   - Diarreia intratável.

DIETAS ENTERAIS

As dietas enterais apresentam várias especificações, com diferenças em relação ao tipo de proteína, carboidrato, gordura, osmolaridade e densidade calórica, além de minerais, oligoelementos, vitaminas e fibras. Podem ser classificadas de acordo com seu conteúdo de carboidrato e proteína em: poliméricas, semielementares e elementares. As dietas poliméricas apresentam proteína intacta e carboidratos complexos; as semielementares, pequenos peptídeos e aminoácidos, e as elementares, apenas aminoácidos livres e carboidratos simples.

São também categorizadas em NE e suplementos enterais. Para serem consideradas NE devem suprir como única fonte dietética no mínimo 100% das necessidades nutricionais de uma criança saudável daquela faixa etária, mesmo por períodos prolongados. Devem ser sempre produzidas para suprir as necessidades de macro e micronutrientes para determinada faixa etária, considerando que na ausência de formulação específica estão indicadas dietas para adultos a partir dos 8 aos 10 anos de idade. Os suplementos nutricionais são indicados para complementar a alimentação do paciente visando ao maior fornecimento de energia e nutrientes. Devem fornecer energia, proteína e outros nutrientes, mas não necessariamente em uma composição balanceada, uma vez que não são a fonte única de nutrição.[1]

De acordo com suas especificações, são indicadas para diferentes faixas etárias e enfermidades, sendo de extrema importância seu conhecimento para sua correta indicação.[2] Suas características afetam sua absorção, metabolismo e tolerância, influenciando diretamente na recuperação do paciente.[5]

Em relação aos macronutrientes, a parte proteica da dieta pode ser composta por polipeptídeos, oligopeptídeos ou aminoácidos livres. Em geral a fonte proteica é de origem vegetal (soja, arroz) ou de origem animal (leite ou ovo), sendo as de origem animal de maior valor biológico e utilizadas de forma mais eficiente.[5] A fonte proteica influencia na osmolalidade da dieta, sendo mais alta quanto maior o grau de hidrólise da proteína (Quadro 1).

Os carboidratos podem ser polissacarídeos (necessitam de digestão enzimática) ou oligossacarídeos e fibras, que são fermentadas pelas bactérias intestinais formando ácidos graxos de cadeia curta. Pela abundante quantidade de lactase no intestino de lactentes, o uso de formulações com lactose é indicado nessa faixa etária, não sendo utilizadas para as dietas enterais das crianças maiores.

Os lipídios podem ser triglicerídeos de cadeia curta ou longa. Os triglicerídeos de cadeia longa necessitam de digestão enzimática e dos sais biliares para sua absorção, enquanto os triglicerídeos de cadeia curta são absorvidos diretamente pela mucosa intestinal. Dietas com alto teor de gordura (> 40% do conteúdo energético) e consequentemente baixo índice glicêmico podem ser benéficas em situações de estresse metabólico, como na hiperglicemia, resistência insulínica,

QUADRO 1 Seleção de fórmulas para nutrição enteral de acordo com a fonte de nitrogênio

	Polimérica	Semielementar	Elementar
Nitrogênio (caseína, lactoalbumina, soja)	Proteína inteira	Pequenos peptídeos	Aminoácidos
Carboidratos	Polímeros de glicose		
Gorduras	Triglicérides de cadeia longa (TLC) ou TCL e triglicérides de cadeia média (TCM)		
Osmolaridade	300	300-450	300-600
Indicações	Múltiplas	Alergia, má-absorção	Alergias múltiplas, má-absorção grave
Vantagens	Palatabilidade, custo	Hipoalergênica, rápida absorção	Não alergênica
Desvantagens	Trato gastrointestinal íntegro	Sabor, custo	Custo, sabor, osmolalidade elevada

sepse e grande queimado. Dietas com maior percentual de triglicerídeos de cadeia média podem ser vantajosas para pacientes com má-absorção de gordura, intestino curto ou doenças do sistema linfático.

As dietas devem apresentar também 5 a 10% de suas calorias na forma de ácidos graxos essenciais (alfa-linoleico e alfa-linolênico), pois eles não são sintetizados pelo organismo humano, sendo sua única fonte a dieta. Quando não são fornecidos pela dieta pode ocorrer deficiência de ácidos graxos essenciais, com o aparecimento de dermatite, alopecia, má cicatrização, anemia, trombocitopenia e falência do crescimento.

Alguns componentes imunomodulatórios também podem estar presentes, como ômega 3, ácido ribonucleico, glutamina ou arginina.[2]

As dietas enterais devem ser preferencialmente iso-osmolares, ou seja, com osmolaridade entre 300 e 350 mOsm/kg. Dietas com osmolalidade superior apresentam maior risco de induzir diarreia, devendo ser evitadas principalmente em pacientes que estejam recebendo dieta por sonda pós-pilórica (jejunal contínua).

As dietas podem ser fornecidas em sistema aberto ou fechado, de acordo com sua forma de apresentação. As dietas fornecidas em sistema aberto ou que sofreram modularização devem permanecer no máximo 4 horas em temperatura ambiente para infusão e, mesmo quando mantidas em refrigeração, devem ser descartadas após 24 horas do preparo. As dietas em sistema fechado podem ficar disponíveis para infusão com validade de no mínimo 30 dias. Uma vez conectadas para infusão, são seguras por 24 a 48 horas. Os equipos para infusão das dietas devem ser trocados no mínimo a cada 24 horas.[6]

As dietas podem ser individualizadas de acordo com as necessidades específicas de cada paciente pela adição de módulos de carboidratos, lipídios ou proteínas.

As fórmulas infantis não são consideradas dietas para fins especiais, mas podem ser utilizadas para alimentação por sondas enterais ou gastrostomia em crianças com impossibilidade de suprir suas necessidades nutricionais pela via oral, mas com trato gastrointestinal funcionante. Nessa situação são geralmente fornecidas em sistema aberto aos pacientes e podem ser moduladas para se adequar às necessidades nutricionais específicas com a adição de módulos, apenas quando não houver uma dieta industrializada que atenda a essas demandas nutricionais.

Indicações das fórmulas infantis/dietas enterais:

- Fórmula prematuro pós-alta: para prematuros em risco nutricional ou que não apresentaram recuperação nutricional.
- Fórmula de partida/seguimento: crianças com trato gastrointestinal íntegro.
- Fórmula polimérica hipercalórica: crianças com trato gastrointestinal íntegro, mas com alta demanda metabólica e restrição hídrica.
- Fórmula à base de proteína da soja: galactosemia, intolerância a lactose, vegetarianos.
- Fórmula com proteína extensamente hidrolisada: alergia alimentar, esteatorreia, diarreia intratável.
- Fórmula com proteína extensamente hidrolisada hiperproteica: crianças com alergia alimentar, má-absorção intestinal, com alta demanda metabólica e restrição hídrica.
- Fórmula de aminoácidos: alergia alimentar grave ou alergia múltipla, má-absorção intestinal, enteropatia eosinofílica.
- Suplementos/dietas hipercalóricas isentas de lactose: trato gastrointestinal íntegro, aumento da necessidade energética, restrição hídrica, intolerância ao volume.

- Suplementos/dietas com proteína hidrolisada: má-absorção intestinal, síndrome do intestino curto, diarreia crônica, intolerância às dietas com proteína intacta.
- Suplementos/dietas com aminoácidos livres: alergia alimentar múltipla, gastroenteropatias eosinofílicas, má-absorção intestinal, síndrome do intestino curto.

REFERÊNCIAS

1. Braegger C, Decsi T, Dias JA, Hartman C, Kolacek S, Koletzko B, et al. Practical approach to paediatric enteral nutrition: a comment by the ESPGHAN Committee on Nutrition. J Pediatr Gastroenterol Nutr. 2010;51(1):110-22.
2. Nguyen DL. Guidance for supplemental enteral nutrition across patient populations. Am J Manag Care. 2017;23(12 Suppl):S210-S9.
3. Singhal S, Baker SS, Bojczuk GA, Baker RD. Tube feeding in children. Pediatr Rev. 2017;38(1):23-34.
4. Corkins MR. The Aspen Pediatrica Nutrition Support Core Curriculum. American Society for Parenteral and Enteral Nutrition; 2010.
5. Savino P. Knowledge of constituent ingredients in enteral nutrition formulas can make a difference in patient response to enteral feeding. Nutr Clin Pract. 2017:884533617724759.
6. Bankhead R, Boullata J, Brantley S, Corkins M, Guenter P, Krenitsky J, et al. Enteral nutrition practice recommendations. JPEN J Parenter Enteral Nutr. 2009;33(2):122-67.

6

Dispositivos para nutrição enteral

Ary Lopes Cardoso
José Vicente Noronha Spolidoro

DESTAQUES

- Principais diferenças entre tipos de sonda e sua composição.
- Principais indicações e colocação em relação ao tempo, método e material.
- Contraindicações e complicações.

INTRODUÇÃO

As sondas nasogástricas e nasoentéricas são flexíveis de lúmen duplo ou único que são passadas proximalmente do nariz distalmente para o estômago ou o intestino delgado.[1,2] As sondas entéricas que serão removidas dentro de um curto período de tempo também podem ser passadas pela boca (orogástrica), indicadas em prematuros, deixando as narinas livres.

INDICAÇÕES

Sondas são indicadas pelas seguintes razões:

- Tratamento do íleo ou obstrução intestinal: a descompressão gastrointestinal utilizando sondas nasogástricas é importante para o tratamento de pacientes com obstrução intestinal ou íleo prolongado. A descompressão nasogástrica melhora o conforto do paciente, minimiza ou evita os vômitos recorrentes.

- Administração de medicamentos: a sonda nasogástrica pode ser necessária para administrar medicamentos, ou contraste oral para tomografia computadorizada, para pacientes que não podem engolir ou com deficiência neurológica.
- Nutrição enteral (NE): as sondas nasogástricas e nasoentéricas são utilizadas para fornecer NE no estômago (alimentação gástrica) ou no intestino delgado (pós-pilórica).
- Lavagem estomacal: lavagem pode ser necessária para remover sangue ou coágulos para facilitar a endoscopia e em algumas ingestões de produtos químicos e tóxicos.

CONTRAINDICAÇÕES

- Em pacientes com estenose esofágica devem ser passadas com cuidado, sob radioscopia, devido ao risco de perfuração esofágica, e em pacientes com fratura de crânio basilar ou fratura facial devido ao potencial de inserção intracraniana.
- Sondas nasogástricas também devem ser evitadas em pacientes com varizes esofágicas, porque a colocação da sonda pode desencadear sangramentos. O mesmo pode ocorrer em pacientes com diátese hemorrágica, trauma mínimo na faringe, esôfago ou estômago.

TIPOS DE SONDAS E USO

Sondas nasogástricas

São feitas de policloreto de vinilo (PVC), poliuretano ou silicone e existem em vários tamanhos. Grande variedade de sondas está disponível para descompressão gastrointestinal, ou para a administração de medicamentos, ou ainda para fornecer uma fórmula enteral. As sondas nasogástricas feitas de PVC são relativamente rígidas e, assim, mais irritantes em longo prazo. Daí serem indicadas para descompressão gástrica apenas.

Sondas nasoentéricas

São mais flexíveis, têm diâmetro menor e variam em comprimento (15 a 170 cm). Embora as sondas nasogástricas possam ser usadas para alimentar o paciente, não devem ser usadas para uma descompressão gástrica porque suas paredes macias tendem a colabar quando a sucção é aplicada.

Sempre é importante lembrar que o uso profilático de sonda nasogástrica para descomprimir o estômago tem suas recomendações cada vez mais limitadas. Apenas cerca de 10% dos pacientes operados precisam desse procedimento. Já em situações de um íleo pós-operatório prolongado ou de obstrução do intestino delgado pós-operatória precoce, isso pode ser indicado.

Nutrição enteral

Sondas nasogástricas ou nasoentéricas são usadas para administrar medicamentos ou NE. Um fluxograma de decisão sobre a colocação de sondas para nutrição enteral pode ser visto na Figura 1. As sondas recomendadas são as de silicone ou de poliuretano, que são flexíveis e confortáveis, causando menos reação com o tubo digestivo e dieta. Devem ter calibre fino (em geral 6 ou 8 Fr). As sondas duodenais e jejunais são mais longas. Não há evidência da necessidade do peso na ponta distal das sondas para manter o posicionamento ou atingir a posição pós-pilórica.

Antes da colocação da sonda nasogástrica, o comprimento apropriado pode ser estimado usando vários meios. Uma técnica comum é usar a distância entre a ponta do nariz e a ponta da orelha até a ponta do xifoide como o comprimento inicial da sonda nasogástrica para inserção. Esse método pode subestimar ou superestimar o comprimento do tubo nasogástrico necessário para a colocação adequada. Para posicionar em jejuno, medir a distância até a cicatriz umbelical. Qualquer que seja a medida efetuada, deve ser seguida por uma radiografia abdominal simples para excluir a torção da sonda e para avaliar o posicionamento correto.

As sondas que se destinam à alimentação podem ser posicionadas no antro, duodeno (pós-pilórica) ou no jejuno. Isso vai depender de se levar em conta a integridade morfológica e funcional do trato gastrointestinal, a duração da NE e o risco de aspiração. Indicações de sondagem nasojejunal estão associadas ao risco importante de aspiração pulmonar, retardo do esvaziamento gástrico,

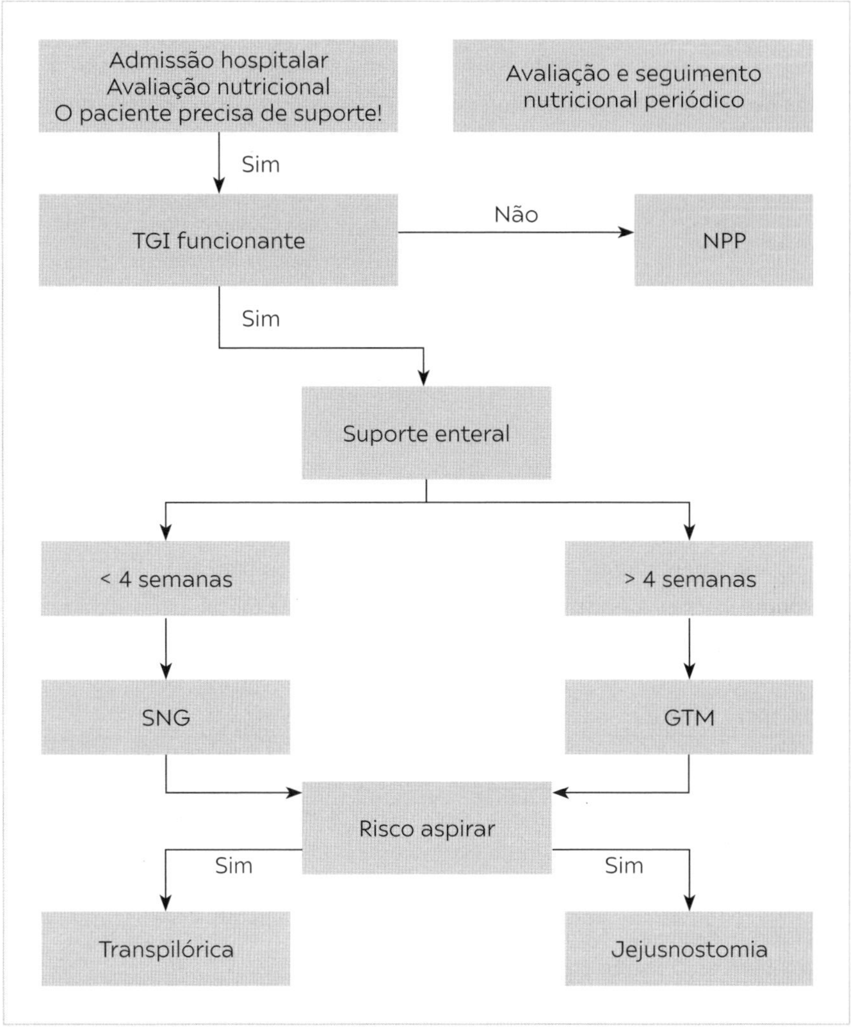

FIGURA 1 Árvore de decisão para o suporte nutricional enteral.
GTM: gastrostomia; NPP: nutrição parenterel periférica; SNG: sonda nasogástrica.

refluxo gastresofágico grave e vômitos excessivos por outras causas. Nesses casos a sonda deve ser posicionada em jejuno, pois nas primeiras porções do duodeno ocorre frequente refluxo duodenogástrico, não protegendo do risco de aspiração. Não é recomendável o uso de sonda duodenal, pois perde a função pilórica de controle do esvaziamento gástrico, sem atingir o objetivo da progressão da sonda além do estômago.

Sempre que possível, a alimentação gástrica é preferível porque é posicionamento seguro, mais fácil de conseguir e mais fisiológico. O estômago tolera dietas de osmolalidade mais alta, pois tem capacidade de secretar e diluir. Já quando se infundem alimentos em região pós-pilórica, se forem hiperosmolares, podem induzir diarreia e não devem ser administrados. Esse acesso é indicado em condições clínicas em que a aspiração traqueal, a gastroparesia, a obstrução da saída gástrica ou a cirurgia gástrica prévia impedem a alimentação gástrica. A evidência para apoiar essas recomendações não é baseada em estudos controlados. Em recém-nascidos prematuros, a alimentação pós-pilórica deve ser evitada.

GASTROSTOMIA

Quando o suporte nutricional enteral tem previsão de se prolongar por prazos maiores que 6 a 8 semanas, recomenda-se fazer gastrostomia (GTM) endoscópica percutânea[3] ou a enterostomia por via cirúrgica.

As indicações e contraindicações para o uso de GTM estão listadas no Quadro 1.

QUADRO 1 Indicações e contraindicações de gastrostomia

Indicações	Contraindicações relativas	Contraindicações absolutas
• Doenças crônicas associadas com a desnutrição (doença pulmonar crônica, Aids, insuficiência renal crônica, intestino curto). • Doenças neurológicas, doenças oncológicas, pseudo-obstrução intestinal, para alimentar e para descomprimir.	• Parede abdominal difícil de ser transiluminada (obeso, visceromegalia). • Comorbidades do paciente – hipertensão portal, gastrite severa ou úlcera gástrica, ascite, peritonite, diálise peritoneal, *shunts* ventriculoperitoneal. • Doença terminal com expectativa de vida limitada.	• Incapacidade de fazer o exame endoscópico – estenose de laringe ou de esôfago. • Coagulopatia incorrigível.

Aids: síndrome da imunodeficiência adquirida.

Em crianças com deficiência neurológica, tanto a sonda nasogástrica quanto a GTM servem para otimizar a infusão da alimentação. A melhoria do estado nutricional em geral é acompanhada, muitas vezes, de melhor percepção do bem-estar, por parte dos cuidadores. Em crianças com doença renal terminal em diálise peritoneal, ambos os métodos são associados com taxas de complicações semelhantes, sendo perfeitamente realizável a gastrostomia endoscópica em uso de diálise peritoneal.

Colocação de gastrostomia endoscópica percutânea

Antes da colocação da GTM, deve-se avaliar cuidadosamente as vantagens e as desvantagens, por uma equipe multidisciplinar de suporte nutricional.

A preparação pré-operatória também deve incluir a obtenção de consentimento informado dos responsáveis, testes laboratoriais (hemoglobina, contagem de plaquetas e estudos de coagulação) e jejum pré-procedimento (6 horas de alimento sólido, 4 horas de leite materno, 2 horas de água).

Após a inserção da GTM, o tempo recomendado para reiniciar a alimentação varia de 1 a 24 horas. Em geral isso se faz com 6 horas após o procedimento.

É indicada profilaxia antibiótica na expectativa de reduzir a prevalência da infecção da ferida.

As crianças com distúrbios de deglutição, frequentemente com paralisia cerebral, costumam apresentar refluxo gastroesofágico (RGE). No passado, esses pacientes costumavam ser submetidos a fundoplicatura quando realizavam gastrostomia, mas hoje a maioria tolera perfeitamente a gastrostomia endoscópica sem cirurgia antirrefluxo. Considera-se que o paciente que está tolerando NE por sonda nasogástrica tolerará a NE por gastrostomia endoscópica, não sendo necessária investigação de RGE nesses pacientes.

Complicações da gastrostomia

Nas crianças, a taxa de complicações iniciais é de 8 a 30%, dependendo da definição de complicações.[4,5]

Estas incluem celulite, intolerância alimentar, lacerações e perfurações, hematoma duodenal, pneumoperitônio complicado, fasciite necrosante e migração de cateter.

A complicação mais frequente é a infecção da ferida. Como não existe um consenso a respeito de uso profilático de antibióticos, usam-se os resultados já publicados como orientação. Um ensaio não randomizado mostrou taxas de infecção semelhantes com uma dose única de profilaxia de uma cefalosporina, em comparação com 2 doses e mais metronidazol oral.[6]

Pacientes portadores de *shunts* ventriculoperitoneais ou cateteres são os que mais apresentam complicações quando colocam GTM.[7] Antibióticos, profilaxia antifúngica e adiamento de colocação de cateter por 2 a 3 dias são sugestões de precauções para reduzir esse risco.

Taxas de complicações tardias de até 44% foram descritas em crianças. Em alguns estudos, foram relatadas complicações relacionadas ao estoma em 73% dos pacientes, a maioria delas de resolução simples sem maior morbidade, ocorrendo principalmente nos primeiros 2 anos após a inserção.[8] A fístula gastrocutânea após a remoção da GTM foi bastante relatada. Às vezes requer fechamento cirúrgico, mas na maioria das vezes um curativo compressivo garante o fechamento espontâneo da estomia.

SONDAS ENTERAIS: COLOCAÇÃO PARA ALIMENTAÇÃO

Sondas macias e de pequeno calibre são utilizadas para alimentação. Assim, minimizam o desconforto do paciente. Para colocar uma sonda enteral, o fio guia é colocado em seu interior, o que vai permitir uma colocação mais precisa.

A confirmação da colocação será feita por uma radiografia da parte inferior do tórax/abdome superior.[9]

É importante perceber que a ausculta sobre o epigástrio durante a injeção de ar em qualquer sonda não é uma maneira precisa de avaliar sua posição, pois ela poderá estar muito longe ou não suficientemente distante. Dessa forma, é melhor esperar a confirmação radiológica para então iniciar a infusão de alimentos.

Em pacientes que se encontram com intubação orotraqueal, a capnografia é um método alternativo para verificar a posição da sonda nasogástrica, especialmente naqueles que estão sendo ventilados mecanicamente. Em uma revisão sistemática, a capnografia calorimétrica (monitoração semiquantitativa de CO_2) foi um preditor confiável de deslocamento do tubo nasogástrico para a via aérea, com sensibilidade de 88 a 100% e especificidade de 99 a 100%.[10]

Muitos pacientes experimentam desconforto orofaríngeo, que geralmente se resolve em 24 a 48 horas. O *spray* anestésico local aplicado à orofaringe pode aliviar alguns reflexos e o desconforto associado à presença da sonda.[10]

COMPLICAÇÕES DE SONDAS NASOGÁSTRICAS E NASOENTÉRICAS

Embora as sondas de PVC (apenas para drenagem) exijam substituições frequentes (cada 3 a 5 dias), sondas finas (de silicone e poliuretano) utilizadas para alimentação podem ser mantidas por até 8 semanas.

Algumas complicações precisam ser lembradas:

- **Gastrointestinais:** no trato gastrointestinal podem ocorrer mau posicionamento da sonda, em qualquer posição, enrolamentos ou nós - desde a faringe, seio piriforme, esôfago, estômago e duodeno.[11] O deslocamento do sinus faríngeo e piriforme pode ser reconhecido em um paciente que tem êmese significativa. Embora o paciente possa não se queixar, a avaliação laringoscópica pode diagnosticar facilmente a lesão. Pode ser necessária uma fluoroscopia ou endoscopia para remover com segurança uma sonda enrolada. Controle radiológico pós-passagem de sonda evita estas complicações relacionadas a mau posicionamento.

O desenvolvimento de dor epigástrica ou torácica de início súbito, sugerindo refluxo ácido, pode indicar o desenvolvimento de esofagite; idealmente, a sonda deve ser removida.[12] Para os pacientes que continuam precisando dela, a supressão da secreção de ácido gástrico pode ser indicada.

As sondas nasogástricas podem causar gastrite ou sangramento gástrico devido a irritação crônica ou necrose por pressão decorrente da sucção da mucosa gastrointestinal.[13] Isso geralmente é reconhecido quando o conteúdo gástrico aspirado fica sanguinolento. Os pacientes com drenagem gástrica sangrenta requerem avaliação adicional, e, sempre que possível, a sonda nasogástrica deve ser removida.

- **Pulmonar:** o risco de complicações pulmonares aumenta em pacientes com sondas nasogástricas. A prevenção da descompressão nasogástrica pós-operatória profilática diminui as complicações pulmonares e tem outros efeitos benéficos.
- **Perfuração:** além da perfuração potencial de estruturas pulmonares ou do trato gastrointestinal, as sondas nasogástricas e nasoentéricas podem perfurar outras estruturas em pacientes com certas condições patológicas. Pacientes

com cirurgia esofágica ou gástrica anterior correm o risco de perfuração gastrointestinal. Já os lactentes, crianças e pacientes com traumatismo facial têm risco de perfuração de placa cribriforme e intubação intracraniana.[1,2]

REFERÊNCIAS

1. Agostoni C, Axelson I, Colomb V, Goulet O, Koletzko B, Michaelsen KF, et al. The need for nutrition support teams in pediatric units: a commentary by the ESPGHAN Committee on Nutrition. J Pediatr Gastroenterol Nutr. 2005;4(1):8-11.
2. Jonkers CF, Prins F, Van Kempen A, Tepaske R, Sauerwein HP. Towards implementation of optimum nutrition and better clinical nutrition support. Clin Nutr. 2001;20(4):361-6.
3. Gauderer MW, Ponsky JL, Izant RJ Jr. Gastrostomy without laparotomy: a percutaneous endoscopic technique. J Pediatr Surg. 1980;15(6):872-5.
4. Behrens R, Lang T, Muschweck H, Richter T, Hofbeck M. Percutaneous endoscopic gastrostomy in children and adolescents. J Pediatr Gastroenterol Nutr. 1997;25(5):487-91.
5. Khattak IU, Kimber C, Kiely EM, Spitz L. Percutaneous endoscopic gastrostomy in paediatric practice: complications and outcome. J Pediatr Surg. 1998;33(1):67-72.
6. Rawat D, Srivistava A, Thomson M. Antibody prophylaxis for children undergoing percutaneous endoscopic gastrostomy. J Pediatr Gastroenterol Nutr. 2005;40(2):234-5.
7. von Schnakenburg C, Feneberg R, Plank C, Zimmering M, Arbeiter K, Bald M, et al. Percutaneous endoscopic gastrostomy in children on peritoneal dialysis. Perit Dial Int. 2006;26(1):69-77.
8. Ségal D, Michaud L, Guimber D, Ganga-Zandzou PS, Turck D, Gottrand F. Late-onset complications of percutaneous endoscopic gastrostomy in children. J Pediatr Gastroenterol Nutr. 2001;33(4):495-500.
9. Reddy P, Malone M. Cost and outcome analysis of home parenteral and enteral nutrition. JPEN J Parenter Enteral Nutr. 1998;22(5):302-10.
10. Lopez-Hercl J, Santiago MJ, Sanchez, Mencía S, Carrillo A, Vigil D. Risk factors for gastrointestinal complications in critically ill children with transpyloric enteral nutrition. Eur J Clin Nutr. 2008;62(3):395-400.
11. Aggett P, Agostoni C, Axelsson I, Edwards CA, Goulet O, Hernell O, et al. Non-digestible carbohydrates in the diets of infants and young children: a commentary by the ESPGHAN Committee on Nutrition. J Pediatr Gastroenterol Nutr. 2003;36(3):329-37.
12. Kien CL. Digestible and indigestible carbohydrates. In Koletzko B, Cooper P, Garza C (eds.). Children's nutrition: a practical reference guide. Basel: Karger; 2008. p.42-6.
13. Meier R, Burri E, Steuerwald M. The role of nutrition in diarrhoea syndromes. Curr Opin Clin Nutr Metab Care. 2003;6(5):563-7.

7

Nutrição enteral em pré-termo na unidade de terapia intensiva neonatal

Rita de Cassia Silveira
Lilian dos Santos Rodrigues Sadeck

DESTAQUES

- Valorizar a importância do leite materno como o padrão ouro na nutrição de um recém-nascido pré-termo (RNPT), em uma unidade de terapia intensiva neonatal (UTIN).
- Orientar a nutrição enteral (NE) de um RNPT em uma UTIN, de acordo com suas necessidades.
- Identificar o papel do banco de leite e da equipe multiprofissional na estimulação e manutenção do aleitamento materno em RNPT desde a admissão na UTIN.

INTRODUÇÃO

As necessidades nutricionais de recém-nascidos pré-termo (RNPT) de fato excedem as de recém-nascidos a termo, principalmente devido à necessidade de recuperação do crescimento e à recuperação de déficits de crescimento anteriores. Isso é corroborado pela literatura, que enfatiza a importância do suporte nutricional precoce e adequado para prevenir a desnutrição pós-natal e promover o crescimento e o neurodesenvolvimento ideais.[1-3]

As recomendações nutricionais para RNPT baseiam-se amplamente no consenso de especialistas e na composição do leite materno, visto que faltam evidências sólidas para muitas necessidades nutricionais específicas.[2] A Sociedade Europeia de Gastroenterologia, Hepatologia e Nutrição Pediátrica (ESPGHAN) fornece diretrizes que sugerem a ingestão de nutrientes específicos, incluindo proteínas, energia e outros macronutrientes, para auxiliar o crescimento de recém-nascidos (RN) prematuros.[2] Essas diretrizes visam mimetizar as taxas de crescimento intrauterino e prevenir a restrição do crescimento extrauterino, um problema comum em UTIN.[4]

NUTRIÇÃO ENTERAL

A NE para RNPT visa minimizar a perda de peso nos primeiros dias de vida e promover o ganho de peso semelhante ao obtido no útero após a recuperação do peso ao nascer. Essa abordagem é crucial para prevenir o ganho de peso insuficiente até a idade gestacional (IG) corrigida ao termo, o que pode levar a desfechos adversos.[2,3] A literatura também destaca os desafios para atingir essas metas nutricionais devido à imaturidade metabólica e gastrointestinal dos RNPT, o que complica seu manejo nutricional.[1,3] De modo geral, embora o cuidado nutricional desses pacientes seja guiado pelo consenso de especialistas e pelas evidências disponíveis, mais pesquisas e ensaios clínicos são necessários para refinar essas recomendações e melhorar os desfechos em longo prazo para essa população vulnerável.[1,3]

As recomendações gerais para RNPT baseiam-se essencialmente na composição do leite humano e são em sua maioria consensos de especialistas. A primeira opção para sua alimentação enteral é o leite humano cru extraído da própria mãe, a segunda opção o leite materno pasteurizado e a terceira opção o leite humano doado pasteurizado. O vínculo entre mãe e filho tem associação positiva com os resultados do neurodesenvolvimento, e esse vínculo tende a ser mais forte entre as mães que amamentam, ressaltando a importância de políticas em UTIN que promovam a presença da mãe, o cuidado centrado na família e que estimulem o aleitamento materno.[5,6]

Apesar da imaturidade estrutural e funcional dos intestinos, que pode dificultar o progresso da NE no RNPT, especialmente os com IG abaixo de 28 semanas ou com peso ao nascer inferior a 1.000 g, o início precoce da alimentação enteral é fortemente recomendado nessa população. A introdução da NE deve ser o mais precoce possível para todos os pré-termo, de preferência logo após o nascimento com leite materno. O atraso na introdução da alimentação enteral, o avanço lento e o controle sistemático dos volumes gástricos residuais são práticas que devem ser abandonadas.

Atualmente, sabe-se que essas condutas prolongam o tempo para atingir a alimentação enteral plena e aumentam a duração da nutrição parenteral (NP), com risco maior de complicações.[6] Outro aspecto relevante é a presença de uma correlação positiva entre a ingestão de proteína enteral nas primeiras 2 semanas de vida e os melhores escores das subescalas cognitiva e motora da Escala Bayley III aos 18 meses de idade corrigida para prematuridade.[7] Vale ressaltar que um estudo multicêntrico publicado em 2022 referiu que pré-termos extremos recebendo dieta exclusivamente à base de leite humano tiveram pontuações cognitivas significativamente mais altas nas Escalas Bayley em comparação com aqueles alimentados com uma dieta mista à base de leite humano e leite bovino.[8]

Um grande desafio clínico é aproveitar ao máximo o leite humano e, ao mesmo tempo, atender às necessidades nutricionais diárias de energia, proteínas e micronutrientes, que são muito maiores naquele RNPT extremo e/ou de extremo baixo peso ao nascer quando comparados com os recém-nascidos a termo. Embora o leite materno seja padrão ouro nutricional, o leite humano sozinho, em volume padrão, geralmente não é suficiente para suprir essas exigências nutricionais. Por essa razão, têm sido usado há muitos anos aditivos com multicomponentes do leite humano como alternativa viável, pois fornecem os nutrientes necessários sem ofertar grandes volumes de leite.

De acordo com o consenso da ESPGHAN, 2022, recomenda-se o uso de aditivos ao leite humano para RNPT com peso inferior a 1.500 g. Essa prática visa otimizar o crescimento pós-natal, melhorar a composição corporal e garantir uma adequada mineralização óssea. Os fortificantes disponíveis são, em sua maioria, formulados à base de proteína do leite de vaca ou de proteínas homólogas às do leite humano. Estas últimas, contudo, ainda não estão disponíveis comercialmente no Brasil e têm custo elevado, mesmo para países de elevado poder aquisitivo. A introdução dos aditivos pode ocorrer quando a oferta de leite humano atinge volumes entre 50 e 100 mL/kg/dia, embora o próprio consenso da ESPGHAN reconheça a necessidade de individualização da prática, permitindo adaptações conforme os protocolos institucionais das unidades neonatais. A tendência atual é iniciar aditivo ao leite humano o mais precocemente e com menor volume possível.

Há duas formas de usar o aditivo:

1. Com produtos multicomponentes que contêm proteínas em concentrações adequadas, DHA, eletrólitos (com ênfase em cálcio e fósforo) e vitaminas, o que se denomina "aditivação ajustada".
2. Com aditivos específicos para determinados macronutrientes, desde que haja a possibilidade de análise prévia da composição do leite humano, por meio de espectrofotometria no infravermelho (tecnologia atualmente disponível em algumas maternidades e centros de pesquisa no Brasil).

A aditivação pode ser mantida até que o RNPT atinja aproximadamente 1.800 g. Em casos de recém-nascidos de muito baixo peso (RNMBP), há evidências que apoiam a manutenção do uso do aditivo mesmo após a alta hospitalar; contudo, no Brasil, essa prática é atualmente restrita pela legislação que regulamenta a manipulação de leite humano fora do ambiente hospitalar.

Uma revisão sistemática abrangendo nove estudos, incluindo 861 RNPT, constatou que uma oferta de alta concentração de proteína (≥ 1,4 g/100 mL), na forma de aditivos para leite humano, derivados de leite bovino, aumentou mais o ganho de peso durante a internação hospitalar em comparação com uma oferta moderada de proteína (entre 1 e menos de 1,4 g/100 mL). No entanto, não se encontraram evidências suficientes para avaliar o impacto da concentração de proteína em efeitos adversos ou desfechos em longo prazo, como o neurodesenvolvimento.[9] Além disso, outra revisão Cochrane sobre suplementação de proteína no leite humano para promover o crescimento em RNPT sugere que a suplementação de proteína pode aumentar as taxas de crescimento em peso, comprimento e circunferência craniana durante a hospitalização, embora a qualidade da evidência seja baixa.[10] Portanto, atualmente evidências sugerem que maior concentração de proteína em aditivos de leite humano pode promover maior ganho de peso em RNPT durante a hospitalização, mas os efeitos sobre outros parâmetros de crescimento e os resultados em longo prazo ainda precisam de mais investigação.

Adequada neuronutrição em população de RNPT extremo com dificuldade para atingir rapidamente a dieta enteral plena requer um balanço entre nutrição enteral e parenteral para suprir as necessidades nutricionais.[6] Particularmente em RN com IG abaixo de 28 semanas de gestação, que têm alto risco de apresentar déficits nutricionais cumulativos, a NE parcial com leite humano não fortificado nas 2 primeiras semanas de vida pode ser insuficiente para fornecer energia e proteína adequadas para o crescimento, o que gera impacto no neurodesenvolvimento.[2,6] Um ensaio clínico randomizado evidenciou que aditivar precocemente o leite humano (a partir do 2º dia de NE) em RNPT extremos melhora o crescimento, com maior velocidade de ganho em comprimento, reduz a queda no escore Z do perímetro cefálico do nascimento até a idade pós-menstrual de 36 semanas e sem aumentar a massa livre de gordura (massa magra) nesse período.[11]

Atualmente, não há evidências sobre o uso de aditivos com multicomponentes ao leite humano em RNPT após cirurgia gastrointestinal, de forma que se usam a mesmas indicações para RNPT "não cirúrgicos" (IG < 32 semanas e peso ao nascer < 1.500 a 1.800 g). Os fortificantes atuais parecem seguros para RNPT em relação à enterocolite necrosante (ECN). A suplementação com um fortificante à base de leite humano em comparação com um fortificante à base de leite bovino não reduziu a incidência do resultado combinado de ECN, sepse ou morte, ou a incidência de diferentes estágios de ECN.[12]

Uma metanálise da Cochrane reuniu 14 ensaios, incluindo 4.033 RN, e avaliou o efeito do avanço lento dos volumes de alimentação enteral em comparação com taxas mais rápidas em RN muito prematuros ou de muito baixo peso ao nascer. Os resultados indicaram que o avanço lento dos volumes de alimentação enteral provavelmente não reduz o risco de ECN ou mortalidade antes da alta hospitalar.[13] Portanto, a análise não demonstrou vantagem em aumentar gradualmente o volume diário da dieta enteral para proteção de ocorrência de ECN ou morte em RNPT. Além disso, o avanço lento pode aumentar ligeiramente a intolerância alimentar e o risco de infecção invasiva. Após 4 dias de vida, várias recomendações reforçam que parece seguro o avanço mais rápido dos volumes de alimentação enteral, como 30 mL/kg/dia, sem um aumento significativo na incidência de ECN ou na taxa de mortalidade geral em comparação com um avanço mais lento de 15-20 mL/kg/dia.[2,5,6,13,14] No entanto, é importante considerar que a prática clínica pode variar, dependendo da estabilidade clínica do RN e de outros fatores de risco individuais. Portanto, enquanto a evidência sugere que o avanço mais rápido da NE é seguro em muitos casos, a decisão clínica deve ser adaptada às circunstâncias específicas de cada paciente.

A implementação de protocolos de alimentação enteral padronizados com essas recomendações de pacote de medidas nutricionais é uma necessidade crescente para a promoção das melhores práticas de NE diante de um nascimento prematuro.[15,16]

Os passos essenciais são:

- Expressão manual precoce (dentro das primeiras 6 horas após o nascimento).
- Muito precoce é a meta ideal, ainda no contato pele a pele na primeira hora de vida, se a mãe e o RN estiverem em condições.
- Mães que iniciam o aleitamento materno dentro da primeira hora produzem mais leite que aquelas que iniciam entre 1 e 6 horas após o nascimento.
- Oferta do colostro na sala de parto (se RNPT está em condições) ou o mais precoce possível, a partir da primeira hora de vida.
- Banco de leite humano (BLH) com processamento individualizado e controlado de microalíquotas de leite humano. O crematócrito é uma técnica utilizada para medir o conteúdo de gordura no leite humano, o que pode ser útil para ajustar a composição nutricional do leite doado, especialmente para RNPT ou de baixo peso.
- Práticas gerais de controle de qualidade em BLH são necessárias, tais como a triagem eficaz de doadores, coleta segura, transporte e armazenamento do leite, pasteurização padronizada e testes bacteriológicos.
- Definições de indicadores de resultado e processo com a colaboração de toda a equipe (neonatologista, enfermagem, nutrição, BLH) e a família.
- Avaliar, utilizando indicadores apropriados, o impacto na qualidade assistencial pré e pós-implementação do pacote de medidas.

Medidas educativas para estimular o aleitamento materno e a sustentabilidade dessa prática são um papel de toda a equipe assistencial, e nem sempre é fácil. Kalluri et al. organizaram um programa de melhoria da qualidade (2015-2017), pois observaram que, apesar de mais de 80% das mães de RNPT abaixo de 34 semanas de IG iniciarem a produção de leite, menos de 60% continuaram amamentando até o momento da alta ou transferência do lactente. Os objetivos foram de, nas 24 horas antes da alta ou transferência, aumentar o uso de leite materno para mais de 75% dos lactentes, o aleitamento materno exclusivo para mais de 50% e reduzir disparidades raciais/étnicas no uso do leite materno.[15]

As intervenções incluíram educação pré-natal, estímulo à extração de leite em até 6 horas após o parto e incentivo ao contato pele a pele no primeiro mês. Embora tenha havido melhora nesses dois últimos aspectos, não houve aumento significativo no uso de leite materno na alta. No total, 85% das mães iniciaram a produção de leite, mas apenas 55% dos RN estavam em aleitamento materno na alta.[15]

O maior desafio é a dieta enteral para os pré-termo com IG menores, devendo ser priorizada com leite materno (cru ou pasteurizado) ou, na impossibilidade dele, leite humano pasteurizado de doadora, de banco de leite organizado e efetivo.[16]

A ordenha e a oferta de colostro precoce auxiliam na adesão ao aleitamento materno. Para RNPT extremo é fundamental a equipe, na sala de parto, estar capacitada para obter e ofertar o colostro materno logo após o nascimento.[16] A expressão da mama deve ser feita no momento que a mãe tem o primeiro contato com seu filho, e a ordenha deve ser mantida até que o RNPT possa sugar o seio materno. Isso é importante para garantir que o RN receba os benefícios imunológicos e nutricionais do leite materno mesmo antes de ser capaz de amamentar diretamente.

A utilização do colostro ("colostroterapia" ou "imunoterapia precoce") por um período de 5 dias em média, no máximo 7 dias, e, posteriormente, o leite materno por via oral em pequenos volumes ajudam na melhora da microbiota oral e intestinal.

A administração de colostro por via orofaríngea, seguida pela administração oral de leite humano em pequenos volumes, tem mostrado impacto positivo na microbiota oral de RNPT. Estudos indicam que essa prática pode aumentar a abundância de bactérias benéficas na microbiota oral, como *Streptococcus*, e diminuir a presença de *Staphylococcus*, contribuindo para um ambiente microbiano mais saudável.[17] Além disso, a administração de colostro tem efeitos imunomoduladores, ajudando a reduzir a inflamação e promovendo o desenvolvimento do sistema imunológico.[18] O volume a ser ofertado é 0,2 mL em seringa a cada 3 horas. A seringa é superior ao cotonete ou *swab* na transferência de imunocomponentes do leite humano.[17,18]

O cálculo para a dieta enteral deverá ser baseado no peso de nascimento até os 7 dias de vida. Após essa semana, usa-se o peso atual do paciente. Até que o paciente tenha condições de maturidade fisiológica para receber via oral, a administração por meio de sonda orogástrica é preferencial. É importante observar as pistas que o paciente fornece para avaliar a tolerância. No Quadro 1 estão resumidas as diretrizes propostas para os incrementos da alimentação enteral. Alguns sinais clássicos de intolerância alimentar são: vômitos, distensão abdominal e a própria evolução clínica. A aferição de resíduo gástrico não tem

QUADRO 1 Diretrizes propostas para alimentação enteral

Peso nascimento	Taxa inicial (mL/kg/dia)	Como avançar
≤ 750 g	10 nas primeiras 72 horas após o nascimento, assim que atingir a estabilidade hemodinâmica	Manter alimentação enteral mínima por 3 dias. Se boa tolerância, + 20 mL cada dia a partir do 4º dia.
> 750 g e < 1.000 g	20 o mais precoce possível, assim que atingir a estabilidade hemodinâmica	Manter alimentação enteral mínima por 3 dias, depois, se for tolerada, + 20 mL a cada dia.
1.001-1.500 g	20 o mais precoce possível, assim que atingir a estabilidade hemodinâmica	Manter alimentação enteral mínima por 3 dias, depois, se for tolerada, + 30 mL a cada dia.
> 1.500 g	30 o mais precoce possível, assim que atingir a estabilidade hemodinâmica	Avanço diário + 30 mL da dieta
> 1.500 g com cardiopatias congênitas,* anormalidades do Doppler pré-natal** ou instabilidade cardiorrespiratória	20	Alimentação enteral mínima por cerca de 3 dias; depois, se for tolerada, + 10 a 20.

* RNPT com cardiopatias congênitas o início da alimentação enteral depende do defeito congênito, fatores de risco e tipo de reparo necessário.
** RNPT com anormalidades do Doppler pré-natal pode iniciar a alimentação enteral com 24-48 horas de vida.
RNPT: recém-nascido pré-termo.
Fonte: adaptação de ESPGHAN[2] e Koletzko et al.[5]

indicação na rotina assistencial. A falta de evidências que sustentem a eficácia do monitoramento do resíduo gástrico, combinada com a conscientização dos riscos associados a procedimentos invasivos e a necessidade de promover práticas mais baseadas em evidências, está levando a uma mudança nas recomendações sobre essa prática, ressaltando a importância de uma avaliação clínica completa.[2,3,5]

A alimentação em bólus por gavagem é preferencial ao uso de leite em bomba de infusão contínua. A infusão contínua e mais lenta é uma alternativa na dismotilidade intestinal extrema do pré-termo de muito baixo peso, em que o fluxo da infusão poderá ser de 1 hora para obter tolerância. Reforça-se que na prática é seguro realizar aumentos diários de 30 mL/kg/dia com leite materno ou humano de banco e iniciar fortificação do leite humano com volumes a partir de 40 a 60 mL/kg/dia. Em RNPT de extremo baixo peso, há cada vez mais evidências sugerindo que um avanço do volume de dieta enteral mais rápido (30 mL/kg/dia) e aditivar o leite humano em volumes enterais mais baixos (40 a 60 mL/kg/dia) é possível e sem efeitos adversos, ao mesmo tempo que minimiza o tempo necessário para atingir a dieta enteral plena e a retirada mais precoce do cateter central para NP.[11,12,19,20]

Entretanto, nem sempre é possível aumento rápido de volumes, nessas situações, como: na presença de restrição de crescimento intrauterino, instabilidade hemodinâmica e respiratória e persistência do canal arterial ou após choque séptico, há necessidade de nutrição parenteral (NP), uma vez que os avanços da alimentação enteral devem ser mais lentos, mas não devem se traduzir em jejum prolongado, que pode ser igualmente perigoso e desnecessário. O aumento diário da alimentação enteral não pode ser limitado pelo medo de intolerância alimentar e da ECN, pois causará longos períodos de jejum, NP prolongada e suporte nutricional inadequado. Há recomendações estabelecidas sobre os requerimentos nutricionais (ver Quadro 2), e com frequência a NE não consegue suprir essa recomendação, sobretudo nos RNPT extremos e nas situações clínicas supracitadas. Nesse sentido, a NP é uma terapia essencial no cuidado nutricional do RNPT de muito baixo peso. Recomenda-se monitoramento rigoroso, especialmente para os RNPT extremos, que são mais propensos a complicações. É importante a criação de protocolos institucionais que sejam elaborados visando à qualidade na terapia nutricional do RNPT.[19]

A ingestão de nutrientes durante o período de transição, quando a NP é regredida à medida que a NE progride, pode ser subótima e estar associada a déficits nutricionais e falha de crescimento. Evitar a subnutrição do RNPT em crescimento estável nesse período crítico utilizando estratégias de composição nutricional da NP e NE pode otimizar e reduzir os déficits cumulativos de energia e proteína que ocorrem durante as primeiras semanas de vida.[19]

Assim, durante a fase de transição da nutrição parenteral para enteral deve-se ter o cuidado de oferecer nutrientes e aporte líquido suficiente para hidratação, considerando a somatória da NE e NP para a meta proteica de 4 g/kg/dia e 135 mL/kg/dia de oferta de líquidos, respeitando as necessidades particulares de cada RNPT, conforme o balanço hídrico e patologias associadas (p. ex., cardiopul-

QUADRO 2 Requerimentos nutricionais dos pré-termos desde a UTIN até após a alta

Requerimentos	RNPTE (IG < 29 semanas)	RNPT (IG de 29-34 semanas)	RNPT tardio e termo precoce (IG de 35-38 semanas)	Termo	Pós-alta
Energia (kcal/kg)	120-140	110-130	110-130	90-110	105-125
Proteínas (g/kg)	3,5-4	3-4	3-3,6	1,5-2,3	2,8-3,2
Cálcio (mg/kg)	120-180	120-160	70-140	80-100	100-120
Fósforo (mg/kg)	60-90	60-90	35-90	35-75	35-75

IG: idade gestacional; RNPT: recém-nascido pré-termo; RNPTE: recém-nascido pré--termo extremo; UTIN: unidade de terapia intensiva neonatal.
Fonte: SBP.[21]

monares e renais). Idealmente, a oferta hídrica, calórica e proteica que permite a suspensão da NP equivale a 135 mL/kg/dia de leite materno aditivado e/ou fórmula pré-termo ou 110 kcal/kg/dia.[19]

Os parâmetros antropométricos com estimativas da velocidade de crescimento são usados no monitoramento do pré-termo para definir o volume de NE, de acordo com a IG, peso ao nascer e morbidades associadas. A alimentação enteral de alto volume (acima de 180 mL/kg/dia) pode aumentar o crescimento e a absorção de nutrientes, o que pode melhorar o neurodesenvolvimento, em comparação com a alimentação de volume padrão (150 a 180 mL/kg/dia) em recém-nascidos pré-termo ou de muito baixo peso ao nascer. Refeições de alto volume, incluindo leite materno com aditivo ou fórmula para RNPT, aumentaram o ganho de peso durante a internação hospitalar (diferença média de 2,58 g/kg/dia).

O estudo de Travers et al.[22] demonstrou que a alimentação em volumes mais elevados aumentou a velocidade de crescimento, o peso, a circunferência da cabeça, o comprimento e a circunferência do braço médio em comparação com volumes usuais, sem efeitos adversos significativos. Além disso, a revisão sistemática de Abiramalatha et al.[23] indicou que a alimentação em volumes elevados provavelmente melhora o ganho de peso durante a internação, embora os dados sobre outros parâmetros de crescimento e resultados clínicos sejam inconclusivos.

Essas evidências apoiam a prática de individualizar o volume de alimentação enteral para otimizar o crescimento e o desenvolvimento de RNPT, considerando suas necessidades específicas. No entanto, é importante continuar monitorando possíveis complicações associadas a volumes elevados, como intolerância alimentar, enterocolite necrosante, displasia broncopulmonar ou com grande canal arterial patente. Essas duas últimas necessitam de restrição hídrica significativa para evitar congestão pulmonar e complicações associadas.

CONCLUSÃO

Em conclusão, o papel central da nutrição para o RNPT é cada vez mais reconhecido, representando um elemento decisivo para o crescimento cerebral, a mielinização e o neurodesenvolvimento. A alimentação enteral deve ser introduzida precocemente e sem controle sistemático dos volumes gástricos residuais. A NP deve ser interrompida o mais breve possível, considerando as vantagens de remoção precoce de cateteres centrais e a diminuição do risco de infecção associada à NP prolongada.

REFERÊNCIAS

1. Rizzo V, Capozza M, Panza R, Laforgia N, Baldassarre ME. Macronutrients and micronutrients in parenteral nutrition for preterm newborns: a narrative review. Nutrients. 2022;14(7):1530.
2. Embleton ND, Jennifer Moltu S, Lapillonne A, van den Akker CHP, Carnielli V, Fusch C, et al. Enteral nutrition in preterm infants (2022): a position paper from the ESPGHAN Committee on Nutrition and Invited Experts. J Pediatr Gastroenterol Nutr. 2023;76(2):248-68.
3. Harding JE, Cormack BE, Alexander T, Alsweiler JM, Bloomfield FH. Advances in nutrition of the newborn infant. Lancet. 2017;389(10079):1660-8.
4. Civardi E, Tzialla C, Garofoli F, Mazzucchelli I, Bollani L, Stronati M. Nutritional needs of premature infants. J Matern Fetal Neonatal Med. 2011;24(Suppl 1):27-9.
5. Koletzko B, Cheah F-C, Domellöf M, Poindexter BB, Vain N, van Goudoever JB (eds.). Nutritional care of preterm infants: scientific basis and practical guidelines. World Rev Nutr Diet (Basel, Karger), 2021;122:191-7.
6. Silveira RC, Corso AL, Procianoy RS. The influence of early nutrition on neurodevelopmental outcomes in preterm infants. Nutrients. 2023;15(21):4644.
7. Stephens BE, Walden RV, Gargus RA, Tucker R, McKinley L, Mance M, et al. First-week protein and energy intakes are associated with 18-month developmental outcomes in extremely low birth weight infants. Pediatrics. 2009;123(5):1337-43.
8. Hair AB, Patel AL, Kiechl-Kohlendorfer U, Kim JH, Schanler RJ, Hawthorne KM, et al. Neurodevelopmental outcomes of extremely preterm infants fed an exclusive human milk-based diet versus a mixed human milk + bovine milk-based diet: a multi-center study. J Perinatol. 2022;42(11):1485-8.
9. Gao C, Miller J, Collins CT, Rumbold AR. Comparison of different protein concentrations of human milk fortifier for promoting growth and neurological development in preterm infants. Cochrane Database Syst Rev. 2020;11(11):CD007090.

10. Amissah EA, Brown J, Harding JE. Protein supplementation of human milk for promoting growth in preterm infants. Cochrane Database Syst Rev. 2020;9(9):CD000433.
11. Salas AA, Gunawan E, Nguyen K, Reeves A, Argent V, Finck A, et al. Early human milk fortification in infants born extremely preterm: a randomized trial. Pediatrics. 2023;152(3):e2023061603.
12. Belfor MB, Stellwagen L, North K. Deciphering macronutrient information about human milk. J Perinatol. 2024.
13. Oddie SJ, Young L, McGuire W. Slow advancement of enteral feed volumes to prevent necrotising enterocolitis in very low birth weight infants. Cochrane Database Syst Rev. 2021;8(8):CD001241.
14. Yang WC, Fogel A, Lauria ME, Ferguson K, Smith ER. Fast feed advancement for preterm and low birth weight infants: a systematic review and meta-analysis. Pediatrics. 2022;150(Suppl 1):e2022057092G.
15. Kalluri NS, Burnham LA, Lopera AM, Stickney DM, Combs GL, Levesque BM, et al. A quality improvement project to increase mother's milk use in an inner-city Nicu. Pediatr Qual Saf. 2019;4(5):e204.
16. Unger SL, O'Connor DL. Review of current best practices for human milk banking. Matern Child Nutr. 2024;20(Suppl 4):e13657.
17. Kumar J, Meena J, Ranjan A, Kumar P. Oropharyngeal application of colostrum or mother's own milk in preterm infants: a systematic review and meta-analysis. Nutr Rev. 2023;81(10):1254-66.
18. Cortez RV, Fernandes A, Sparvoli LG, Padilha M, Feferbaum R, Neto CM, et al. Impact of oropharyngeal administration of colostrum in preterm newborns' oral microbiome. Nutrients. 2021;13(12):4224.
19. Recomendações para Nutrição Parenteral em Recém-nascidos Pré-termo: Consenso dos Departamentos Científicos de Suporte Nutricional e Neonatologia. 2023. Disponível em: https://www.sbp.com.br/fileadmin/user_upload/sbp/2023/outubro/10/24269f-GPA_ISBN-_RecomNutricao_Parenteral_RN_PreTermo.pdf. Acesso em: 18 abr. 2025.
20. Harding JE, Cormack BE, Alexander T, Alsweiler JM, Bloomfield FH. Advances in nutrition of the newborn infant. Lancet. 2017;389(10079):1660-8.
21. Sociedade Brasileira de Pediatria (SBP). Nutrição do pré-termo de muito baixo peso: aspectos gerais e no primeiro ano in Manual de Seguimento do RN de alto risco. Disponível em: https://www.sbp.com.br/fileadmin/user_upload/24651d-ManSeguimento_RN_AltoRisco.pdf. Acesso em: 21 abr. 2025.
22. Travers CP, Wang T, Salas AA, Schofield E, Dills M, Laney D, et al. Higher- or usual-volume feedings in infants born very preterm: a randomized clinical trial. J Pediatr. 2020;224:66-71.e1.
23. Abiramalatha T, Thomas N, Thanigainathan S. High versus standard volume enteral feeds to promote growth in preterm or low birth weight infants. Cochrane Database Syst Rev. 2021;3(3):CD012413.

8

Disbiose intestinal na UTI neonatal e pediátrica

Rubens Feferbaum
Izaura Merola Faria
Grasiela Bossolan
Nadia Sandra Orozco Vargas
Carla Romano Taddei

DESTAQUES

- O estabelecimento de uma microbiota saudável é fundamental nos processos de permeabilidade intestinal e modulação imunológica da criança.
- Disruptores da microbiota estão presentes na UTI neonatal e pediátrica, ocasionando o processo de disbiose intestinal, com graves consequências à fisiologia intestinal e alterações nos diversos eixos órgãos intestinais.
- Na unidade neonatal o leite humano cru e pasteurizado tem demonstrado boa ação na prevenção da enterocolite necrosante e diminuição da sepse neonatal.
- O uso de bióticos (pré, pro, pós e simbióticos) é matéria de estudos na atualidade, com interessantes perspectivas.

A MICROBIOTA E O PERÍODO PERINATAL

Inúmeros fatores influenciam no desenvolvimento da microbiota infantil, principalmente no primeiro ano de vida, incluindo dieta materna, modo de parto (vaginal ou cesárea), tipo de alimentação (leite materno *versus* fórmulas), ambiente circundante, localização geográfica e prematuridade.[1-3]

O estabelecimento da microbiota intestinal no período perinatal é um evento-chave no início da vida. Os micróbios que colonizam o trato digestivo do recém-nascido (RN) são essenciais para educar o sistema imunológico. Perturbações na composição da microbiota intestinal no início da vida estão associadas a infecção gastrointestinal, doença atópica e obesidade. Concomitantemente ao nascimento, o intestino neonatal é colonizado pelas chamadas espécies fundadoras, muitas das quais são representantes dos gêneros Escherichia, Enterococos e Lactobacilos. Isso facilita a subsequente colonização por anaeróbios estritos, como membros dos gêneros *Bifidobacterium* e *Bacteroides*, que ocorre por transmissão vertical (mãe-filho), sendo responsável por 50 a 80% de todas as espécies no trato gastrintestinal (TGI) do concepto no 4º mês de idade.[4,5]

A UTI NEONATAL E A DISBIOSE

Os RN, principalmente aqueles que permanecem por muito tempo na unidade de terapia intensiva (UTI) neonatal, são altamente suscetíveis às alterações na microbiota intestinal. Um dos aspectos importantes e com consequências no período pós-cirúrgico dessas crianças é a disbiose intestinal devida aos fatores associados à doença anteriormente mencionados, o que ocasiona a disrupção do microbioma intestinal na UTI neonatal, ocasionando grave disbiose intestinal, que comumente leva à insuficiência intestinal e a dificuldades na adaptação intestinal ao longo do período da internação.

O microbioma intestinal desses pacientes na UTI neonatal sofre muitas alterações em função dos disruptores da microbiota intestinal, tais como antibióticos, inibidores da bomba de prótons, ventilação mecânica prolongada, procedimentos cirúrgicos, longos períodos de jejum, microbiota selecionada do ambiente e dispositivos da UTI neonatal, acarretando diminuição da microbiota comensal de bactérias como lactobacilos e bifidobactérias (primeiros colonizadores da microbiota intestinal infantil), que modulam a imunologia intestinal na produção de anticorpos e a defesa, ocasionando permeabilidade intestinal às bactérias patogênicas altamente resistentes aos antibióticos. Estes podem translocar-se através da mucosa intestinal, constituída por filos bacterianos com predomínio das proteobactérias, composta por bactérias patogênicas que podem causar sepse grave na UTI neonatal e pediátrica.

Acredita-se que o uso de antibióticos durante os períodos pré-natal, neonatal e pós-natal retarda o desenvolvimento apropriado da microbiota intestinal e causa uma interrupção que pode não se recuperar por cerca de 6 a 12 meses após o nascimento.[6]

A ausência de bifidobactérias na microbiota no início da vida pode expor o recém-nascido (RN) a bactérias indesejáveis, como as espécies *Enterococcus, Enterobacter, Clostridium e Klebsiella*, possivelmente devido à falta de exclusão competitiva e produção de metabólitos antimicrobianos.[5]

Por outro lado, há diminuição da camada de muco na produção dos ácidos graxos de cadeia curta (AGCC), ocasionando desintegração do epitélio da mucosa intestinal, aumento de permeabilidade intestinal e da resposta inflamatória imunológica, muitas vezes com diarreia e diminuição da absorção de nutrientes. Assim, a disbiose intestinal é característica importante e grave que ocorre na UTI neonatal e na pediátrica.[7,8]

Estudo realizado em UTI neonatal demonstrou o panorama (ou "foto") do microbioma intestinal realizado no mesmo dia de crianças após cirurgias internadas para correção de malformações gastrintestinais (Figuras 1 e 2).[9]

Nesse estudo, os principais filos encontrados foram Firmicutes, Proteobactaerias, Bacteroidetes e Actinobactaeria (Figura 3). A diferença com nossos resultados foi no compartilhamento da microbiota da UTI neonatal dessas 11 crianças, onde se encontraram 18 gêneros bacterianos, sendo os mais abundantes: *Enterobactaeria, Acinetobacter, Streptococcus, Stenotrophomonas, Enterococcus* e *Streptococcus* sp. (Figura 1).

Assim, verifica-se falta de diversidade bacteriana dessas crianças que demandam internação prolongada em UTI neonatal, submetidas ao estresse cirúrgico, terapêutica antimicrobiana, jejum prolongado e nutrição parenteral por tempo prolongado.[9]

DISBIOSE INTESTINAL NA PREMATURIDADE E ENTEROCOLITE NECROSANTE

A disbiose intestinal na prematuridade é de grande interesse no estudo da fisiopatologia e prevenção da enterocolite necrosante (ECN). Essa condição, antes considerada de etiologia multifatorial, como uso de leites artificiais, alta osmolaridade das fórmulas enterais e maior velocidade de progressão da dieta, tem atualmente etiologia centrada sobretudo na disbiose intestinal do RN

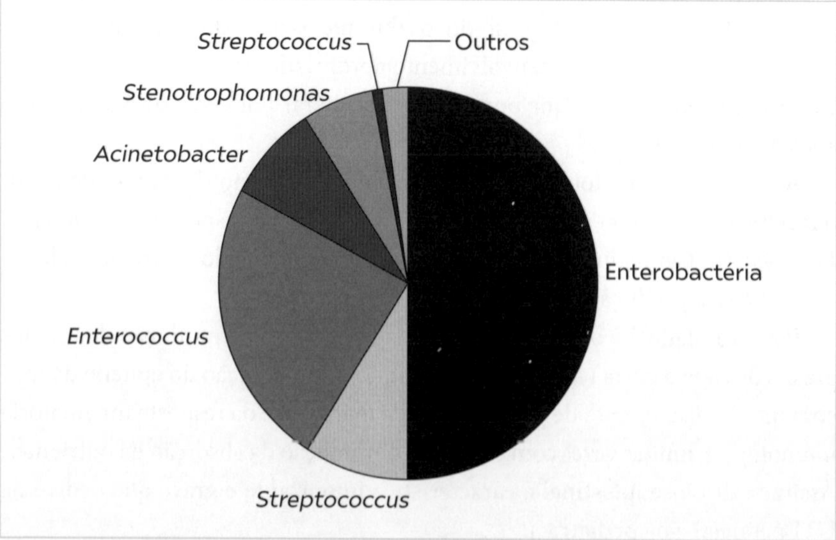

FIGURA 1 Compartilhamento da microbiota na UTI Neonatal (n = 11). Seis gêneros predominantes foram encontrados nas crianças do estudo.

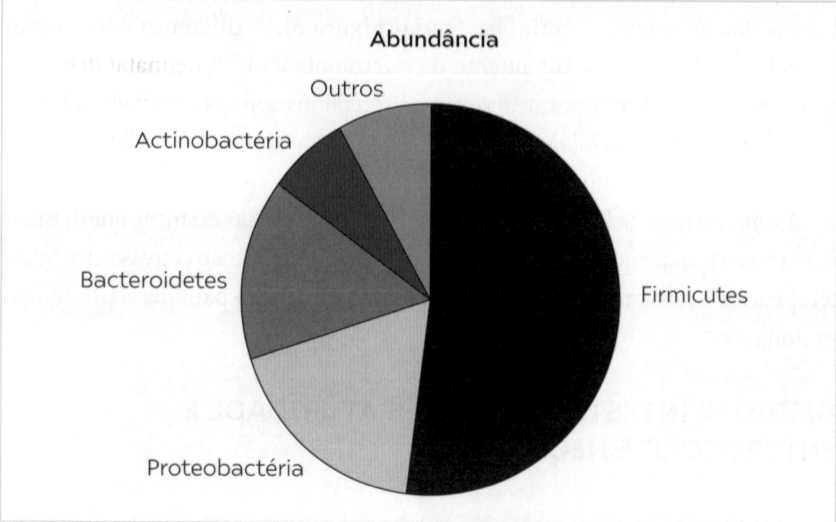

FIGURA 2 Principais filos bacterianos em crianças após cirurgia para correção de malformações gastrointestinais em nutrição parenteral prolongada.
Fonte: Taddei e Feferbaum.[9,10]

Firmicutes	*Roseburia* *Faecalibacterium* *Clostridium* *Streptotoccus* *Staphylococcus* *Enterococcus*	
Proteobactéria	Enterobactérias -	*Escherichia* *Klebsiella* *Enterobacter*
	Não fermentadores -	*Acinetobacter* *Stenotrophomonas*
Bacteroidetes	*Bacteroides* *Prevotella*	
Actinobactéria	*Bifidobacterium*	

FIGURA 3 Principais filos bacterianos e bactérias em crianças após cirurgia para correção de malformações gastrointestinais em nutrição parenteral prolongada.

Fonte: Taddei e Feferbaum.[9,10]

pré-termo (RNPT), no qual predominam bactérias patogênicas do filo proteobactérias que promovem acentuado comprometimento inflamatório intestinal e sistêmico, ocasionando desvitalização e necrose intestinal. Essa é uma das principais causas de insuficiência intestinal na criança. Observou-se que a ECN de início precoce (7 a 21 dias após o nascimento) está associada à disbiose de Firmicutes, enquanto a ECN de início tardio (19 a 30 dias após o nascimento) está associada à disbiose de Proteobactérias.[9]

Atualmente se demonstra a ativação dos *Toll-like receptors* 4 (TLR4) no nível intestinal, considerado um "gatilho" da cascata inflamatória da ECN uma vez que esses receptores são proteínas transmembranas que reconhecem os padrões moleculares em classes específicas de agentes patogênicos e que podem sinalizar uma série de eventos que levam à expressão de genes pró-inflamatórios.[11]

ASPECTOS TERAPÊUTICOS NO USO DE PROBIÓTICOS PARA O RECÉM-NASCIDO PRÉ-TERMO

Uma das indicações mais promissoras no uso de probióticos é na prevenção da ECN em RNPT. Diversas metanálises têm demonstrado potencial na prevenção da ECN.[12]

Quanto à intervenção terapêutica, algumas coortes, como o ProPrems Study Group, na Austrália e Nova Zelândia,[13] e o multicêntrico norte-americano,[14] demonstraram diminuição da ECN em prematuros quando foram utilizadas associações de probióticos.

No entanto, ressalta-se que há discussões a respeito da indicação de probiótico isolado ou em associação, que apresentam melhor eficácia na proteção efetiva da ECN do RNPT; há necessidade de estabelecer eficácia e segurança em seu uso, além de identificar qual microrganismo e dose de inoculação seriam mais eficazes.[15]

Colostroterapia

Estudos indicam que, administrando o colostro durante os 7 primeiros dias de vida dos RNPT, é possível ativar o sistema GALT, localizado nas placas de Peyer e na mucosa intestinal. A sugestão para uso da colostroterapia na UTI neonatal é iniciar nas primeiras 24 horas de vida, com 0,2 mL de colostro ou 7 gotas em cada canto da boca, administrados em 2 minutos, de 2 em 2 horas, por 3 dias ou até a enteral plena, quando disponível o colostro pasteurizado do leite humano de banco.[16]

A colostroterapia para o RNPT associa-se a possível proteção da ECN e melhor progressão da dieta enteral e melhores desfechos clínicos, como redução de sepse, tempo de ventilação mecânica e duração da internação hospitalar.[17]

Para avaliar o estabelecimento da microbiota intestinal em RNPT submetidos à colostroterapia, Taddei et al. coordenaram um estudo com 33 RNPT internados em UTI neonatal. Na maternidade, os RN não receberam fórmulas infantis, e a colostroterapia pode ser oferecida exclusivamente com colostro cru, colostro pasteurizado ou em conjunto com dieta de colostro pasteurizado ou de leite humano pasteurizado.[18]

Amostras de fezes foram coletadas semanalmente durante os primeiros 22 dias de vida dos bebês, e os resultados mostraram que tanto aqueles alimentados com colostro da mãe quanto os que receberam o colostro pasteurizado tiveram maior prevalência de gêneros benéficos na microbiota intestinal, em comparação com RNPT que receberam o leite humano pasteurizado. Outro achado interessante é que a pasteurização não matou todas as bactérias presentes no leite humano, apenas as patogênicas.[18]

Aspecto importante é que a pasteurização não diminui a quantidade de oligossacarídeos do leite materno (HMO) que protegem a mucosa intestinal e atuam na regulação do sistema imune e pelo eixo microbiota-intestino-cérebro. Os HMO do leite humano são glicanos complexos e multifuncionais, atingem o intestino infantil de forma intacta, resistem à digestão gastrointestinal e servem como substrato para microrganismos intestinais, como certas espécies de *Bifidobacterium* que têm capacidade funcional adaptada para metabolizar várias estruturas desses oligossacarídeos, tendo um papel significativo na formação da microbiota infantil.[8]

Estudos demonstram que a pasteurização pode até concentrar os oligossacarídeos, que atuam como um prebiótico para os RNPT. Dessa forma, o leite humano pasteurizado tem o mesmo papel simbionte que o leite materno cru. Análises da microbiota intestinal sugerem que RNPT, quando recebem o colostro de leite pasteurizado, têm mais *Bifidobacterium* do que os bebês que ingerem o leite materno cru.[16]

Há interesse em identificar quais subespécies de *Bifidobacterium* estão aumentadas na microbiota desses prematuros. *Bifidobacterium longum* e *Bifidobacterium breve* são as principais bactérias que metabolizam oligossacarídeos no intestino humano, e, se estão presentes na microbiota do RNPT, oferecem um efeito protetor. RNPT de mães que não conseguem amamentar ou com leite insuficiente podem receber e se nutrir com leite de banco de leite humano pasteurizado para desenvolvimento da microbiota mais saudável e, consequentemente, estarão mais protegidos de condições como a ECN.[17]

IMPACTO DA COLONIZAÇÃO INICIAL

Os RNPT são particularmente suscetíveis ao desenvolvimento anormal da microbiota intestinal e órgãos vitais. Intervenções precoces para modular a microbiota intestinal por ações desenvolvidas na UTI neonatal, como a nutrição enteral mínima e o aleitamento materno, são imprescindíveis para a instalação de uma microbiota saudável, pois o leite humano extraído fresco é a maior fonte natural de probióticos e, certamente, contém a composição e concentração bacteriana adequada e individualizada para cada RN. Talvez os efeitos benéficos da chamada "colostroterapia" sejam decorrentes da colonização precoce do trato digestório do prematuro associado ao fornecimento das imunoglobulinas, em especial a IgA secretória.

Evidências crescentes apoiam a ideia de que a administração de probióticos pode alterar a composição microbiana de um indivíduo e, portanto, pode fornecer benefícios para bebês prematuros. A maioria das revisões sistemáticas e metanálises relacionadas, sejam estudos observacionais ou randomizados de caso-controle, demonstrou que os probióticos podem reduzir substancialmente os riscos de LOS (extenso) e ECN e a taxa de mortalidade de bebês prematuros.[19] No entanto, são insuficientes para determinar se os probióticos podem mitigar os riscos de outras morbidades, como displasia broncopulmonar (BPD) e extenso (ROP), e melhorar os resultados do crescimento e do neurodesenvolvimento.[19]

CONCLUSÕES IMPORTANTES PARA O RECÉM-NASCIDO EM UTI NEONATAL

Enquanto não houver uma definição de qual probiótico ou associações são mais eficazes e seguras para a diminuição da ECN, certamente a presença da mãe na UTI neonatal e a oferta de seu leite à sua criança devem ser incentivadas.

O uso de medicamentos, em especial antibióticos e inibidores da secreção gástrica, pode selecionar a microbiota intestinal, diminuir sua diversidade e ocasionar sobrecrescimento de *phylum* bacterianos, como os das Proteobactérias que apresentam intensa atividade inflamatória. Protocolos de atendimento devem disciplinar o uso desses medicamentos na UTI neonatal visando minimizar esse problema.

O MICROBIOMA DA CRIANÇA EM UTI PEDIÁTRICA

Importância da diversidade

A diversidade do microbioma intestinal desempenha um papel crucial na produção de AGCC, por vias metabólicas variadas, interações sinérgicas e maior estabilidade, tudo isso contribuindo para mecanismos de proteção e manutenção da função do TGI. Diferentes espécies bacterianas possuem vias metabólicas únicas que contribuem para a fermentação de fibras alimentares em AGCC, como acetato, propionato e butirato.

Um microbioma diverso garante uma gama mais ampla dessas vias, levando a uma produção mais eficiente desses AGCC; as diversas comunidades bacterianas podem interagir sinergicamente, aumentando a quebra de carboidratos complexos e fibras. Essa cooperação entre diferentes espécies pode aumentar o rendimento de AGCC.[20]

O microbioma diverso é mais estável e resiliente a distúrbios, como mudanças na dieta ou uso de antibióticos. Essa estabilidade ajuda a manter a produção consistente de AGCC, o que é vital para a saúde intestinal;[21] além da manutenção da integridade da barreira intestinal, tem-se a regulação do sistema imunológico e o fornecimento de energia e nutrição às células do cólon.[22]

Impacto da doença grave

A criança com doença grave apresenta impactos na modificação da flora comensal, com diminuição da diversidade bacteriana, que progride quando aliada aos disruptores do microbioma, como o uso de antimicrobianos, a diminuição do tempo de trânsito intestinal, a utilização não criteriosa de inibidores da bomba de prótons e a ausência de nutrientes no TGI (jejum). Por exemplo, a presença de enterococos à admissão na UTI é um indicador de disbiose associada a risco de morte em todas as causas.[23]

A baixa diversidade associada ao uso de antimicrobianos diminui a síntese de ácidos biliares secundários pela flora comensal e favorece o crescimento do *Clostridium dificille*,[24] responsável pelo aumento de mortalidade nas UTI.

O impacto da doença critica se estende nos pós-UTI como uma síndrome pós-cuidados intensivos, que pode estar associada aos distúrbios no eixo cérebro-intestino (neuroinflamação) e no eixo músculo-intestino (via ácido biliar-receptor farnesoide X), traduzindo-se em um impacto prolongado sobre a disbiose da doença critica.[24]

Pacientes com sepse têm uma composição profundamente distorcida da microbiota intestinal, mas o impacto e o potencial terapêutico do microbioma não estão bem estabelecidos na sepse humana. Cogita-se a modulação da microbiota por meio da administração de probióticos, intervenções dietéticas com prebióticos ou simbióticos, ou recolonizando totalmente o intestino com um transplante de microbiota fecal (FMT).[25]

Considerações sobre prebióticos

Os prebióticos sintéticos de origem não humana, como fruto-oligossacarídeos (FOS), galato-oligossacarídeos (GOS), inulina (IN) e polidextrose (PDX), são capazes de promover uma flora de bifidobactérias, porém os patobiontes também são capazes de utilizá-los em diferentes graus.[26]

Reconhecidamente, os oligossacarídeos, compostos bioativos do leite humano (HMO), favorecem, entre outros efeitos, a colonização, manutenção, proteção de barreira intestinal e produção de AGCC, sendo promotores de flora de bifidobactérias e não utilizados por patobiontes. Para a população pediátrica e de adultos parece promissora a possibilidade de utilização desses HMO sintéticos isoladamente, visto que ainda não estão disponíveis em formulações enterais.

Uma análise metabolômica não direcionada revelou que os HMO, utilizados isoladamente ou em conjunto, aumentaram os metabólitos relacionados ao sistema imunológico além dos AGCC, como ácidos láticos aromáticos (ácido indol-3-lático/ácido 3-fenilático) e ácido 2-hidroxiisocaproico, bem como metabólitos relacionados ao eixo intestino-cérebro (ácido gama-aminobutírico/ácido 3-hidroxibutírico/acetilcolina) e vitaminas. Os efeitos de baixas doses de HMO potencialmente se originam da estimulação altamente específica de espécies-chave pertencentes, por exemplo, à família *Bifidobacteriaceae* em crianças e adultos.[27]

Estudos em UTI pediátrica e probióticos

Em 2004, Honeycutt e El Khashab designaram aleatoriamente 61 crianças gravemente doentes para receber um probiótico (uma cápsula de cepa GG de *L. rhamnosus* e inulina) ou placebo (uma cápsula de inulina), diariamente até a alta hospitalar. Foi observada uma tendência estatisticamente não significativa em direção ao aumento na taxa de infecção com cepa probiótica (11 *vs.* 4, risco relativo [RR] = 1,94, IC95%: 0,53-7,04; p = 0,31), sem evidências para sustentar o seu uso.[28] No entanto, essas descobertas não foram comprovadas por estudos subsequentes em crianças.

Angurana et al. realizaram um estudo randômico controlado (RCT) com 100 crianças de 3 meses a 12 anos com sepse grave nas UTI (grupo probiótico n = 50 *vs.* grupo placebo n = 50). O grupo probiótico recebeu um produto probiótico multicepa, de alta dosagem, VSL#3. Concluiu-se que o uso de probióticos diminuiu as citocinas pró-inflamatórias e aumentou as anti-inflamatórias.[29]

Wang et al., em um RCT compreendendo 100 bebês a termo gravemente doentes, descobriram que a administração de uma mistura de probióticos (*L. casei, L. acidophilus, Bacillus subtilis* e *Enterococcus faecalis*) 3 vezes ao dia durante 8 dias aumentou a atividade imunológica, diminuiu a incidência de pneumonia nosocomial e a falência de múltiplos órgãos e reduziu o tempo de internação hospitalar.[30]

Recentemente, Banupriya et al. publicaram um ensaio clínico randomizado aberto que incluiu 150 crianças, com 12 anos ou menos, que provavelmente precisariam de ventilação mecânica por mais de 48 horas. O grupo de intervenção recebeu uma mistura de probióticos com *L. acidophilus, L. rhamnosus, Lactobacillus plantarum, L. casei, Lactobacillus bulgaricus, Bifidobacterium longum, B. infantis, Bifidobacterium breve* e *Streptococcus thermophilus* por 7 dias ou até a alta, o que ocorresse primeiro; os controles não receberam probióticos ou placebo. Houve uma redução significativa na incidência de pneumonia associada à ventilação (VAP), redução de dias na UTI pediátrica e na internação hospitalar e ventilação mecânica. Além disso, o grupo probiótico teve menores taxas de colonização, com organismos potencialmente patogênicos (*Klebsiella* e *Pseudomonas*) (34,3% *vs.* 51,4%; p = 0,058) e reduções de VAP causadas por *Klebsiella* (4,2% *vs.* 19,4%, p = 0,01) e *Pseudomonas* (4,2% *versus* 16,7%, p = 0,03). Não houve complicações devido à administração de probióticos.[31]

Em um RCT prospectivo duplo-cego com 150 crianças da UTI pediátrica com idade entre 3 meses e 12 anos, grupo placebo (n = 75) e grupo probióticos (n = 75), cuja fórmula multicepas continha *L. acidophillus, L. rhamnosum, Bifidobacterium longum, B. bifidum, Saccharomyces boulardi* e *S. thermophilus*, concluiu-se que no grupo estudo ocorreu menos colonização por Cândida e reduziu-se o crescimento patológico de Cândida, bem como a candidúria foi menos comum no grupo probiótico.[32,33]

Em 2016, o Grupo de Trabalho (GT) para Probióticos, Prebióticos e Probióticos para prevenção de diarreia associada a antibiótico (DAA) da Sociedade Europeia de Gastroenterologia, Hepatologia e Nutrição Pediátrica (ESPGHAN) publicou um guia clínico sobre o tema "diarreia" associado aos antibióticos. O GT recomendou o uso de *Lactobacillus rhamnosus* GG (QoE [qualidade de evidência] moderada, recomendação forte), caso o uso de probióticos para prevenção de DAA seja considerado devido à existência de fatores de risco, como classe de antibióticos, duração do tratamento com antibióticos, idade, necessidade de hospitalização, comorbidades ou episódios prévios de diarreia por antibiótico (DAA). Recomendações de *Saccharomyces boulardii* (QoE moderado, recomendação forte) para DAA; e se o uso for considerado para prevenção da diarreia associada a *Clostridium difficile* (QoE baixa, recomendação condicional). Outras cepas ou combinações de cepas foram testadas, mas ainda faltam evidências suficientes.[34]

Em 2019, Yelin et al. investigaram a epidemiologia genômica da translocação bacteriana probiótica da administração do TGI para o sangue do paciente crítico e encontraram risco aumentado de bacteriemia por lactobacilos. A filogenia baseada no genoma completo mostrou que os lactobacilos isolados do sangue dos pacientes tratados eram filogeneticamente inseparáveis dos lactobacilos isolados do produto probiótico associado, apoiando a ideia de que as cepas probióticas podem causar bacteremia diretamente e evoluir adaptativamente em pacientes de UTI.[35]

CONSIDERAÇÕES FINAIS

A importância do uso de probióticos na UTI pediátrica pode ser apoiada por vários estudos, e seu uso vem crescendo diariamente; porém, o uso de probióticos em pacientes de UTI pediátrica ainda não faz parte dos protocolos padrão. Isso provavelmente ocorre porque há o risco não quantificado de induzir bacteremia, fungemia e sepse.

Estudos clínicos randomizados e multicêntricos, bem desenhados, são necessários para elucidar as dúvidas, antes que o uso rotineiro de probióticos seja recomendado em crianças gravemente enfermas.

PERSPECTIVAS FUTURAS

O estudo do microbioma intestinal no início da vida abre um importante campo no conhecimento da fisiopatologia e terapêutica de diversas doenças intestinais graves do RN, como a ECN.

Certamente a possibilidade da identificação do microbioma intestinal pela técnica de extração do DNA permitirá um diagnóstico mais preciso e terapêutica mais eficaz com a combinação de pré e probióticos mais adequados à situação clínica.

As lacunas atuais relacionadas à pesquisa incluem a falta de protocolos padronizados para regimes probióticos, dosagem e duração do tratamento.

Além disso, o papel da microbiota intestinal nos processos da doença pelo eixo intestino-órgão deve ser explorado e esclarecido.

Finalmente, pesquisas futuras devem ter como objetivo adaptar as intervenções de engenharia da microbiota e estabelecer diretrizes clínicas para garantir o desenvolvimento e a manutenção da microbiota intestinal saudável, visando a desfechos melhores tanto para os RNPT quanto para a população pediátrica.

REFERÊNCIAS

1. Rautava S, Luoto R, Salminen S, Isolauri E. Microbial contact during pregnancy, intestinal colonization and human disease. Nat Rev Gastroenterol Hepatol. 2012;9(10):565-76.
2. Kapourchali FR, Cresci GAM. Early-life gut microbiome: the importance of maternal and infant factors in its establishment. Nutr Clin Pract. 2020;35(3):386-405.
3. Milani C, Duranti S, Bottacini F, Casey E, Turroni F, Mahony J, et al. The first microbial colonizers of the human gut: composition, activities, and health implications of the infant gut microbiota. Microbiol Mol Biol Rev. 2017;81(4):e00036-17.
4. Cabrera-Rubio R, Collado MC, Laitinen K, Salminen S, Isolauri E, Mira A. The human milk microbiome changes over lactation and is shaped by maternal weight and mode of delivery. Am J Clin Nutr. 2012;96:544-51.
5. Feehily C, O'Neill IJ, Walsh CJ, Moore RL, Killeen SL, Geraghty AA, et al. Detailed mapping of Bifidobacterium strain transmission from mother to infant via a dual culture-based and metagenomic approach. Nat Commun. 2023;14:3015.
6. Yao Y, Cai X, Ye Y, Wang F, Chen F, Zheng C. The role of microbiota in infant health: from early life to adulthood. Front Immunol. 2021;12:708472.
7. Taddei CR, Feferbaum R. Microbiota intestinal no início da vida. São Paulo: ILSI Brasil – International Life Sciences Institute do Brasil, 2016 (Série de publicações Ilsi Brasil: Força-Tarefa de Nutrição da Criança; v. 3).
8. Lordan C, Roche AK, Delsing D, Nauta A, Groeneveld A, MacSharry J, et al. Linking human milk oligosaccharide metabolism and early life gut microbiota: bifidobacteria and beyond. MMBR. 2024;88(1):e0009423.
9. Taddei CR, Feferbaum R. Microbiota intestinal no início da vida. São Paulo: ILSI Brasil – International Life Sciences Institute do Brasil, 2016. (Série de publicações Ilsi Brasil: Força-Tarefa de Nutrição da Criança; v. 3).
10. Taddei CR, Feferbaum R. Surgical newborns and the intestinal microbiome colonization: dysbiotic relationship. Clinical Nutrition Annales Espen Congress. Madrid, 2018.
11. Bresesti I, Salvatore S, Valetti G, Baj A, Giaroni C, Agosti M. The microbiota-gut axis in premature infants: physio-pathological implications. Cells. 2022;11:379.
12. Al Faleh K, Anabrees J. Probiotics for prevention of necrotizing enterocolitis in preterm infants (review). Evid Based Child Health. 2014;3:584-671.
13. Jacobs SE, Tobin JM, Opie GF, Donath S, Tabrizi SN, Pirotta M, et al. Probiotic effects on late-onset sepsis in very preterm infants: a randomized controlled trial. Pediatrics. 2013;132:1055-62.
14. Janvier A, Malo J, Barrington KJ. Cohort study of probiotics in a North American Neonatal Intensive Care Unit. J Pediatr. 2014;164:980-5.
15. van den Akker CHP, van Goudoever JB, Shamir R, Domellöf M, Embleton ND, Hojsak I, et al. Probiotics and preterm infants: a position paper by the European Society for Paediatric Gastroenterology Hepatology and Nutrition Committee on Nutrition and the European Society for Paedia-

tric Gastroenterology Hepatology and Nutrition Working Group for Probiotics and Prebiotics. J Pediatr Gastroenterol Nutr. 2020;70(5):664-80.
16. Martin-Alvarez E, Diaz-Castro J, Peña-Caballero M, Serrano-López L, Moreno-Fernández J, Sánchez-Martínez B, et al. Oropharyngeal colostrum positively modulates the inflammatory response in preterm neonates. Nutrients. 2020;12:413.
17. Godoy RVC. Effect of breast milk and oropharyngeal administration of colostrum on the establishment of the microbiota of preterm newborns. Tese de doutorado. Faculdade de Farmácia e Bioquímica USP 2021. https://doi.org/10.11606/T.9.2021.tde-21122021-111518.
18. Taddei CR, Cortez RV, Mattar R, Torloni MR, Daher S. Microbiome in normal and pathological pregnancies: a literature overview. Am J Reprod Immunol. 2018;80(2):e12993.
19. Lai MY, Chang YH, Lee CC; Neonatal Microbiome Outcomes Study Group (Nemo). The impact of gut microbiota on morbidities in preterm infants. Kaohsiung J Med Sci. 2024. doi:10.1002/kjm2.12878.
20. Cheng J, Hu H, Ju Y, Liu J, Wang M, Liu B, et al. Gut microbiota-derived short-chain fatty acids and depression: deep insight into biological mechanisms and potential applications. Gen Psychiatry. 2024;37:e101374.
21. Morrison DJ, Preston T. Formation of short chain fatty acids by the gut microbiota and their impact on human metabolism. Gut Microbes. 2016;7(3):189-200.
22. Sung J, Sanu S, Rajendraprajad SS, Kemuel L, Bauer BA, Gajic O, Shah A, et al. The human gut microbiome in critical illness: disruptions, consequences, and therapeutic frontiers. J Crit Care. 2024;79:154436.
23. Kho ZY, Lao SK. The human gut microbiome: a potential controller of wellness and disease. Front Microbiol. 2018;9:0183.
24. Haak BW, Prescott HC, Joost Wiersinga W. Therapeutic potential of the gut microbiota in the prevention and treatment of sepsis. Front Immunol. 2018;9:2042.
25. Hoeflinger JL, Davis SR, Chow J, Miller MJ. In vitro impact of human milk oligosaccharides on Enterobacteriaceae growth. J Agric Food Chem. 2015;63(12):3295-302.
26. Selvamani S, Kapoor N, Ajmera A, El Enshasy HA, Dailin DJ, Sukmawati D, et al. Prebiotics in new-born and children's health. Microorganisms. 2023;11:2453.
27. Bajic D, Wiens F, Wintergerst E, Deyaert S, Baudot A, Abbeele PV. HMOs impact the gut microbiome of children and adults starting from low predicted daily doses. Metabolites. 2024;14:239.
28. Honeycutt TC, El Khashab M. Probiotic administration and the incidence of nosocomial infection in pediatric intensive care: a randomized placebo-controlled trial. Pediatr Crit Care Med. 2007;8:452-8.
29. Angurana SK, Bansal A, Singhi S, Aggarwal R. Evaluation of effect of probiotics on cytokine levels in critically ill children with severe sepsis: a double-blind, placebo-controlled trial. Crit Care Med. 2018;46:1656-64.
30. Wang Y, Li X, Ge T, Cui Y. Probiotics for prevention and treatment of respiratory tract infections in children: a systematic review and meta-analysis of randomized controlled trials. Medicine (Baltimore). 2016;95:e4509.
31. Banupriya B, Biswal N, Srinivasaraghavan R. Probiotic prophylaxis to prevent ventilator associated pneumonia (VAP) in children on mechanical ventilation: an open-label randomized controlled trial. Intensiv Care Med. 2015;41:677-85.
32. Kumar S, Bansal A, Chakrabarti A, Singhi S. Evaluation of efficacy of probiotics in prevention of candida colonization in a Picu: a randomized controlled trial. Crit Care Med. 2013;41:565-72.
33. Kumar S, Singhi S, Chakrabarti A. Probiotic use and prevalence of candidemia and candiduria in a Picu. Pediatr Crit Care Med. 2013;14:e409-e415.
34. Szajewska H, Canani RB, Guarino A, Hojsak I, Indrio F, Kolacek S, et al. Probiotics for the prevention of antibiotic-associated diarrhea in children. J Pediatr Gastroenterol Nutr. 2016;62(3):495-506.

35. Yelin I, Flett KB, Merakou C, Mehrotra P, Stam J, Snesrud E, et al. Genomic and epidemiological evidence of bacterial transmission from probiotic capsule to blood in ICU patients. Nat Med. 2019;25(11):1728-32.

9

Falência intestinal

Christiane Araujo Chaves Leite
Helena Ayako Sueno Goldani
José Vicente Noronha Spolidoro

DESTAQUES

- Falência intestinal é condição de alta complexidade que requer atuação de equipe multiprofissional de saúde.
- A síndrome do intestino curto é a causa mais frequente de falência intestinal.
- A condição tem desfechos variáveis, e a recuperação intestinal em longo prazo depende de estratégias nutricionais combinando nutrição parenteral e enteral nos níveis hospitalar e domiciliar.

INTRODUÇÃO

A falência intestinal (FI) é uma condição rara e debilitante que requer cuidados multidisciplinares e um manejo nutricional especializado.[1] A FI ocorre quando há redução da função intestinal abaixo do mínimo necessário para a absorção de macronutrientes e/ou água e eletrólitos, necessitando de suporte endovenoso para manter a saúde e/ou crescimento.[2,3] A definição atual de FI pediátrica pela Sociedade Norte-Americana de Nutrição Parenteral e Enteral (Aspen) é a redução da massa intestinal funcional abaixo daquela que pode sustentar a vida, resultando em dependência de suporte parenteral por um período mínimo de

60 dias dentro de um período de 74 dias consecutivos.[1] O termo "insuficiência intestinal" foi designado como a redução da absorção intestinal que não necessita de suporte endovenoso para manutenção da saúde e/ou crescimento.[2,3]

Houve melhora expressiva da sobrevida dos pacientes com FI nas últimas décadas devido aos avanços no suporte nutricional, terapia intensiva neonatal e novas técnicas cirúrgicas.[4] A FI apresenta alto impacto social, em decorrência de internações prolongadas e do alto custo da NP domiciliar.[5-7]

A FI pode ser congênita ou adquirida, causada por perda de intestino ou por doença gastrointestinal ou sistêmica que comprometa o funcionamento intestinal, impossibilitando seu uso para a função nutricional.[5-7] As causas de FI incluem a síndrome do intestino curto, doenças congênitas disabsortivas (doença de inclusão microvilositária e *tufting syndrome*) e distúrbios motores graves do trato gastrointestinal, como a aganglionose total ou subtotal e pseudo-obstrução intestinal crônica idiopática.[8]

PREVALÊNCIA E SOBREVIDA

A prevalência estimada de FI crônica, segundo estudo na Holanda, é de 11,6 por milhão de habitantes, sendo 12,2 por milhão em adultos e 9,5/milhão em crianças.[9] No Reino Unido, a prevalência aumentou ao longo do tempo, passando de 4,4 por milhão em 1993 para 14,5 por milhão de habitantes em 2012.[10]

Em 2021, um estudo latino-americano identificou 316 crianças com FI em uso de nutrição parenteral (NP) domiciliar em 24 centros com FI pediátrica de 8 países.[11] No Brasil, o primeiro estudo populacional de um único centro descreveu 54 pacientes em uso de NP domiciliar.[12]

A sobrevida dos pacientes com FI vem aumentando nas últimas décadas. Um estudo multicêntrico norte-americano de 2012 mostrou a evolução da história natural de pacientes pediátricos com FI após período de 3 anos, dentre os quais 44% atingiram a autonomia enteral plena, 23% foram submetidos ao transplante intestinal/multivisceral e 26% foram a óbito. Observa-se uma melhora nas taxas de sobrevida nos últimos anos, chegando a 91 a 96% de sobrevida nos centros europeus e norte-americanos.[13-15] Acredita-se que essa melhora seja decorrente da melhor organização dos programas de reabilitação intestinal e dos recentes avanços no manejo de pacientes com FI. No Brasil, um estudo de 2022 com pacientes do Sistema Único de Saúde (SUS) mostrou sobrevida de 5 anos de 90%.[12]

A primeira opção de tratamento para os pacientes que necessitam de NP por tempo prolongado é a NP domiciliar. Essa modalidade de tratamento já é consolidada nos países da Europa e América do Norte, porém no Brasil ainda se encontra em fase de implantação. O transplante intestinal/multivisceral é uma modalidade de tratamento da FI, na qual, na maioria dos casos, há insucesso na modalidade de tratamento com NP domiciliar.

SÍNDROME DO INTESTINO CURTO

A síndrome do intestino curto (SIC) é causa mais frequente de FI e é definida como um estado de má-absorção grave, geralmente necessitando de NP por um período superior a 60 dias após ressecção do intestino delgado ou um comprimento intestinal inferior a 25% do esperado para a idade.[4]

As causas mais comuns de SIC são: enterocolite necrosante, gastrosquise, volvo intestinal, atresia intestinal, íleo meconial complicado e aganglionose.[4]

Nos casos de ressecção intestinal, a repercussão clínica dependerá do segmento intestinal e do tamanho ressecado. Duodeno e jejuno são responsáveis pela absorção da gordura, proteína e carboidratos, vitaminas e minerais (cálcio, magnésio, fósforo, ferro e ácido fólico). O íleo terminal é responsável pela absorção da vitamina B12 e sais biliares, além de participar da regulação da colecistoquinina, peptídeo YY e *glucagon like peptide 2* (GLP-2). A principal função do cólon é absorver fluidos e eletrólitos, mas pode ser fonte de energia por meio da conversão de carboidratos não digeríveis em ácidos graxos de cadeia curta (AGCC).[6] O tamanho do intestino remanescente, a ausência da válvula ileocecal, os episódios recorrentes de sepse e o tempo de fechamento da ostomia estão relacionados com maior mortalidade e morbidade. Logo após a ressecção intestinal, o organismo inicia o processo de adaptação intestinal, com alterações anatômicas e fisiológicas, para melhorar a capacidade absortiva intestinal, visando a sua autonomia e ao consequente crescimento normal da criança. Essa resposta é lenta e progressiva, geralmente demorando de 24 a 60 meses.[4]

Ao nascimento, recém-nascidos a termo têm aproximadamente 250 cm de intestino delgado e este cresce significativamente durante o primeiro ano de vida. Lactentes prematuros têm potencial de crescimento intestinal ainda maior.[16] O intestino delgado praticamente dobra de tamanho no último trimestre de gestação e dobra mais uma vez do nascimento à vida adulta.

O ponto de corte para o comprimento mínimo de intestino delgado depende de vários fatores. Em geral, a FI ocorre quando há menos de 40 cm de intestino delgado viável remanescente. Um comprimento do intestino residual de apenas 15 a 40 cm tem sido associado com adaptação do intestino, autonomia intestinal e desmame da NP.[17-21] Importantes fatores determinam o prognóstico na SIC:

- O diagnóstico da doença de base.
- O tipo de segmento preservado.
- Estoma de longa duração *versus* anastomose primária.
- A presença de válvula ileocecal (VIC).
- A idade do paciente na ocasião da cirurgia.[17-21]

Outros fatores são relevantes para o desenvolvimento de SIC, tais como a funcionalidade do intestino remanescente, particularmente quando ocorre distúrbio da motilidade nesse segmento, por exemplo, na gastrosquise.[19]

Aperfeiçoamentos técnicos e avanços contínuos no desenvolvimento de soluções de nutrientes altamente sofisticados garantem combinações ideais de macro e micronutrientes, que tornam as soluções de NP uma técnica de alimentação segura, que desempenha um papel importante no manejo desses pacientes. No entanto, NP de longa duração pode estar associada a várias complicações, incluindo sepse relacionada ao cateter, falha do crescimento, doenças metabólicas e doença óssea.[22-24] Doença hepática colestática é um dos fatores limitantes para o manejo de pacientes com FI de longo prazo, e que, assim como as tromboses vasculares que comprometem os acessos vasculares para NP, são as causas de "falência nutricional", considerada a principal indicação para o transplante intestinal ou multivisceral, quando as condições inviabilizam a continuidade do tratamento com NP a longo prazo.[25]

Manejo nutricional e adaptação intestinal

Adaptação intestinal após ressecção do intestino delgado é um processo fisiológico.[26] O manejo da SIC visa promover a adaptação do intestino delgado e hiperplasia das vilosidades usando ao máximo possível o trato gastrointestinal (TGI) por alimentação oral ou nutrição enteral (NE) por sonda, promovendo o crescimento somático normal com NP.

O TGI deve ser usado para alimentação, uma vez que é o modo mais fisiológico e mais seguro de proporcionar a nutrição. Contudo, a NP não deve ser interrompida até que possa receber quantidade suficiente de nutrientes, para crescimento adequado, exclusivamente através de alimentação por via oral ou por sonda. A estratégia ideal para a NE, por via oral *versus* alimentação por sonda, assim como a dieta contínua *versus* em bólus, permanece um assunto em debate.[26] A vantagem da via oral é permitir as funções de sucção e deglutição com interesse e prazer associados ao ato de comer, o que previne distúrbios alimentares futuros.

É importante ressaltar que a via oral promove liberação de fator de crescimento epidermal (FCE) das glândulas salivares e aumenta a secreção de fatores tróficos pelo TGI.[27] A sialoadenectomia após a ressecção intestinal em animais reduziu significativamente a altura das vilosidades intestinais, o conteúdo de proteína total e o DNA no íleo, os quais foram revertidos pela administração oral e sistêmica de FCE.[28] Além disso, a estimulação de hormônios liberados pelo TGI promove a adaptação, enquanto a alternância de períodos de jejum e de alimentação, juntamente com NP cíclica, evitam a secreção permanente de insulina e lipogênese.

A NE, de preferência por via oral, deve ser iniciada tão logo seja possível depois da ressecção intestinal. O seio materno deve ser encorajado.[29,30] O leite humano (LH) contém uma série de fatores imunoestimulantes para o recém-nascido, incluindo nucleotídeos, imunoglobulina A e leucócitos.[31] O LH também contém glutamina e fatores de crescimento, tais como FCE, que promovem adaptação intestinal.[31] Quando o LH não está disponível, usualmente a preferência é por fórmulas com proteína extensamente hidrolisada (FPEH) e não se utilizam dietas poliméricas na fase inicial. As FPEH têm a vantagem de conter pequenos peptídeos facilmente absorvidos, assim como triglicerídeos de cadeia média (TCM).[26] As fórmulas à base de aminoácidos (FAA) são usualmente utilizadas em alergia alimentar ou em casos de intolerância às FPEH.[32] Alergia alimentar raramente ocorre em crianças com SIC.

Andorsky et al. relataram menos alergia alimentar usando FAA, sem definir claramente o critério para o diagnóstico de alergia.[33] Dois estudos retrospectivos relataram que o uso de FAA foi associado com desmame mais precoce da NP e também uma redução na frequência de alergia alimentar.[34,35] Contudo, considerando que as amostras eram pequenas e a falta de grupo controle nesses estudos, não é possível recomendar FAA em pacientes com SIC.

A alimentação deve ser aumentada gradualmente de acordo com a tolerância; esta, por sua vez, é avaliada medindo o volume e o número de fezes, bem como observando vômitos, irritabilidade e distensão intestinal. Muitos fatores podem afetar o volume das fezes na SIC, incluindo:

- O comprimento do segmento intestinal residual.
- O tipo de segmento (quanto mais proximal a ressecção, maiores as perdas de fluidos e sódio).
- A mucosa e variáveis endoluminais (atividade enzimática residual e a capacidade de absorção, supercrescimento bacteriano).
- A presença do cólon, que pode absorver grandes quantidades de água, sódio, TCM e peptídeos, bem como metabolizar carboidratos em AGCC.[36]

Má-absorção de sais biliares deve ser considerada em pacientes sem VIC e/ou cólon, que podem apresentar grandes volumes fecais e lesões perianais (podem melhorar com o uso de quelantes como colestiramina). As perdas de fluidos nesses doentes são muitas vezes acompanhadas por perdas e depleção de sódio e zinco, que necessitam ser suplementados.[37]

Papel do cólon na síndrome do intestino curto

O papel do cólon no manejo e adaptação da SIC é fundamental, reduzindo as perdas de energia e produzindo fatores tróficos.[36] Em modelos animais, a suplementação de uma dieta elementar com pectina, que é fermentada para AGCC no cólon, melhorou a adaptação do intestino delgado e do cólon na SIC.[33]

Além de seus efeitos locais, os AGCC têm efeitos sistêmicos. Em estudos com animais, os AGCC podem atuar na motilidade tanto no estômago quanto no íleo por meio de mecanismos neuroendócrinos, provavelmente através da expressão de proglucagon e peptídeo YY. Os AGCC, tanto sistêmicos quanto entéricos, exercem um efeito trófico no jejuno por meio do aumento de massa da mucosa, DNA e altura das vilosidades.[38] Eles são a fonte de energia preferencial para os colonócitos, e em pacientes com SIC o cólon torna-se um órgão importante para calorias de salvamento.[39] Restaurar a continuidade intestinal, tal como anastomose do intestino delgado com o cólon, deve ser feito logo que possível. Além disso, a anastomose do cólon permitirá a fermentação de carboidratos não absorvidos pelo intestino delgado, promovendo importante fonte de energia adicional. O cólon remanescente e sua microbiota associada desempenham um papel importante para a evolução de pacientes com SIC.

Supercrescimento bacteriano no intestino delgado e colestase

Em geral acredita-se que a NE contínua facilita a digestão e absorção de nutrientes.[40] No entanto, a infusão contínua muda o padrão de motilidade intestinal por falta de período de jejum.[41] Dismotilidade significativa prejudica a depuração bacteriana intestinal, levando ao supercrescimento bacteriano do intestino delgado (SBID) e favorecendo a ocorrência de sepse por bactérias Gram-negativas.[42-44] A NE por sonda contínua agressiva, com o objetivo de poder suspender a NP mais precocemente, mimetiza frequentemente uma condição de hiperfagia, que é uma das causas de lesão hepática. Esses pacientes apresentam alças intestinais dilatadas, com conteúdo residual de nutrientes não absorvidos. Isso promove um aumento de SBID que pode causar inflamação da mucosa intestinal e aumento da permeabilidade, que por sua vez pode sensibilizar o intestino e ocasionar alergia, assim como translocação bacteriana, sepse e colestase.[42-46] Além disso, NE por sonda em excesso pode resultar em desconforto abdominal, distensão intestinal e perda da autorregulação da ingestão alimentar, levando a distúrbios alimentares.

Fatores que associam infecção com colestase são tanto citocinas (principalmente TNF-alfa, IL-1b, IL-6) como receptores agonistas microbianos TLR2 ou TLR4.[47] Os alvos hepáticos primariamente incluem hepatócitos, estendendo-se também às células de Kupfer, colangiócitos, células endoteliais e células estreladas. Não há estudos diretos em humanos do fluxo biliar e endotoxinas; contudo, há suficientes evidências indiretas para associar com a colestase, as endotoxinas e as citocinas indutoras de endotoxinas.[48] Durante uma sepse grave, incluindo o choque séptico, a hiperbilirrubinemia é um achado característico, frequentemente de forma desproporcional às elevações típicas de transaminases séricas.[49]

Terapia hormonal e outros tratamentos adaptativos

A terapia hormonal é promissora no tratamento de crianças com SIC. No entanto, os resultados dos ensaios clínicos recentes reduziram o entusiasmo em torno dessa opção terapêutica.[50-54] Ensaios clínicos com adultos utilizando hormônio de crescimento humano recombinante (rhGH) apresentaram resultados inconsistentes com efeitos colaterais.[50] Alguns estudos de rhGH isolado ou em combinação com glutamina foram realizados em crianças com SIC e dependentes de NP. Apesar de alguma diminuição na necessidade de NP durante o tratamento, esses ensaios mostraram poucos benefícios na composição corporal e absorção da mucosa a longo prazo.[52-54]

O GLP-2 é produzido pelas células L do íleo terminal e do ceco em resposta a nutrientes intraluminais e tem um efeito trófico no intestino, promovendo absorção e adaptação.[55] Promove aumento da superfície da mucosa intestinal, aumento da absorção de nutrientes, melhora da função de barreira intestinal, aumento do fluxo sanguíneo intestinal e diminuição da reabsorção óssea. Pacientes com baixos níveis de GLP-2, seja secundário à ressecção do íleo terminal e/ou da válvula ileocecal, melhoraram a absorção intestinal e o estado nutricional após tratamento com análogo do GLP-2.[56,57] Um estudo multicêntrico recente incluindo pacientes pediátricos portadores de SIC que receberam análogo do GLP-2 (*teduglutide*) apresentou significativo aumento da adaptação intestinal. No entanto, muitos voltaram a necessitar de NP após a suspensão do medicamento, indicando que seu uso pode permitir a suspensão da NP nos pacientes com SIC, mas eles devem permanecer em uso contínuo do medicamento.[58]

Cirurgias para SIC que não transplante

Diversas estratégias cirúrgicas são utilizadas para melhorar a função intestinal em crianças com SIC que apresentam tempo de trânsito intestinal rápido, alças intestinais dilatadas e capacidade insuficiente de absorção. *Longitudinal intestinal lengthening and tailoring* (Lilt), e mais recentemente a *serial transverse enteroplasty technique* (Step), são as técnicas mais utilizadas.[59,60] Condições clássicas e indicações para a cirurgia de alongamento intestinal incluem a presença de um diâmetro intestinal muito aumentado (> 3 a 4 cm) em um segmento de pelo menos 20 cm do intestino delgado em pacientes que tenham um comprimento intestinal total mínimo de 40 cm.

As vantagens do procedimento Lilt incluem a conservação da orientação normal das fibras musculares, permitindo a contração peristáltica mais fisiológica e a possibilidade de realizar mais tarde um procedimento Step nos segmentos operados. As desvantagens são o risco de complicações vasculares durante a cirurgia de Lilt, cuja técnica é mais complexa em comparação ao procedimento Step.[61]

O procedimento Step envolve a utilização de um "grampeador" cirúrgico aplicado sequencialmente de forma alternada e em direções opostas na alça dilatada, transversalmente, criando algo semelhante a um zigue-zague com diâmetro de cerca de 2 a 2,5 cm. Essa operação tem a grande vantagem de ser simples e reprodutível.[61,62]

O objetivo desses procedimentos não é apenas aumentar o comprimento do intestino, mas também reduzir o diâmetro das alças intestinais dilatadas, com subsequente redução de SBID. Um estudo de coorte de acompanhamento de 5 anos após o procedimento Step confirma a eficácia desse procedimento. Tanto a D-xilose (um marcador de absorção de carboidratos e integridade da mucosa) quanto a citrulina plasmática (um marcador de quantidade de enterócitos no intestino delgado) aumentaram significativamente no pós-operatório.[63] Isso sugere que o procedimento Step reduz significativamente o SBID, restaurando a integridade da mucosa do intestino delgado e melhorando o tamanho das vilosidades nas primeiras semanas após o procedimento. Segundo alguns autores, as cirurgias de alongamento intestinal devem ser consideradas em qualquer paciente cronicamente dependente de NP, quando há dilatação substancial de alças do intestino delgado, independentemente do comprimento do intestino remanescente.[61]

DOENÇA HEPÁTICA ASSOCIADA À FALÊNCIA INTESTINAL

A doença hepática associada à falência intestinal (Dhafi) é descrita como uma agressão hepática, manifestada por colestase, esteatose e fibrose em pacientes com FI, ocorrendo de forma independente ou associada a outras etiologias potenciais. O desenvolvimento de Dhafi é multifatorial, tipicamente resultante de anormalidades metabólicas e de estratégias clínicas e cirúrgicas aplicadas à FI. Essa condição pode ser estabilizada ou revertida com medidas precoces apropriadas e promoção da adaptação intestinal, ou pode progredir para disfunção hepática e doença hepática em estágio terminal.[1]

A Dhafi é provavelmente a mais importante e persistente complicação afetando crianças portadoras de FI em uso de NP de longa duração. A real prevalência dessa complicação é difícil de ser estimada devido ao número limitado de estudos, aos diferentes critérios usados para definir Dhafi e à heterogeneidade das populações estudadas.[64-66] Contudo, alguns estudos encontraram a ocorrência de Dhafi em 20 a 60% dos pacientes pediátricos que recebem tratamento prolongado. Na população neonatal, as taxas aumentam principalmente em pacientes com enterocolite necrosante, quando a NP é necessária por mais de 60 dias; nestes, a Dhafi foi observada em mais de 75% dos casos.[67]

A Dhafi é caracterizada por um espectro clínico que varia de leve esteatose, colestase e fibrose até insuficiência hepática com cirrose, hipertensão e coagulopatia. A etiologia da Dhafi é multifatorial, e os principais fatores de risco que contribuem para essa complicação incluem (Figura 1):

- NP de longa duração.
- Emulsões lipídicas e especialmente fitosteróis.
- Episódios sépticos recorrentes relacionados a cateter venoso central ou SBID com translocação bacteriana.
- Prematuridade.
- Falta de NE[68].

Dentre os fatores que promovem o início e a expressão de doença hepática associada a nutrição parenteral, são descritos:

- O inadequado suprimento de aminoácidos.
- A administração excessiva de glicose.
- A duração do período de infusão (infusão contínua).
- O inapropriado uso de emulsões lipídicas.
- O desbalanço de micronutrientes.

É fundamental ressaltar que os fatores mais significativos que levam à Dhafi são aqueles relacionados às características individuais dos pacientes e, muito importante, os episódios de sepse.[69-73]

A Dhafi desenvolve-se frequentemente em idades muito precoces, sobretudo em prematuros, quando o fígado é imaturo, e sepse e enterocolite necrosante (ECN) são frequentes, facilitando a inflamação e dano grave ao fígado.[71,72] Nessas crianças pequenas a NP muitas vezes é administrada de forma contínua em 24 horas e a sepse relacionada a cateter venoso central é mais comum.

A inflamação hepática tem papel importante nesse processo, causado por infecções extra-hepáticas nas quais produtos biológicos trazidos ao fígado através

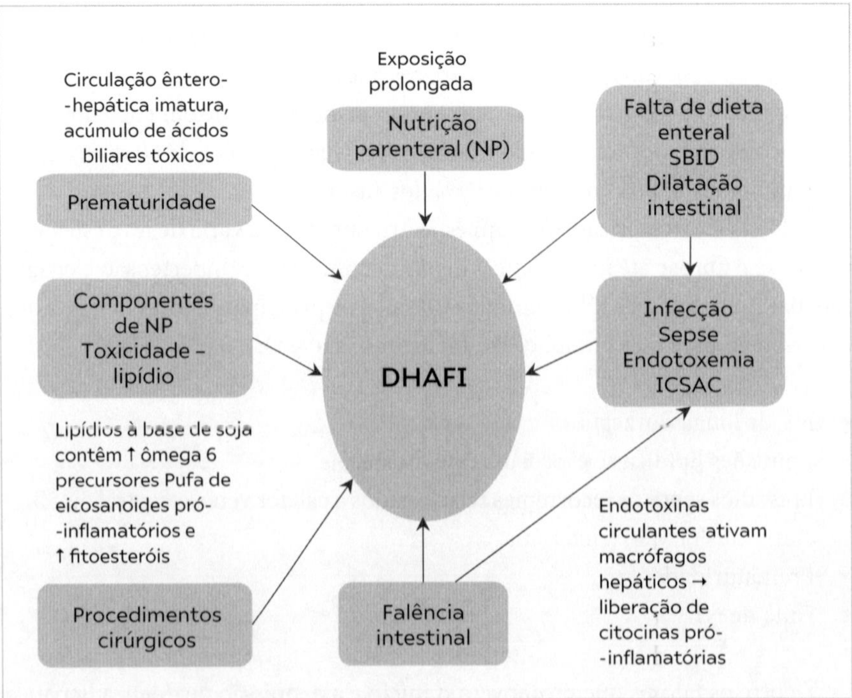

FIGURA 1 Fatores de risco para DHAFI.

DHAFI: doença hepática associada a falência intestinal; ICSAC: infecção de corrente sanguínea associada a cateter central; SBID: supercrescimento bacteriano de intestino delgado.

Fonte: Lee et al.[68]

da circulação sanguínea, tanto diretamente quanto por meio da produção de citocinas, comprometem o fluxo biliar. A inflamação associada a essas mudanças pode causar rapidamente fibrose e eventualmente cirrose biliar, levando a doença hepática terminal.[73,74]

Emulsões lipídicas intravenosas e doença hepática/Dhafi

Estudos observacionais sugerem a associação de emulsões lipídicas intravenosas (ELI) e doença hepática.[75,76] Ganousse et al. relataram que a melhora da colestase depende também da manutenção de uma apropriada razão de proteína/energia na NP, passando a usar NP cíclica ao invés de contínua, usando ELI baseada em TCM e com adição de alfatocoferol.[77]

A Dhafi é uma doença multifatorial na qual o uso de emulsões lipídicas baseadas exclusivamente em óleo de soja na NP pode representar um grande fator de risco.[78] Vários fatores devem ser considerados quando se escolhe uma ELI para NP: o conteúdo de ácidos graxos essenciais, a razão ômega 6 / ômega 3, o conteúdo de Pufa, a quantidade de TCM, a quantidade de alfa-tocoferol e fitoesteróis.

O provável efeito deletério dos ácidos graxos ômega 6 na função hepática é indicado por estudos que mostram a capacidade do tratamento com as emulsões de gordura baseadas em óleo de peixe puro (contendo ácidos graxos ômega 3) de recuperar doença hepática grave em pacientes pediátricos com SIC.[79] A infusão exclusiva de ácidos graxos ômega 3 definitivamente mudou o manejo desses pacientes desde que eles reduzem a oferta de emulsões com ácidos graxos ômega 6 com efeito pró-inflamatório e fitoesteróis, além de aumentar a oferta de alfa-tocoferol, um poderoso antioxidante.[80]

As emulsões lipídicas com óleo de peixe puro (Omegaven®) e com mistura de óleo de soja (30%), óleo de coco (30%), óleo de oliva (25%) e óleo de peixe (15%) (Smof-lipid®) são as que contêm óleo de peixe. Ambas as emulsões lipídicas intravenosas contêm 200 mg/L de alfa-tocoferol. As emulsões lipídicas Smof-lipid® foram inicialmente utilizadas nos países da Europa, enquanto nos Estados Unidos foram inicialmente liberadas para adultos em 2016 pelo Food and Drug Administration, e para recém-nascidos e crianças a partir de 2022.[81,82]

Algumas preocupações têm surgido quanto ao uso exclusivo de óleo de peixe como fonte lipídica por tempo muito prolongado. Ômega contém menor quantidade de ácidos graxos essenciais ômega 6 que o recomendado atualmente para lactentes e crianças pequenas.[79,80,83] Além disso, Omegaven® (ômega) deve ser administrado em infusão mais lenta em comparação com o Smof-lipid®. Omegaven® pode não prover calorias suficientes para garantir crescimento. Assim, a combinação de vários tipos de óleos na mistura, incluindo óleo de soja (rico em ácidos graxos ômega 6), óleo de coco (rico em TCM), óleo de oliva (rico em ácidos graxos monoinsaturados) e óleo de peixe (rico em ácidos graxos ômega 3), parece promover melhor crescimento, enquanto limita a toxicidade hepática.[83] Os fitoesteróis presentes no óleo de soja têm sido associados a doença hepática progressiva, e sua redução na emulsão lipídica endovenosa pode também beneficiar crianças em uso de NP.[84]

Quanto à presença de tocoferol nas emulsões lipídicas, é preciso enfatizar que há diferentes preparações de tocoferol: alfa-tocoferol é a forma que tem muito melhor atividade antioxidante. Enquanto as emulsões com óleo de soja contêm altas quantidades de gama-tocoferol (que tem 25% do poder antioxidante quando comparado com alfa-tocoferol), as emulsões lipídicas baseadas em óleo de peixe são ricas no mais poderoso antioxidante. que é a vitamina E, alfa-tocoferol.[80,83,85] Para atingir o necessário poder antioxidante das preparações lipídicas é recomendável adicionar 0,5 mg de alfa-tocoferol por grama de Pufa.

MANEJO A LONGO PRAZO DA FALÊNCIA INTESTINAL

O manejo é baseado em intervenção multidisciplinar e interdisciplinar por médico, cirurgião, enfermeiro, nutricionista, farmacêutico, fonoaudiólogo e outros profissionais da área de saúde, ou seja, todos aqueles envolvidos com a equipe multidisciplinar em terapia nutricional.

NUTRIÇÃO PARENTERAL DOMICILIAR

(Ver também o Capítulo 24: "Terapia nutricional pediátrica domiciliar".)

A nutrição parenteral domiciliar, usada inicialmente no início dos anos 1980, permite um suporte nutricional completo no domicílio para crianças e adultos com FI temporária ou permanente.[86-92] A sobrevida de crianças recebendo NP prolongada depende sobretudo do diagnóstico de base e tem aumentado de modo drástico nas últimas três décadas; mesmo assim, complicações tais como sepse relacionada a cateter venoso central, Dhafi e perda de acessos venosos podem desafiar gravemente a estabilidade clínica dos pacientes com FI.[93-95]

A prescrição de NP para esses pacientes, tanto domiciliar quando hospitalar, requer muita experiência e conhecimento das necessidades nutricionais de macro e micronutrientes e uma equipe multiprofissional habituada com manejo da FI e orientação dos cuidados com o cateter venoso central, atenta aos riscos de complicações de NP prolongada. A NP domiciliar deve ser individualizada para cada paciente e sua família, sempre mantendo os objetivos de manejar os aspectos deletérios da FI. Há publicações com diretrizes para os cuidados com cateteres centrais e prescrição de NP.[96,97] A NP domiciliar cíclica é infundida por meio de bomba de infusão noturna. Ao final da infusão da NP, a velocidade de infusão é reduzida durante aproximadamente 1 hora, até sua suspensão, e o cateter é fechado. Várias soluções são utilizadas para pausar a NP, sendo infundidas na luz do cateter enquanto este está fechado (*lock*): soro fisiológico, heparina, álcool etílico e, mais recentemente, o uso de taurolidina com citrato. Um estudo recente demonstrou que após o início da utilização de taurolidina com citrato houve redução significativa de infecções de cateter venoso central nas crianças em uso de NP prolongada.[98]

O desenvolvimento de programas de reabilitação intestinal (PRIs) com equipe multiprofissional para acompanhamento desses pacientes é fundamental para o sucesso do tratamento dos pacientes. Os principais objetivos dos PRIs são promover a adaptação intestinal e a autonomia enteral com suspensão completa da NP, ao mesmo tempo que diminuem a morbimortalidade de FI.[4,99-103] Autonomia enteral é definida como a manutenção do crescimento normal e estado de hidratação por meio do suporte enteral, sem uso de suporte parenteral, por um período de 3 meses consecutivos.[4]

A implantação dos PRIs tem impacto direto na redução das complicações, tais como redução do número de episódios sépticos, redução da mortalidade e morbidade associada à Dhafi e diminuição das complicações relacionadas ao uso de cateter venoso central.[4,104] Os PRIs visam desospitalizar os pacientes em uso de NP domiciliar, fato que visa reduzir a internação prolongada, melhorando os desfechos clínicos, reduzindo os custos hospitalares e melhorando a qualidade de vida dos pacientes e suas famílias.[4]

Os pacientes permanecem internados até que estejam estáveis e adaptados ao tratamento, com o estabelecimento de alimentação preferencialmente por via oral até o limite de sua tolerância e suplementada por NP cíclica durante a noite. Os familiares e os pacientes são treinados para o manejo da NP, utilizando rígidas técnicas de cuidados para evitar complicações, para assim ter alta para o domicílio. Após a alta, um acompanhamento clínico e laboratorial é feito com enfoque multidisciplinar. A organização e o seguimento dos pacientes em uso de NP domiciliar devem ser divididos entre os membros das equipes multidisciplinares de terapia nutricional, incluindo gastroenterologistas, nutrólogos e cirurgiões pediátricos, nutricionistas, enfermeiros, farmacêuticos e os profissionais da saúde das equipes de atendimento domiciliar dos municípios ou empresas de *home care*, garantindo assim condições para tal atendimento.

No Brasil há poucos centros de referência em FI. No Hospital São Lucas da PUCRS em Porto Alegre-RS, o serviço de Gastroenterologia Pediátrica tem manejado pacientes com FI há mais de 25 anos, sendo o serviço referência para outros estados no atendimento desses pacientes. Nesse período foram atendidos 42 pacientes, sendo 2 adultos (1 com doença de Crohn e outro com trombose mesentérica). Entre as 40 crianças o diagnóstico mais frequente é gastrosquise (12/40); doença de Hirschsprung (6/40); enterocolite necrosante (6/40); atresia intestinal (6/40); e os demais com 1 ou 2 casos (má rotação intestinal do tipo *apple peal*, pseudo-obstrução intestinal, volvo intestinal, doença de Crohn). Dois pacientes apresentaram perda intestinal secundária a trauma. Dos 42 pacientes houve 7 óbitos, todos associados à infecção associada a cateter. Nenhum paciente evoluiu com Dhafi grave; no entanto, muitos com colestase que se resolveu com a redução e suspensão da NP, e mais recentemente com o uso de emulsões lipídicas com óleo de peixe. Desde a introdução de Smof-lipid® para todos os pacientes com NP prolongada, não foram mais verificados casos de colestase significativa.

Outros três centros de reabilitação intestinal de grande volume, definidos como centros com programas multiprofissionais que acompanham mais de 20 pacientes em uso atual de NP domiciliar, atenderam 207 pacientes com uma sobrevida de 5 anos de 92%, segundo estudo multicêntrico recente (dados não publicados). São eles: Hospital de Clínicas de Porto Alegre, iniciado em 2014 para pacientes do SUS, Hospital Sírio-Libanês em São Paulo, iniciado em 2016 por meio do PROADI-SUS, e Hospital Samaritano em São Paulo, iniciado em 2015 com atendimento de privados/convênios. A taxa de autonomia enteral com suspensão completa da NP nos três centros foi de 30%. Os fatores associados com maior chance de alcançar a autonomia enteral foram: intestino remanescente maior que 40 cm, presença de VIC e idade de encaminhamento para centros de referência abaixo de 6 meses. Ressalta-se a importância do encaminhamento precoce para os centros especializados, assim como a criação de novos centros para atender à demanda crescente.

Recentemente, a Portaria SAES/MS n. 2.054, de 29 de agosto de 2024, estabeleceu as normas para o atendimento de pacientes nos Serviços de Referência em Tratamento da Pessoa com Falência Intestinal, garantindo atenção especializada a pacientes nessa condição em parceria com a gestão municipal e estadual. A portaria estabeleceu os procedimentos de reabilitação em falência intestinal em nível hospitalar e ambulatorial.

A IMPORTÂNCIA DA EQUIPE MULTIDISCIPLINAR

A FI pediátrica é uma condição multifacetada que necessita da competente contribuição de equipe médica e de outros profissionais da área de saúde, tanto para pacientes hospitalizados quanto para domiciliares. Assim, a formação de equipes multidisciplinares é vital para atingir resultados ótimos.[99-103]

A equipe de FI deve incluir idealmente cirurgiões especializados, gastroenterologistas e nutrólogos, nutricionistas pediátricos, farmacêuticos e enfermeiros experientes em cuidados de cateteres venosos centrais e infusão de nutrição parenteral, além de outros, como fonoaudiólogos, terapeutas ocupacionais e psicólogos. Atenção especial deve ser dada à importância de manter um canal de comunicação constante entre as equipes hospitalar e domiciliar. Essa integração é vital para garantir a alta qualidade, melhorando consideravelmente a sobrevida desses pacientes.

CONSIDERAÇÕES FINAIS

O tratamento de pacientes com FI continua sendo um grande desafio, apesar de todos os avanços na última década. O estabelecimento de programas multidisciplinares de reabilitação intestinal nos centros de referência tem melhorado a sobrevida de crianças com FI, enquanto a morbidade associada à FI tem significativamente diminuído. Os avanços recentes no conhecimento de fatores implicados com complicações do uso da NP prolongada e a melhora no manejo clínico e cirúrgico da SIC resultam em melhores desfechos para esses pacientes.

O transplante intestinal é considerado uma terapêutica para os casos em que o manejo clínico não é mais possível, mas há tendência em diferentes partes do mundo de redução no número de transplantes intestinais pediátricos. Isso pode ser explicado pelos seguintes fatores:

- A padronização de diretrizes e treinamentos.[105,106]
- O desenvolvimento de centros de reabilitação intestinal com especialistas em FI.
- O aumento de procedimentos cirúrgicos não transplante.
- A melhor prevenção de Dhafi, com o envolvimento de emulsões lipídicas à base de óleo de peixe.[107]
- A melhora da prevenção de sepse relacionada a cateter pelo uso de taurolidina e etanol para ocluir os cateteres.

REFERÊNCIAS

1. Modi BP, Galloway DP, Gura K, Nucci A, Plogsted S, Tucker A, et al. Aspen definitions in pediatric intestinal failure. JPEN J Parenter Enteral Nutr. 2022;46(1):42-59.
2. Pironi L. Definition, classification, and causes of short bowel syndrome. Nutr Clin Pract. 2023;38:S9-S16.
3. Cuerda C, Pironi L, Arends J, Bozzetti F, Gillanders L, Jeppesen PB, et al. Home artificial nutrition & Chronic Intestinal Failure Special Interest Group of Espen. Espen practical guideline: clinical nutrition in chronic intestinal failure. Clin Nutr. 2021;40(9):5196-220.
4. Merritt RJ, Cohran V, Raphael BP, Sentongo T, Volpert D, Warner BW, et al. Intestinal rehabilitation programs in the management of pediatric intestinal failure and short bowel syndrome. J Pediatr Gastroenterol Nutr. 2017;65(5):588-96.
5. Allan P, Lal S. Intestinal failure: a review. F1000Res. 2018;7:85.
6. Kappus M, Diamond S, Hurt RT, Martindale R. Intestinal failure: new definition and clinical implications. Curr Gastroenterol Rep. 2016;18(9):48.
7. Pironi L, Arends J, Baxter J, Bozzetti F, Peláez RB, Cuerda C, et al. Espen endorsed recommendations: definition and classification of intestinal failure in adults. Clin Nutr. 2015;34(2):171-80.
8. Duro D, Kalish LA, Johnston P, Jaksic T, McCarthy M, Martin C, et al. Risk factors for intestinal failure in infants with necrotizing enterocolitis: a Glaser Pediatric Research Network study. J Pediatr. 2010;157(2):203-8.
9. Neelis EG, Roskott AM, Dijkstra G, Wanten GJ, Serlie MJ, Tabbers MM, et al. Presentation of a nationwide multicenter registry of intestinal failure and intestinal transplantation. Clin Nutr. 2016;35(1):225-9.
10. Beath SV, Gowen H, Puntis JW. Trends in paediatric home parenteral nutrition and implications for service development. Clin Nutr. 2011;30(4):499-502.
11. Spolidoro JVN, Souza MC, Goldani HAS, Tanzi MN, Busoni VB, Padilla MDC, et al. International Latin American Survey on Pediatric Intestinal Failure Team. Nutrients. 2021;13(8):2754.
12. Goldani HAS, Ceza MR, Godoy LL, Giesta JM, Beier S, Oliveira JG, et al. Outcomes of the first 54 pediatric patients on long-term home parenteral nutrition from a single Brazilian Center. J Pediatr Gastroenterol Nutr. 2022;75(1):104-9.
13. Goulet O, Breton A, Coste ME, Dubern B, Ecochard-Dugelay E, Guimber D, et al. Pediatric home parenteral nutrition in France: a six years national survey. Clin Nutr. 2021;40(10):5278-87.
14. Gattini D, Roberts AJ, Wales PW, Beath SV, Evans HM, Hind J, et al. Trends in pediatric intestinal failure: a multicenter, multinational study. J Pediatr. 2021;237:16-23.e4.
15. Mutanen A, Engstrand Lilja H, Wester T, Norrby H, Borg H, Persson S, et al. A Nordic multicenter study on contemporary outcomes of pediatric short bowel syndrome in 208 patients. Clin Nutr. 2023;42(7):1095-103.
16. Touloukian RJ, Smith GJ. Normal intestinal length in preterm infants. J Pediatr Surg. 1983;18(6):720-3.8.
17. Quiros-Tejeira RE, Ament ME, Reyen L, Herzog F, Merjanian M, Olivares-Serrano N, et al. Long-term parenteral nutritional support and intestinal adaptation in children with short bowel syndrome: a 25 year experience. J Pediatr. 2004;145(2):157-63.
18. Spencer AU, Neaga A, West B, Safran J, Brown P, Btaiche I, et al. Pediatric short bowel syndrome: redefining predictors of success. Ann Surg. 2005;242(3):403-9.
19. Sala D, Chomto S, Hill S. Long-term outcomes of short bowel syndrome requiring long-term/home intravenous nutrition compared in children with gastroschisis and those with volvulus. Transplant Proc. 2010;42(1):5-8.

20. Goulet O, Baglin-Gobet S, Talbotec C, Fourcade L, Colomb V, Sauvat F, et al. Outcome and long--term growth after extensive small bowel resection in the neonatal period: a survey of 87 children. Eur J Pediatr Surg. 2005;15(2):95-101.
21. Wales PW, Christison-Lagay ER. Short bowel syndrome: epidemiology and etiology. Semin Pediatr Surg. 2010;19(1):3-9.
22. Kaufman SS, Pehlivanova M, Fennelly EM, Rekhtman YM, Gondolesi GE, Little CA, et al. Predicting liver failure in parenteral nutrition-dependent short bowel syndrome of infancy. J Pediatr. 2010;156(4):580-5.
23. Suita S, Yamanouchi T, Masumoto K, Ogita K, Nakamura M, Taguchi S. Changing profile of parenteral nutrition in pediatric surgery: a 30-year experience at one institute. Surgery. 2002;131(1 Suppl):S27582.
24. Hermans D, Talbotec C, Lacaille F, Goulet O, Ricour C, Colomb V. Early central catheter infections may contribute to hepatic fibrosis in children receiving long-term parenteral nutrition. J Pediatr Gastroenterol Nutr. 2007;44(4):459-63.
25. D'Antiga L, Goulet O. Intestinal failure in children: the European view. J Pediatr Gastroenterol Nutr. 2013;56(2):118-26.
26. Goulet O, Olieman J, Ksiazyk J, Spolidoro J, Tibboe D, Köhler H, et al. Neonatal short bowel syndrome as a model of intestinal failure: physiological background for enteral feeding. Clin Nutr. 2013;32(2):162-71.
27. Parvadia JK, Keswani SG, Vaikunth S, Maldonado AR, Marwan A, Stehr W, et al. Role of VEGF in small bowel adaptation after resection: the adaptive response is angiogenesis dependent. Am J Physiol Gastrointest Liver Physiol. 2007;293(3):G591-8.
28. Helmrath MA, Shin CE, Fox JW, Erwin CR, Warner BW. Adaptation after small bowel resection is attenuated by sialoadenectomy: the role for endogenous epidermal growth factor. Surgery. 1998;124(5):848-54.
29. Olieman JF, Penning C, IjsselstijnH, Escher JC, Joosten KF, Hulst JM, et al. Enteral nutrition in children with short-bowel syndrome: current evidence and recommendations for the clinician. J Am Diet Assoc. 2010;110(10):420-6.
30. Donovan SM. Role of human milk components in gastrointestinal development: current knowledge and future needs. J Pediatr. 2006;149(5 Suppl):S49-S61.
31. Cummins AG, Thompson FM. Effect of breast milk and weaning on epithelial growth of the small intestine in humans. Gut. 2002;51(5):748-54.
32. de Boissieu D, Dupont C. Allergy to extensively hydrolyzed cow's milk proteins in infants: safety and duration of amino acid-based formula. J Pediatr. 2002;141(2):271-3.
33. Andorsky DJ, Lund DP, Lillehei CW, Jaksic T, Dicanzio J, Richardson DS, et al. Nutritional and other postoperative management of neonates with short bowel syndrome correlates with clinical outcomes. J Pediatr. 2001;139(1):27-33.
34. Bines J, Francis D, Hill D. Reducing parenteral requirement in children with short bowel syndrome: impact of an amino acid-based complete infant formula. J Pediatr Gastroenterol Nutr. 1998;26(2):123-8.
35. De Greef E, Mahler T, Janssen A, Cuypers H, Veereman-Wauters G. the influence of neocate in paediatric short bowel syndrome on PN weaning. J Nutr Metab. 2010;2010:297575.
36. Goulet O, Colomb-Jung V, Joly F. Role of the colon in short bowel syndrome and intestinal transplantation. J Pediatr Gastroenterol Nutr. 2009;48(Suppl 2):S66-71.
37. Gupte GL, Beath SV, Kelly DA, Millar AJ, Booth IW. Current issues in the management of intestinal failure. Arch Dis Child. 2006;91(3):259-64.
38. Koruda MJ, Rolandelli RH, Settle RG, Zimmaro DM, Rombeau JL. Effect of parenteral nutrition supplemented with short-chain fatty acids on adaptation to massive small bowel resection. Gastroenterology. 1988;95(3):715-20.

39. Nordgaard I, Hansen BS, Mortensen PB. Colon as a digestive organ in patients with short bowel. Lancet. 1994;343(8894):373-6.
40. Olieman JF, Poley MJ, Gischler SJ, Penning C, Escher JC, van den Hoonaard TL, et al. Interdisciplinary management of infantile short bowel syndrome: resource consumption, growth, and nutrition. J Pediatr Surg. 2010;45(3):490-8.
41. Husebye E. The patterns of small bowel motility: physiology and implications in organic disease and functional disorders. Neurogastroenterol Motil. 1999;11(3):141-61.
42. Cole CR, Ziegler TR. Small bowel bacterial overgrowth: a negative factor in gut adaptation in pediatric SBS. Curr Gastroenterol Rep. 2007;9(6):456-62.
43. O'Keefe SJ. Bacterial overgrowth and liver complications in short bowel intestinal failure patients. Gastroenterology. 2006;130(2 Suppl 1):S67-9.
44. Quigley EM. Bacteria: a new player in gastrointestinal motility disorders: infections, bacterial overgrowth, and probiotics. Gastroenterol Clin North Am. 2007;36(3):735-4.
45. Willis TC, Carter BA, Rogers SP, Hawthorne KM, Hicks PD, Abrams SA. High rates of mortality and morbidity occur in infants with parenteral nutrition-associated cholestasis. JPEN J Parenter Enteral Nutr. 2010;34(1):32 7.
46. Cole CR, Frem JC, Schmotzer B, Gewirtz AT, Meddings JB, Gold BD, et al. The rate of bloodstream infection is high in infants with short bowel syndrome: relationship with small bowel bacterial overgrowth, enteral feeding, and inflammatory and immune responses. J Pediatr. 2010;156(6):941-7.
47. Moseley RH. Sepsis and cholestasis. Clin Liver Dis. 2004;8(1):83-94.
48. Santos AA, Wilmore DW. The systemic inflammatory response: perspective of human endotoxemia. Shock. 1996;6(Suppl 1):S50-S56.
49. Pastor CM, Suter PM. Hepatic hemodynamics and cell functions in human and experimental sepsis. Anesth Analg. 1999;89(2):344-52.
50. Seguy D, Vahedi K, Kapel N, Souberbielle JC, Messing B. Low-dose growth hormone in adult home parenteral nutrition-dependent short bowel syndrome patients: a positive study. Gastroenterology. 2003;124(2):293-302.
51. Peretti N, Loras-Duclaux I, KassaiB, Restier-Miron L, Guimber D, Gottrand F, et al. Growth hormone to improve short bowel syndrome intestinal autonomy: a pediatric randomized open-label clinical trial. JPEN J Parenter Enteral Nutr. 2011;35(6):723-31.
52. Yang H, Teitelbaum DH. Novel agents in the treatment of intestinal failure: humoral factors. Gastroenterology. 2006;130(2 Suppl 1):S117-21.
53. Goulet O, Dabbas-Tyan M, Talbotec C, Kapel N, Rosilio M, Souberbielle JC, et al. Effect of recombinant human growth hormone on intestinal absorption and body composition in children with short bowel syndrome. JPEN J Parenter Enteral Nutr. 2010;34(5):513-20.
54. Wales PW, Nasr A, de Silva N, Yamada J. Human growth hormone and glutamine for patients with short bowel syndrome. Cochrane Database Syst Rev. 2010;(6):CD006321.
55. Jeppesen PB. Gut hormones in the treatment of short-bowel syndrome and intestinal failure. Curr Opin Endocrinol Diabetes Obes. 2015;22(1):14-20.
56. Jeppesen PB, Gilroy R, Pertkiewicz M, Allard JP, Messing B, O'Keefe SJ. Randomised placebo-controlled trial of teduglutide in reducing parenteral nutrition and/or intravenous fluid requirements in patients with short bowel syndrome. Gut. 2011;60(7):902-14.
57. Wilhelm SM, Lipari M, Kulik JK, Kale-Pradhan PB. Teduglutide for the treatment of short bowel syndrome. Ann Pharmacother. 2014;48(9):1209-13.
58. Carter BA, Cohran VC, Cole CR, Corkins MR, Dimmitt RA, Duggan C, et al. Outcomes from a 12-week, open-label, multicenter clinical trial of teduglutide in pediatric short bowel syndrome. J Pediatr. 2017;181:102-11.
59. Thompson J, Sudan D. Intestinal lengthening for short bowel syndrome. Adv Surg. 2008;42:49-61.

60. Modi BP, Javid PJ, Jaksic T, Piper H, Langer M, Duggan C, et al. International STEP Data Registry. First report of the international serial transverse enteroplasty data registry: indications, efficacy, and complications. J Am Coll Surg. 2007;204(3):365-7.
61. Sudan D, Thompson J, Botha J, Grant W, Antonson D, Raynor S, et al. Comparison of intestinal lengthening procedures for patients with short bowel syndrome. Ann Surg. 2007;246(4):593-601.
62. Bianchi A, Morabito A. The dilated bowel: a liability and an asset. Semin Pediatr Surg. 2009;18(4):24957.
63. Oliveira C, de Silva N, Wales PW. Five-year outcomes after serial transverse enteroplasty in children with short bowel syndrome. J Pediatr Surg. 2012;47(5):931-7.
64. Copple BL, Jaeschke H, Klaassen CD. Oxidative stress and the pathogenesis of cholestasis. Semin Liver Dis. 2010;30(2):193-202.
65. Geier A, Wagner M, Dietrich CG, Trauner M. Principles of hepatic organic anion transporter regulation during cholestasis, inflammation and liver regeneration. Biochim Biophys Acta. 2007;1773(3):283-308.
66. Di Dato F, Iorio R, Spagnuolo MI. IFALD in children: what's new? A narrative review. Front Nutr. 2022;9:928371.
67. Zafirovska M, Zafirovski A, RotovnikKozjek N. Current insights regarding intestinal failure-associated liver disease (Ifald): a narrative review. Nutrients. 2023;15(14):3169.
68. Lee WS, Chew KS, Ng RT, Kasmi KE, Sokol RJ. Intestinal failure-associated liver disease (Ifald): insights into pathogenesis and advances in management. Hepatol Int. 2020;14(3):305-16.
69. Wagner M, Zollner G, Trauner M. New molecular insights into the mechanisms of cholestasis. J Hepatol. 2009;51(3):565-80.
70. Soroka CJ, Ballatori N, Boyer JL. Organic solute transporter, OSTot-OSTI3: Its role in bile acid transport and cholestasis. Semin Liver Dis. 2010;30(2):176-83.
71. Lam P, Soroka CJ, Boyer JL. The bile salt export pump: clinical and experimental aspects of genetic and acquired cholestatic liver disease. Semin Liver Dis. 2010;30(2):123-31.
72. Wagner M, Zollner G, Trauner M. Nuclear receptor regulation of the adaptive response of bile acid transporters in cholestasis. Semin Liver Dis. 2010;30(2):158-75.
73. Geier A, Fickert P, Trauner M. Mechanisms of disease: mechanisms and clinical implications of cholestasis in sepsis. Nat Clin Pract Gastroenterol Hepatol. 2006;3(10):574-85.
74. El Kasmi KC, Anderson AL, Devereaux MW, Fillon SA, Harris JK, Lovell MA, et al. Toll-like receptor 4-dependent Kupffer cell activation and liver injury in a novel mouse model of parenteral nutrition and intestinal injury. Hepatology. 2012;55(5):1518-28.
75. Cavicchi M, Beau P, Crenn P, Degott C, Messing B. Prevalence of liver disease and contributing factors in patients receiving home parenteral nutrition for permanent intestinal failure. Ann Intern Med. 2000;132(7):525-32.
76. Colomb V, Jobert-Giraud A, Lacaille F, Goulet O, Fournet JC, Ricour C. Role of lipid emulsions in cholestasis associated with long-term parenteral nutrition in children. JPEN J Parenter Enteral Nutr. 2000;24(6):34550.
77. Ganousse-Mazeron S, Lacaille F, Colomb-Jung V, Talbotec C, Ruemmele F, Sauvat F, et al. Assessment and outcome of children with intestinal failure referred for intestinal transplantation. Clin Nutr. 2015;34(3):428-35.
78. Koletzko B, Goulet O. Fish oil containing intravenous lipid emulsions in parenteral nutrition-associated cholestatic liver disease. Curr Opin Clin Nutr Metab Care. 2010;13(3):321-6.
79. Gura KM, Duggan CP, Collier SB, Jennings RW, Folkman J, Bistrian BR, et al. Reversal of parenteral nutrition-associated liver disease in two infants with short bowel syndrome using parenteral fish oil: implications for future management. Pediatrics. 2006;118(1):e197-e201.
80. Linseisen J, Hoffmann J, LienhardS, Jauch KW, Wolfram G. Antioxidant status of surgical patients receiving TPN with an omega-3-fatty acid-containing lipid emulsion supplemented with alpha-tocopherol. Clin Nutr. 2000;19(3):177-84.

81. U.S. Food & Drug Administration. New Drug Therapy Approvals 2022. Disponível em: https://www.fda.gov/drugs/novel-drug-approvals-fda/new-drug-therapy-approvals-2022. Acesso em: 5 nov. 2024.
82. Raghu VK, Sevilla WMA, King DE, Alissa F, Rothenberger S, Smith KJ, et al. Current practices in lipid emulsion utilization in the prevention and treatment of intestinal failure-associated liver disease: a survey of pediatric intestinal rehabilitation and transplant centers. JPEN J Parenter Enteral Nutr. 2022;46(7):1585-92.
83. Wanten G, Beunk J, NaberA, Swinkels D. Tocopherol isoforms in parenteral lipid emulsions and neutrophil activation. Clin Nutr. 2002;21(5):417-22.
84. Forchielli ML, Bersani G, Tala S, Grossi G, Puggioli C, Masi M. The spectrum of plant and animal sterols in different oil-derived intravenous emulsions. Lipids. 2010;45(1):63-71.
85. Mertes N, Grimm H, Furst P, Stehle P. Safety and efficacy of a new parenteral lipid emulsion (SMOFlipid) in surgical patients: a randomized, double-blind, multicenter study. Ann Nutr Metab. 2006;50(3):253-9.
86. Leonberg B, Chuang E, Eicher P, Tershakovec AM, Leonard L, Stallings VA. Long-term growth and development in children after home parenteral nutrition. J Pediatr. 1998;132(3Pt 1):461-6.
87. Colomb V, Dabbas-Tyan M, Taupin P, Talbotec C, Révillon Y, Jan D, et al. Long-term outcome of children receiving home parenteral nutrition: a 20-year single-center experience in 302 patients. J Pediatr Gastroenterol Nutr. 2007;44(3):347-53.
88. Norman JL, Crill CM. Optimizing the transition to home parenteral nutrition in pediatric patients. Nutr Clin Pract. 2011;26(3):273-85.
89. Gandullia P, Lugani F, Costabello L, Arrigo S, Calvi A, Castellano E, et al. Long-term home parenteral nutrition in children with chronic intestinal failure: a 15-year experience at a single Italian centre. Dig Liver Dis. 2011;43(1):28-33.
90. Wiskin A, Cole C, Owens D, Morgan M, Burge DM, Beattie RM. Ten-year experience of home parenteral nutrition in a single centre. Acta Paediatr. 2012;101(5):524-7.
91. Barclay A, Henderson P, Gowen H, Puntis J, BIFS collaborators. The continued rise of paediatric home parenteral nutrition use: Implications for service and the improvement of longitudinal data collection. Clin Nutr. 2014;34(6):290-8.
92. Diamanti A, Conforti A, Panetta F, Torre G, Candusso M, Bagolan P, et al. Long-term outcome of home parenteral nutrition in patients with ultra-short bowel syndrome. J Pediatr Gastroenterol Nutr. 2014;58(4):438-42.
93. Petit LM, Girard D, Ganousse-Mazeron S, Talbotec C, Pigneur B, Elie C, et al. Weaning off prognosis factors of home parenteral nutrition for children with primary digestive disease. J Pediatr Gastroenterol Nutr. 2016;62(3):462-8.
94. Pironi L, Joly F, Forbes A, Colomb V, Lyszkowska M, Baxter J, et al. Home artificial nutrition & Chronic Intestinal Failure Working Group of the European Society for Clinical Nutrition and Metabolism (Espen). Long-term follow-up of patients on home parenteral nutrition in Europe: implications for intestinal transplantation. Gut. 2011;60(1):17-25.
95. Kim JS, Holtom P, Vigen C. Reduction of catheter-related bloodstream infections through the use of a central venous line bundle: epidemiologic and economic consequences. Am J Infect Control. 2011;39(8):640-6.
96. Hill S, Ksiazyk J, Prell C, Tabbers M; ESPGHAN/Espen/ESPR/CSPEN working group on pediatric parenteral nutrition. ESPGHAN/Espen/ESPR/CSPEN guidelines on pediatric parenteral nutrition: home parenteral nutrition. Clin Nutr. 2018;37:2401-2408.
97. Wendel D, Mezoff EA, Raghu VK, Kinberg S, Soden J, Avitzur Y, et al. Management of central venous access in children with intestinal failure: a position paper from the NASPGHAN Intestinal Rehabilitation Special Interest Group. J Pediatr Gastroenterol Nutr. 2021;72(3):474-486.

98. Lambe C, Poisson C, Talbotec C, Goulet O. Strategies to reduce catheter-related bloodstream infections in pediatric patients receiving home parenteral nutrition: the efficacy of taurolidine-citrate prophylactic-locking. JPEN J Parenter Enteral Nutr. 2018;42(6):1017-25.
99. Sudan D, DiBaise J, Torres C, Thompson J, Raynor S, Gilroy R, et al. A multidisciplinary approach to the treatment of intestinal failure. J Gastrointest Surg. 2005;9(2):165-76.
100. Torres C, Sudan D, Vanderhoof J, Grant W, Botha J, Raynor S, et al. Role of an intestinal rehabilitation program in the treatment of advanced intestinal failure. J Pediatr Gastroenterol Nutr. 2007;45(2):20412.
101. Nucci A, Burns RC, Armah T, Lowery K, Yaworski JA, Strohm S, et al. Interdisciplinary management of pediatric intestinal failure: a 10-year review of rehabilitation and transplantation. J Gastrointest Surg. 2008;12(3):429-35.
102. Sigalet D, Boctor D, Robertson M, Lam V, Brindle M, Sarkhosh K, et al. Improved outcomes in paediatric intestinal failure with aggressive prevention of liver disease. Eur J Pediatr Surg. 2009;19(6):348-53.
103. Cowles RA, Ventura KA, Martinez M, Lobritto SJ, Harren PA, Brodlie S, et al. Reversal of intestinal failure associated liver disease in infants and children on parenteral nutrition: experience with 93 patients at a referral center for intestinal rehabilitation. J Pediatr Surg. 2010;45(3):84-7.
104. Cohran VC, Prozialeck JD, Cole CR. Redefining short bowel syndrome in the 21st century. Pediatr Res. 2017;81:540-9.
105. Koletzko B, Goulet O, Hunt J, Krohn K, Shamir R; Guidelines on paediatric parenteral nutrition of the European Society of Paediatric Gastroenterology, Hepatology and Nutrition (ESPGHAN) and the European Society for Clinical Nutrition and Metabolism (Espen), Supported by the European Society of Paediatric Research (ESPR). J Pediatr Gastroenterol Nutr. 2005;41(Suppl 2):S1-87.
106. Wales P, Allen N, Worthington P, George D, Compher C, the American Society for Parenteral and Enteral Nutrition, Teitelbaum D. Aspen clinical guidelines: support of pediatric patients with intestinal failure at risk of parenteral nutrition-associated liver disease. JPEN J Parenter Enteral Nutr. 2014;38(5):538-57.
107. Goulet OJ. Intestinal failure-associated liver disease and the use of fish oil-based lipid emulsions. World Rev Nutr Diet. 2015;112:90-114.

SEÇÃO III

NUTRIÇÃO PARENTERAL

10

Nutrição parenteral: indicações, composição e implementação

José Vicente Noronha Spolidoro
Mônica Chang Wayhs
Ana Paula Aragão
Rubens Feferbaum
Maria Thereza Cabedo
Marina Neto Rafael
Nayara Dorascenzi Magri Teles

DESTAQUES

- A nutrição parenteral é procedimento de terapia nutricional regulamentado pela Anvisa e segue guias e consensos internacionais.
- As indicações pediátricas de nutrição parenteral são múltiplas, visando evitar a subnutrição de pacientes em condições clínicas nas quais o trato gastrointestinal está total ou parcialmente excluso, com a alimentação enteral impossível ou insuficiente.
- Prescrição, formulação, instalação e controles de qualidade necessitam da formação e integração de uma equipe multiprofissional de terapia nutricional atuante no nível hospitalar.

INTRODUÇÃO

De acordo com a Portaria n. 272 da Agência Nacional de Vigilância Sanitária (Anvisa), nutrição parenteral (NP) é uma solução ou emulsão, composta basicamente de carboidratos, aminoácidos, lipídios, vitaminas e minerais, estéril e apirogênica, acondicionada em recipiente de vidro ou plástico, destinada à administração intravenosa em pacientes desnutridos ou não, em regime hospitalar, ambulatorial ou domiciliar, visando à síntese ou manutenção dos tecidos, órgãos ou sistemas.[1]

A NP deverá ser usada sempre que não houver a possibilidade do uso do trato gastrointestinal para alimentação durante um período de 5 a 7 dias, ou no primeiro dia caso o paciente seja desnutrido. Dependendo da enfermidade de base e do grau de desnutrição da criança, a NP pode ser prescrita em associação à nutrição enteral (NE). No recém-nascido prematuro (RNPT) a NP deve ser sempre prescrita nas primeiras 24 horas, evitando a desnutrição precoce (*vide* capítulo 11, sobre nutrição do RNPT). A NP poderá ser suspensa quando a nutrição oral/enteral fornece 2/3 das necessidades nutricionais da criança.

Em situações de uso prolongado, como na falência intestinal, além de fornecer macro e micronutrientes para suprir as demandas metabólicas, a NP também deve prover os nutrientes necessários para possibilitar o crescimento da criança.

A NP deve fazer parte do trabalho interdisciplinar da equipe multiprofissional de terapia nutricional (EMTN), da qual participam pelo menos médico, farmacêutico, nutricionista e enfermeiro. O farmacêutico deve revisar a prescrição médica de NP para determinar se a mistura é compatível, estável e segura para o paciente, sugerindo mudanças quando necessário.

INDICAÇÕES

A NP é indicada quando a NE for impossível ou insuficiente, e as condições clínicas do paciente permitirem. As principais indicações de NP estão listadas a seguir:

1. Condições gastrointestinais:
   - Anomalias congênitas do trato gastrointestinal.
   - Síndrome do intestino curto.
   - Enterocolite necrosante.
   - Isquemia intestinal.
   - Trauma abdominal.
   - Pseudo-obstrução intestinal.
   - Pós-operatório de cirurgia abdominal.
   - Doença inflamatória intestinal.

- Dismotilidade intestinal grave.
- Intuscepção, volvo intestinal, aganglionose colônica.
- Transplante intestinal.
- Alterações da parede abdominal (gastrosquise, onfalocele).
- Má-absorção intestinal: displasia intestinal, inclusão microvilositária, enterostomia proximal, diarreia grave prolongada, imunodeficiências, fístula enterocutânea de alto débito.
- Outras condições gastrointestinais: hemorragia digestiva, vômitos incoercíveis, isquemia intestinal, íleo meconial, mucosite ou enterite grave por quimioterapia, insuficiência hepática grave, pancreatite complicada, fístula pancreática.

2. Prematuridade:
   - Prematuridade extrema.
   - Insuficiência respiratória com hipoxemia e acidose, hipotensão com necessidade de drogas vasoativas, asfixia perinatal.
   - Enterocolite necrosante ou obstrução intestinal.
   - Cardiopatias congênitas com repercussão hemodinâmica.
   - Íleo paralítico.
3. Enfermidades extradigestivas:
   - Pós-operatório de cirurgia cardíaca, caquexia cardíaca.
   - Broncodisplasia.
   - Quilotórax.
   - Anorexia nervosa.
   - Paciente criticamente enfermo.
   - Insuficiência renal grave.
   - Perioperatório de paciente desnutrido grave.

COMPOSIÇÃO

A NP preferencialmente deve ser preparada em solução 3:1, ou seja, com todos os macronutrientes juntos (lipídios, aminoácidos, glicose), além de vitaminas e minerais. Na faixa etária pediátrica, geralmente a prescrição da NP e consequentemente sua composição são personalizadas, produzidas na farmácia hospitalar ou por empresas especializadas. Além de atenderem às necessidades específicas de cada faixa etária, a prescrição personalizada e diária da NP permite a adaptação à condição clínica do paciente e de seu processo patológico.

Já está disponível no mercado brasileiro bolsa multicompartimental para uso pediátrico e neonatal imediato. Essas bolsas têm como vantagem a praticidade e a rapidez para o início da NP e manutenção na farmácia hospitalar estocada à temperatura ambiente. Porém, comparada à formulada, pode não se adaptar a algumas especificidades clínicas, além de não fornecer vitaminas.

Necessidade hídrica

A necessidade hídrica das crianças depende de sua faixa etária. Os recém-nascidos (RN) e RNPT precisam de volumes que podem variar desde 60 mL/kg (no primeiro dia de vida) até 180 mL/kg (*vide* o Capítulo 11, sobre nutrição parenteral do RNPT). Enfatiza-se que, quanto menor e mais imaturo o RN, maiores serão suas perdas insensíveis e, consequentemente, sua necessidade hídrica.

A necessidade hídrica é calculada pela fórmula de Holiday-Segar (Tabela 1), devendo ser adaptada ao quadro clínico da criança, como em situações de restrição hídrica ou de perdas excessivas. No caso de o paciente apresentar perdas anormais (diarreia, vômito, fístulas, ostomias, drenagens, fototerapia), pode-se prescrever volume para compensar essas perdas na NP ou em hidratação paralela.[2]

TABELA 1 Fórmula de Holliday & Segar para necessidade hídrica

Peso corporal (kg)	Necessidade hídrica (mL/kg/dia)
< 1,5	130-150 mL/kg
1,5-2	110-130 mL/kg
2-10	100 mL/kg
> 10-20	1.000 mL para 10 kg + 50 mL/kg para cada kg > 10 kg
> 20	1.500 mL para 20 kg + 20 mL/kg para cada kg > 20 kg

Fonte: elaborada pelos autores.

Necessidade calórica

As fontes de calorias são a glicose, os lipídios e os aminoácidos. A glicose, quando na forma monoidratada, fornece 3,4 kcal/g, enquanto na forma anidra fornecerá 3,75 a 4 kcal/g. A concentração das emulsões lipídicas disponíveis no mercado é 10% (que fornece 11 kcal/g de lipídio) e 20% (que fornece 10 kcal/g), mas se utilizam sempre as emulsões a 20%. Os aminoácidos fornecem 4 kcal/g. As calorias dos aminoácidos devem estar incluídas no cálculo da oferta calórica, mesmo sabendo que suas calorias não serão utilizadas como energia. A necessidade calórica varia de acordo com a faixa etária e a situação clínica do paciente. Idealmente, a oferta calórica deve ser mensurada por meio da calorimetria indireta. Na impossibilidade da realização da calorimetria, recomenda-se oferta calórica de acordo com a OMS 2004 ou a equação de Schofield (Tabela 2).[3,4]

TABELA 2 Cálculo da necessidade calórica basal pela Equação de Schofield

Necessidade energética	Equação de Schofield	
	Peso	Peso e estatura
Meninos		
0-3 anos	(59,5 x P) – 30,3	(0,17 x P) + (1.516,1 x E) – 617
3-10 anos	(22,7 x P) + 504	(19,6 x P) + (130 x E) + 415
10-18 anos	(17,7 x P) + 658	(16,2 x P) + (137,1 x E) + 515
Meninas		
0-3 anos	(58,3 x P) – 31	(16,2 x P) + (1.022,3 x E) – 413
3-10 anos	(20,3 x P) + 486	(16,9 x P) + (161,7 x E) + 370
10-18 anos	(13,4 x P) + 692	(8,4 x P) + (465,2 x E) + 200

E: estatura; P: peso.
Fonte: elaborada pelos autores.

Glicose

A glicose é a principal fonte energética da NP. Crianças usualmente toleram bem uma taxa de infusão de glicose de 8 a 10 mg/kg/minuto, por vezes ainda mais altas. A tolerância à glicose na NP é determinada por um criterioso controle de glicosúria e/ou glicemia (usualmente se utiliza a glicemia capilar). Inicialmente se recomenda controle de glicemia capilar 2 a 3 vezes ao dia, espaçando os controles conforme a tolerância. Hiperglicemia deve ser evitada, pois está associada a piora dos desfechos nos pacientes críticos. A glicemia deve ser mantida entre 100 e 180 mg/dL. Se ocorrer hiperglicemia e a infusão de glicose não for excessiva, deve ser considerada a utilização de insulina contínua em bomba de infusão.

O uso excessivo de glicose induz a aumento na produção de CO_2, que eleva o coeficiente respiratório (QR). O QR (QR = CO_2/O_2), quando elevado, causa lipogênese e acúmulo de CO_2, que aumenta por sua vez o estímulo ventilatório, podendo acarretar insuficiência respiratória em pacientes gravemente enfermos. Assim, recomenda-se sempre a utilização combinada de glicose e lipídios nas soluções de NP.[5]

Lipídios

Os lipídios têm alto valor calórico e baixa osmolaridade. As partículas de gordura são metabolizadas de forma semelhante às dos quilomícrons naturais. Em geral, utilizam-se 2 a 3 g/kg/dia, podendo ser utilizados até 3,5 g/kg/dia de lipídios, considerando que a quantidade de calorias de lipídios em relação à quantidade de calorias totais fique em torno de 25 a 30%, e não ultrapasse 35%. Os lipídios devem de preferência ser administrados em solução 3:1, junto com todos os demais componentes da NP. O nível de triglicerídeos deve ser verificado para avaliar a tolerância aos lipídios. Níveis de triglicerídeos inferiores a 150 mg/dL indicam boa tolerância e permitem a progressão da oferta de lipídios. Deve-se reduzir a oferta de lipídios com triglicerídeos > 265 mg/dL em lactentes e de 400 mg/dL em crianças maiores. A redução da oferta de lipídios também deve ser considerada em casos de trombocitopenia inexplicada e grave.[6]

A emulsão lipídica mais utilizada em nosso meio é a que contém 50% de triglicerídeos de cadeia longa e 50% de triglicerídeos de cadeia média. Em nutrição parenteral total (NPT) prolongada, em caso de hiperbilirrubinemia ou colestase, assim como hipertrigliceridemia, as emulsões lipídicas de terceira geração, contendo óleo de oliva, soja, coco e peixe (com ômega 3), são as mais recomendadas.[6-8]

A necessidade mínima de gordura para satisfazer as exigências de ácidos graxos essenciais (linoleico e linolênico) é da ordem de 0,5 a 1 g/kg/dia. Vale lembrar que para o fornecimento de ácidos graxos essenciais são necessários os triglicerídeos de cadeia longa. A necessidade mínima de ácido linoleico é 0,25 g/kg/dia para prematuros e 0,1 g/kg/dia para lactentes e crianças maiores. A emulsão lipídica mais usada, que é a TCM/TCL (triglicérides de cadeia média e triglicerídeos de cadeia longa), é composta de 27% como ácido linoleico, o que significa que o mínimo necessário para suprir esse ácido graxo essencial é 1 g/kg/dia dessa emulsão para prematuros e 0,4 g/kg/dia para lactentes a termo e crianças maiores.

A deficiência de ácidos graxos essenciais provoca alterações cutâneas, dermatite, alopecia, erupções descamativas pruriginosas na face e regiões periorificiais, cicatrização lenta de feridas, anemia, trombocitopenia com fenômenos hemorrágicos, retardo de crescimento e aumento da suscetibilidade a infecções bacterianas. A orientação atual é sempre usar lipídios ao prescrever uma NP.[6]

As emulsões lipídicas são estáveis na solução de NP devido à presença de fosfolípides. No mercado brasileiro existem emulsões lipídicas a 10 e 20%, e em ambas a quantidade de fosfolipídios é a mesma. Em pediatria recomenda-se sempre a emulsão 20%, que contém melhor relação triglicerídeos/fosfolipídios, e maior concentração calórica (2,0 kcal/mL). Em pacientes em UTI pediátrica que utilizem propofol em infusão contínua para sedação, deve-se lembrar que esse medicamento é uma emulsão lipídica a 10%, fornecendo 1,1 cal/mL, e isso deve ser considerado no cálculo da NP.[6]

As emulsões lipídicas hoje disponíveis no mercado brasileiro estão apresentadas no Quadro 1.

QUADRO 1 Emulsões lipídicas disponíveis no Brasil

TCL à base de óleo de soja	As emulsões de óleo de soja puro contêm 62% dos Pufa ômega 6 e os demais são ácidos graxos saturados não essenciais. Essas emulsões de TCL têm maior estímulo pró-inflamatório e não são recomendadas para crianças, especialmente prematuros, nos quais a hepatotoxicidade está bem estabelecida.
TCL e TCM à base de óleo de soja e coco (1:1)	A emulsão mais utilizada em nosso meio contém TCL e TCM, com ácidos graxos ômega 6, mas com menor estímulo pró-inflamatório que aquelas apenas com óleo de soja. As emulsões TCL e TCM são compostas de 50% de óleo de coco (TCM) e 50% de óleo de soja (TCL), mesmo assim a quantidade total de ácidos graxos Pufa ainda não corresponde à oferta de lipídios habitual em indivíduos saudáveis (30% de ácidos graxos poli-insaturados).
Óleo de oliva e óleo de soja (80:20)	As emulsões com óleo de oliva (ômega 9) têm ação imunológica neutra. As emulsões preparadas a partir de uma mistura de óleo de soja e óleo de oliva contêm apenas TCL, mas têm menor proporção de ácidos graxos poli-insaturados (20%) e 60% de Mufa.
Emulsão de óleo de peixe: ácidos graxos poli-insaturados ômega 3 (3)	As emulsões lipídicas com ácidos graxos ômega 3, oriundos do óleo de peixe, têm reconhecido efeito imunológico favorável e com reduzido estímulo inflamatório. Emulsões com óleo de peixe isolado não fornecem todos os ácidos graxos essenciais e devem ser utilizadas acrescidas a outras emulsões lipídicas.
Emulsão com óleo de soja, oliva, coco e peixe	Essa emulsão lipídica contém TCL (soja) 30%; TCM (coco) 30%; ômega 9 (azeite de oliva) 25% e ômega 3 (óleo de peixe) 15%. Ela é recomendável em casos de colestase associada a NP e em pacientes com NP prolongada (p. ex., com insuficiência intestinal). Em RN prematuros parece ter vantagens, mas estudos controlados não evidenciam benefício que justifique seu uso rotineiro.

Mufa: ácidos graxos monoinsaturados; NP: nutrição parenteral; Pufa: ácidos graxos poli-insaturados; RN: recém-nascido; TCL: triglicerídeo de cadeia longa; TCM: triglicerídeo de cadeia média.
Fonte: elaborado pelos autores.

Aminoácidos

As proteínas são componentes essenciais para a estrutura celular, resposta imunológica, crescimento, processos neuromusculares, enzimáticos e mentais. A meta principal de nutrir é promover a síntese proteica. Nos pacientes em NP, o objetivo é promover formação de massa magra, e para isso é necessário oferecer proteínas, que são o seu principal substrato, e calorias não proteicas para que essas proteínas sejam utilizadas para esse fim e não para neoglicogênese (queima como energia). Os aminoácidos da NP são fontes de nitrogênio, e cada grama de nitrogênio corresponde a 6,25 g de aminoácidos. Em pediatria a quantidade de calorias não proteicas por grama de nitrogênio deve ser 120 a 180 kcal não proteicas/gN^2.

A administração de calorias não proteicas (carboidratos e lipídios) em quantidades insuficientes faz com que os aminoácidos sejam utilizados como fonte calórica e não para a síntese proteica, assim como o excesso de calorias não proteicas por grama de nitrogênio pode promover a formação de massa gorda.[3,9]

As recomendações de calorias não proteicas por grama de nitrogênio estão dispostas na Tabela 3.

TABELA 3 Relação de calorias não proteicas por grama de nitrogênio por faixa etária

Idade em anos	kcal não proteicas/gN^2 (paciente estável)	kcal não proteicas/gN^2 (paciente instável)
0-1	130-150	110-120
1-7	120-140	100-115
7-12	110-130	95-110
12-18	110-130	95-110

Fonte: elaborada pelos autores.

As recomendações da ESPGHAN/Espen 2018 para oferta de proteínas em NP de crianças variam conforme a faixa etária. Recém-nascidos a termo devem iniciar com 1,5 g/kg/dia e progredir até 3 a 3,5 g/kg/dia. Entre 1 mês de vida e 3 anos de vida se inicia com 1 g/kg/dia, progredindo até 2,5 g/kg/dia. Crianças maiores de 3 até 18 anos devem receber de 1 a 2 g/kg/dia. No mercado brasileiro existem diferentes tipos de soluções de aminoácidos cristalinos. Em pediatria, empregam-se sistematicamente as soluções de aminoácidos pediátricos ou para RN, descritas no Quadro 2.[9]

QUADRO 2 Soluções de aminoácidos disponíveis no mercado brasileiro

Solução de aminoácidos cristalinos para adultos	Com os 20 principais aminoácidos que existem nas proteínas naturais.
Solução de aminoácidos pediátricos	Com 20 aminoácidos em concentrações ajustadas às necessidades pediátricas. As soluções de aminoácidos pediátricas procuram imitar a concentração plasmática em um lactente, após ter sido amamentado ao seio.
Solução de aminoácidos para neonatologia	Considerando que certos aminoácidos são essenciais para RNT e RNPT, essas soluções contêm taurina, tirosina, histidina, ácido aspártico e ácido glutâmico em quantidades semelhantes às encontradas no leite humano, e contêm menor concentração de metionina, glicina e fenilalanina.
Solução de aminoácidos para a insuficiência renal	Contendo os 8 aminoácidos essenciais, com acréscimo de histidina. Uma vez que hoje os pacientes em insuficiência renal logo são levados a hemodiálise, eles devem receber soluções completas de aminoácidos, inclusive em dose mais alta. Assim, essas soluções para doença renal praticamente não são mais utilizadas.
Solução de aminoácidos para a insuficiência hepática	Solução enriquecida com aminoácidos de cadeia ramificada (leucina, isoleucina e valina), parece ser útil em paciente com insuficiência hepática acompanhada de encefalopatia. Esta parece ser a única indicação para estas soluções. No mercado brasileiro, essas soluções contêm aproximadamente 50% de aminoácidos de cadeia ramificada e 50% de aminoácidos aromatizados.

RNPT: recém-nascidos pré-termo; RNT: recém-nascidos a termo.
Fonte: elaborado pelos autores.

Eletrólitos

Devem ser prescritos de acordo com a faixa etária (ver Tabela 4) e a necessidade clínica da criança. É importante ressaltar que a NP não deve ser utilizada para correção dos distúrbios eletrolíticos.[2]

O fósforo no mercado brasileiro em geral é apresentado na forma de fosfato de potássio, que fornece 2 mEq de potássio e 1,1 mMol de fósforo por mL. O uso de fosfato de potássio é limitado pelo uso de cálcio, que com ele pode precipitar. A mistura de aminoácidos e glicose na solução de NP evita que o cálcio e o fósforo precipitem. O uso de fósforo orgânico teria a vantagem de melhor compatibilidade com o cálcio na forma de gluconato, sem qualquer limite de concentração. Cada mL de solução de fósforo orgânico contém fósforo 0,33 mMol (10,23 mg), sódio 0,66 mEq (15,33 mg) e glicose 0,33 mMol (60,09 mg).[10]

Alguns cuidados devem ser considerados na oferta de eletrólitos nas soluções 3:1. Quando se utiliza gluconato de cálcio 10% e fosfato de potássio 2 mEq/mL juntos, uma regra prática pode ser utilizada para evitar precipitação: o volume do gluconato de cálcio 10% não deve exceder 2,2% do volume total da NP, prescrevendo fosfato de potássio em um volume que corresponda ao volume de gluconato de cálcio dividido por 4,4. A quantidade de cálcio na solução não deve ultrapassar 10 mEq/L, e a somatória dos cátions di ou trivalentes (cálcio e magnésio) deve permanecer abaixo de 16 mEq/L.[2,10]

TABELA 4 Necessidade de eletrólitos na nutrição parenteral

Idade	1-6 meses	7-12 meses	1-18 anos	Adolescentes > 50 kg
Na mEq/kg/dia ou mmol/kg/dia	2 -3	2 -3	1 -3	1-2 mEq/kg/dia
K mmol/kg/dia	1-3	1-3	1-3	1-2 mEq/kg/dia
Cl mmol/kg/dia	2-4	2-4	2-4	–
P mmol/kg/dia (mg/kg/dia)	0,7-1,3 (20-40)	0,5 (1)	0,2-0,7 (6-22)	10-40 mmol/dia
Ca mmol/kg/dia (mEq/kg/dia)	0,8-1,5 (1,5-3)	0,5 (1)	0,25-0,4 (0,5-0,8)	10-20 mEq/dia
Mg mmol/kg/dia (mEq/kg/dia)	0,1-0,2 (0,2-0,4)	0,15 (0,3)	0,1 (0,2)	10-30 mEq/dia

Fonte: Jochum et al.;[2] Mihatsch et al.[10]

Vitaminas

As necessidades de vitaminas variam conforme a idade (ver Tabela 5) e a condição clínica.[11] Costuma-se utilizar soluções padronizadas de mistura de vitaminas para pediatria, nas quais se pode adequar a dose às necessidades do paciente. Nenhuma solução de vitaminas para RN existe no mercado brasileiro, e as quantidades devem ser ajustadas. As apresentações comerciais disponíveis em geral fornecem quantidades insuficientes de vitamina A para RN prematuros. Na prática, costuma-se infundir esses elementos juntos, pois as possíveis interações entre os componentes não causam dano significativo.

A solução de vitaminas disponível comercialmente no Brasil é apresentada em dois frascos (A e B), cada um com 5 mL. O frasco A contém vitaminas A (2.300 UI), D3 (400 UI), E, K1, B2, B2, B3, B5, B6 e C. O frasco B contém vitaminas B7, B9 e B12. A recomendação é de 2 mL/kg de cada frasco até 5 mL/dia. O fabricante recomenda para prematuros abaixo de 1 kg de peso a dose diária máxima de 1,5 mL do frasco A e 1,5 mL do frasco B. Para crianças com peso entre 1 e 3 kg, dose diária máxima de 3,25 mL do frasco A e 3,25 mL do B. Para crianças acima de 3 kg, recomendam-se 5 mL de cada frasco. É importante consultar o farmacêutico sobre a solução disponível em seu hospital e fazer a adequação.

Nos pacientes em NP cuja composição não contenha vitamina K, é recomendado o uso de 5 mg/semana ou com intervalos maiores, conforme o tempo de protrombina. Naqueles que recebem NP associada à NE, a administração de vitamina K pode ser dispensada, quando o controle de tempo de protrombina permanecer normal.

TABELA 5 Necessidade de vitaminas

	RNPT	0-12 meses	1-18 anos
Vitamina A	700-1.500 UI/kg/dia (227-455 mcg/kg/dia)	2.300 UI/dia (150-300 mcg/kg/dia)	500 UI/dia (150 mcg/dia)
Vitamina D	200-1.000 UI/dia	400 UI/dia	400-600 UI/dia
Vitamina E	2,8-3,5 mg/kg/dia (2,8-3,5 UI/kg/dia)	2,8-3,5 mg/kg/dia (2,8-3,5 UI/kg/dia)	11 mg/dia (11 UI/dia)
Vitamina K	10 mcg/kg/dia	10 mcg/kg/dia	200 mcg/dia
Vitamina C	15-25 mg/kg/dia	15-25 mg/kg/dia	80 mg/dia
Tiamina (B1)	0,35-0,50 mg/kg/dia	0,35-0,50 mg/kg/dia	1,2 mg/dia
Riboflavina (B2)	0,15-0,2 mg/kg/dia	0,15-0,2 mg/kg/dia	1,4 mg/dia
Piridoxina (B6)	0,15-0,2 mg/kg/dia	0,15-0,2 mg/kg/dia	1 mg/kg/dia
Niacina	4-6,8 mg/kg/dia	4-6,8 mg/kg/dia	17 mg/dia
Vitamina B12	0,3 mcg/kg/dia	0,3 mcg/kg/dia	1 mcg/dia
Ácido pantotênico (B5)	2,5 mg/kg/dia	2,5 mg/kg/dia	5 mg/dia
Biotina	5-8 mcg/kg/dia	5-8 mcg/kg/dia	20 mcg/dia
Ácido fólico (B9)	56 mcg/kg/dia	56 mcg/kg/dia	140 mcg/dia

RNPT: recém-nascido pré-termo.
Fonte: Bronsky et al.;[13] Domellöff et al.[14]

Os pacientes com síndrome do intestino curto com ressecção do íleo terminal deverão receber a vitamina B12 via intramuscular, nas doses de 100 mcg/mês ou 300 mcg a cada 3 meses (tem efeito cumulativo) se a composição de vitaminas utilizadas na NP não contiver vitamina B12, ou quando não estiverem mais recebendo NP.

A bolsa com a solução parenteral deve ser sempre protegida da luz com um invólucro opaco, assim como ficar longe da janela e de fontes de luz, como fototerapia. A luz inativa várias vitaminas e causa peroxidação tanto de vitaminas como de lipídios.[12]

Oligoelementos

São os minerais necessários às principais funções metabólicas, em geral como cofatores fundamentais.[14] São eles: zinco, cobre, manganês, cromo, selênio, molibdênio e iodo (Tabela 6). Esses minerais também deveriam ser particularizados para cada paciente. Controles laboratoriais de seus níveis séricos ou nos tecidos devem ser feitos periodicamente, quando disponíveis. As soluções de oligoelementos pediátricas disponíveis contêm zinco, cobre, cromo e manganês, não oferecendo selênio, iodo e molibdênio. O selênio é conhecido por sua função antioxidante, sendo recomendado em pacientes criticamente enfermos ou que estejam recebendo NP por um período superior a 4 semanas e em jejum prolongado. Em prematuros, sua deficiência está associada à displasia broncopulmonar e à retinopatia da prematuridade, consideradas doenças oxidativas. O selênio interfere no metabolismo do cobre. Em pacientes com NP, sem NE, especialmente em prematuros, é recomendável seu uso endovenoso e na dose de 2 a 3 mcg/kg/dia.

As soluções de oligoelementos pediátricos disponíveis no mercado brasileiro têm composições diferentes, sendo fundamental saber pelo farmacêutico qual é a formulação que está sendo disponibilizada, para assim determinar a quantidade a ser prescrita.

Considerando que o cobre em dose elevada tem certa toxicidade, especialmente hepática, recomenda-se adequar a dose de oligoelementos a esse mineral, complementando com zinco na forma de sulfato de zinco, quando necessário.

As crianças com colestase não devem receber soluções de oligoelementos que contenham cobre e manganês. Em insuficiência renal, zinco, selênio, molibdênio e cromo devem ser evitados ou usados com cautela.

As crianças com diarreia importante, com perdas excessivas por ileostomia ou com fístulas digestivas de alto débito devem receber suplementação adicional de zinco.

TABELA 6 Oligoelementos (mcg/kg/dia)

	RNPT	0-3 meses	3-12 meses	1-18 anos	Máximo
Zinco	400-500	250	100	50	5 mg/dia
Cobre	40	20	20	20	0,5 mg/dia
Iodo	1-10	1	1	1	–
Selênio	7	2-3	2-3	2-3	100 mcg/dia
Manganês	≤ 1	≤ 1	≤ 1	≤ 1	50 mcg/dia
Molibdênio	1	0,25	0,25	0,25	5 mcg/dia
Cromo	–	–	–	–	5 mcg/dia

RNPT: recém-nascidos pré-termo.
Fonte: Domellöff et al.[14]

VIAS DE ACESSO

A NP deve ser infundida preferencialmente em um acesso venoso central. O acesso periférico poderá ser utilizado durante um curto período e somente quando a osmolaridade da NP for < 900 mOsm/L. As principais vantagens e desvantagens das vias periférica e central para NP são apresentadas no Quadro 3.

A osmolaridade da solução de NP pode ser calculada pela fórmula a seguir:

Osmolaridade da solução de NP = [5 × (g de glicose)] + [10 × (g de aminoácidos)] + [0,71 × (g de lipídios a 20%)] + [1 × (mEq de todos os eletrólitos somados)]

A NP pode ser infundida por meio de um cateter venoso central não tunelizado, um cateter central de inserção periférica (PICC). Quando há necessidade da NP prolongada (mais de 1 mês) e/ou domiciliar, recomenda-se a colocação de cateteres tunelizados com *cuff* subcutâneo, que garantem a fixação do cateter mesmo após a retirada dos pontos de sutura (cateter de Broviac para os pequenos pacientes ou de Hickman para os adolescentes). A permanência de um túnel subcutâneo longo funciona como proteção contra a migração de bactérias da pele, uma vez que o *cuff* que fica no subcutâneo tem propriedades bactericidas.

QUADRO 3 Vantagens e desvantagens dos acessos central e periférico para a nutrição parenteral

Via periférica	Vantagens	Mais simples; mais barata; menor risco de complicações, como infecções e trombose.
	Desvantagens	Osmolaridade < 900 mOsm/L; necessidade de troca de local frequente para evitar trombloflebites.
Via central	Vantagens	Permite uso de soluções hiperosmolares (permite NP para terapia nutricional completa); utilização de NP por período prolongado.
	Desvantagens	Maior risco de infecções e outras complicações (trombose profunda).

NP: nutrição parenteral.
Fonte: elaborado pelos autores.

Esses cateteres, quando apropriadamente manipulados, podem permanecer por longo período (*vide* o capítulo 13 sobre acessos venosos).

Independentemente da técnica utilizada, para ser considerado central a ponta do cateter deve estar na seguinte localização:[15]

- Crianças com comprimento 47 a 57 cm: ponta do cateter ao menos 0,5 cm acima da carina (veia cava superior).
- Crianças com comprimento 58 a 108 cm: ponta do cateter ao menos 1 cm acima da carina (veia cava superior).
- Crianças maiores: ponta do cateter acima da carina (veia cava superior).
- A ponta do cateter femoral deve estar acima das veias renais (primeira vértebra lombar).
- A ponta do cateter deve estar fora do saco pericárdico para reduzir o risco de tamponamento.

Esse posicionamento deve ser sempre conferido por radiografia simples, antes de iniciar a infusão da NP.

O treinamento da equipe quanto à manipulação das soluções, manejo com cateter e infusão da NP é fundamental para prevenir complicações.

MONITORAMENTO

Para acompanhar clinicamente um paciente em NP, deve-se ter os seguintes cuidados:[16]

- Exame clínico diário completo (atividade, estado geral, cor da pele e mucosas, hidratação, perfusão periférica, pulsos, respiração, acesso venoso, edemas etc.).
- Controle de sinais vitais cada 4 horas.
- Peso diário.
- Balanço hídrico.
- Controle semanal de estatura e perímetro cefálico em prematuros.
- Controle laboratorial (Quadro 4).

QUADRO 4 Controle laboratorial

	Primeira semana	A seguir
Sódio, potássio e cálcio	A cada 2 ou 4 dias*	Semanal
Fósforo e magnésio	Semanal*	Se necessário
Ureia e creatinina	A cada 3 dias	Semanal
Glicemia	A cada 2 ou 3 dias*	Semanal
Glicemia capilar	3 vezes ao dia	Conforme necessário
Triglicerídeos e colesterol	A cada 2 ou 3 dias	Semanal ou quando aumentar a infusão de lipídios
TGO, TGP, GGT	Semanal	Semanal
Turvação plasmática	Se possível a cada 2 dias	Semanal
Glicosúria	A cada 8 horas	Diário
Densidade urinária	A cada 8 horas	Diário
Pré-albumina	Semanal	Semanal
Hemograma	Semanal	Semanal
Albumina	Avaliação inicial	A cada 3 semanas

* Quando houver risco de síndrome de realimentação, está indicada coleta diária, particularmente de glicemia capilar, fósforo, magnésio e potássio.
GGT: gamaglutamiltransferase; TGO: transaminase oxalacética; TGP: transaminase glutâmica pirúvica.
Fonte: Puntis et al.[16]

COMPLICAÇÕES

A complicação mais frequente da NP é a infecção de corrente sanguínea. São fatores de risco para a infecção de corrente sanguínea: prematuridade, neoplasias, cirurgia abdominal, síndrome do intestino curto, presença de uma enterostomia, jejum, uso de antiácidos e a duração da NP.[17] Deve-se suspeitar de infecção de corrente sanguínea em qualquer paciente com febre > 38,5°C ou com alteração clínica ou laboratorial. Na suspeita, deve-se coletar hemocultura do acesso central e periférico e iniciar antibioticoterapia empírica, com cobertura para *Staphylococcus* e bacilos Gram-negativos. As CCIH (Comissões de Controle de Infecções Hospitalares) devem trabalhar em conjunto com as EMTN na orientação, controle e monitoração de dados relacionados às infecções decorrentes do uso da NP (ver o Capítulo 15, sobre infecção do cateter).

A oclusão do cateter pode ser trombótica ou não trombótica. A trombose geralmente é assintomática, sendo o sintoma inicial a dificuldade na infusão da NP, na lavagem do cateter ou na coleta de amostras de sangue do cateter. Na suspeita, é indicada a realização do ultrassom com Doppler e se necessário a venografia.[17]

As complicações metabólicas da NP podem ser muitas, sendo as principais a doença metabólica óssea e a doença hepática. A doença óssea pode ocorrer no uso muito prolongado da NP, observando-se menor densidade mineral óssea, osteoporose e fraturas. Recomenda-se investigação laboratorial periódica, por meio da dosagem do calcidiol (25-hidroxivitamina D), cálcio sérico e urinário, fósforo, PTH e fosfatase alcalina. Quando possível, a densitometria óssea deve ser feita a cada 6 a 12 meses.[17]

Alterações transitórias da função hepática podem ocorrer quando o paciente em uso de NP apresenta concomitantemente sepse e, principalmente, quando não está utilizando NE. O paciente em uso prolongado da NP apresenta maior risco da doença hepática relacionada à NP, principalmente quando há distúrbios da motilidade e ressecção ileal, com sobrecrescimento bacteriano e comprometimento da circulação êntero-hepática dos ácidos biliares. Muitos autores têm sugerido que a solução de lipídios, especialmente aquelas com óleo de soja isolado, é o componente da NP mais envolvido com a hepatotoxicidade, em razão de seu efeito pró-inflamatório.

Além da monitorização laboratorial e ultrassonográfica periódica, recomenda-se para prevenção da doença hepática: a promoção da dieta oral ou enteral, o uso de soluções lipídicas que contenham ômega 3 e a descontaminação intestinal periódica. Deve-se ressaltar que a elevação de provas hepáticas em pacientes em terapia intensiva usando NP é multifatorial, e o entendimento dos fatores envolvidos é importante na determinação da investigação etiológica e tratamento.[17]

A síndrome de sobrecarga de gordura é um quadro raro, caracterizado por extrema elevação de triglicerídeos séricos, febre, icterícia, hepatomegalia, esplenomegalia, desconforto respiratório, hemorragia e disfunção de órgãos. Ocorre quando a oferta de lipídios é muito elevada ou a infusão é muito rápida. A monitorização dos níveis séricos de triglicerídeos permite o diagnóstico precoce. Podem ocorrer outras alterações laboratoriais, como anemia, leucopenia, trombocitopenia e baixo nível de fibrinogênio.[17]

SITUAÇÕES ESPECIAIS

Recém-nascidos pré-termo

A NP é um procedimento que faz parte da rotina de assistência em terapia intensiva neonatal. Os RNPT iniciam a NP no primeiro dia de vida, uma vez que as reservas proteico-energéticas e de outros nutrientes dessas crianças são bastante limitadas.

Indicações em neonatologia:[18]

- RNPT com idade gestacional (IG) < 31 semanas e/ou peso ao nascer (PN) < 1.250 g, iniciar a NP à admissão na UTI neonatal.
- RNPT com IG de 31 a 33 semanas e 6 dias e/ou PN 1.250 a 1.499 g, iniciar a NP se não houver progresso suficiente com a alimentação enteral nas primeiras 72 horas após o nascimento.
- RNPT ≥ 34 semanas e/ou PN ≥ 1.500 g, iniciar a NP se tiver malformação gastrointestinal congênita ou uma doença crítica (p. ex., sepse).
- RNPT em NE, mas que necessite interromper por mais de 48 horas, iniciar a NP.

Para maiores detalhes, ver o Capítulo 11, sobre nutrição parenteral do RNPT.

A oferta proteica inicial deve ser maior que 1,5 g/kg/dia para evitar balanço nitrogenado negativo (grau de evidência A: forte recomendação). Assim, essa oferta mínima deve se iniciar no primeiro dia de vida logo após o nascimento.[19]

Os RNPT apresentam menor tolerância à NE, mesmo em situações de menor comprometimento clínico. Isso se deve ao menor comprimento do intestino, à menor motilidade intestinal, às quantidades diminuídas de enzimas intestinais e à imaturidade da regulação do fluxo sanguíneo intestinal, que aumenta consideravelmente o risco de enterocolite necrosante.

No primeiro dia de vida de um prematuro, a NP se inicia com 2 a 3 g/kg/dia de aminoácidos, utilizando glicose com taxa de infusão baixa (4 a 5 mg/kg/minuto), sendo recomendado iniciar cálcio e fósforo já no primeiro dia (ver o Capítulo 12, sobre síndrome de realimentação), progredindo nos dias subsequentes conforme a tolerância e aumentando a quantidade de aminoácidos até 3 a 3,5 g/kg/dia. A glicose na NP deve ser aumentada até 8 a 10 mg/kg/minuto conforme a tolerância, evitando hiperglicemia.

A hiperglicemia está associada ao aumento de morbidade em RN prematuros e hemorragia cerebral. Controle rigoroso da glicemia deve ser feito, evitando níveis superiores a 150 a 180 mg/dL. Os lipídios podem ser iniciados no primeiro dia de vida, sendo recomendado iniciar com 1 a 2 g/kg/dia e progredir 0,5 a 1 g/kg/dia até atingir 3 a 4/kg/dia. Os lipídios podem tornar a solução parenteral formulada 3:1 instável, e o farmacêutico deve ser consultado.

A NE inicia entre o segundo e o terceiro dias de vida, conforme o grau de prematuridade e as condições clínicas do prematuro. Ao final da primeira semana o prematuro deverá estar recebendo suas metas calórico-proteicas, seja por via exclusivamente enteral ou parenteral, ou, como ocorre usualmente, de forma mista (NE + NP). O padrão ouro para a distribuição calórica é o leite humano. Em RNPT, a distribuição de energia com NP geralmente compreende 45 a 55% de carboidratos, 35 a 40% de lipídios e 10 a 15% de proteína (aminoácidos). Quanto às preparações pré-fabricadas de NP para prematuros, apresentam proporção fixa de nutrientes, e para seu uso devem ser consultadas as orientações do fabricante.

Paciente gravemente enfermo

A terapia nutricional tem grande importância no paciente grave pediátrico, que deve receber atenção desde a admissão. Recomenda-se a NE precoce, desde que o paciente tenha condições clínicas, mesmo que em uso de drogas vasoativas. Na impossibilidade da NE, a NP é indicada para os pacientes eutróficos a partir do sétimo dia de internação, desde que seja assegurada a oferta de micronutrientes durante esse período. Em pacientes desnutridos, o início da NP deve ser individualizado e avaliado pela equipe da UTI pediátrica com os devidos cuidados relacionados à síndrome de realimentação. Idealmente, a necessidade energética deve ser mensurada por meio da calorimetria indireta. Na impossibilidade da realização da calorimetria indireta, deve-se usar como guia da necessidade calórica a taxa metabólica basal da Organização Mundial da Saúde (Tabela 7) ou a fórmula de Schofield (Tabela 2). A oferta proteica mínima pode ser 1,5 g/kg/dia e a velocidade de infusão da glicose não deve ultrapassar 5 mg/kg/minuto.[20]

TABELA 7 Taxa metabólica basal de acordo com o peso (kg)

Idade (anos)	kcal/dia
Meninos	
0-3	60,9 P - 54
3-10	22,7 P + 495
10-18	17,5 P + 651
Meninas	
0-3	61,0 P - 51
3-10	22,5 P + 499
10-18	12,2 P + 746

P: peso.
Fonte: OMS.[21]

FORMULAÇÃO, PREPARO, ARMAZENAMENTO E ADMINISTRAÇÃO

O preparo de NP deve ser realizado por farmacêutico em local específico, seguindo as normas da Portaria n. 272 da Secretaria de Vigilância Sanitária do Ministério da Saúde. Muitos hospitais hoje terceirizam a preparação das bolsas de NP para empresas especializadas que seguem todas as recomendações técnicas para preparo dessas misturas.

As formulações de NP podem ser preparadas na forma 3:1 ou usando o sistema glicídico (2:1). As soluções 3:1 têm todos os seus componentes misturados: glicose, aminoácidos, lipídios, eletrólitos, minerais, vitaminas e oligoelementos. Há suficiente respaldo na literatura para uso dessas soluções sem qualquer complicação, uma vez preparadas por farmacêutico em condições ideais, conhecedor da ordem da mistura e das quantidades de cada componente, que permanecem estáveis na solução final. Essas soluções permitem a oferta de todos os nutrientes. Vale lembrar que o uso de lipídios hoje definitivamente é indispensável, e a administração de forma contínua permite melhor tolerância aos lipídios endovenosos. A solução 3:1 facilita a administração, reduzindo a manipulação do acesso com infusão de vários frascos.

O armazenamento, enquanto aguarda o início da infusão, deve ser ao abrigo da luz e sob refrigeração. A temperatura de transporte deve ser entre 2 e 20°C, por no máximo 12 horas e a de armazenamento entre 2 e 8°C, durante o tempo máximo de 24 horas, com uma validade máxima de 48 horas.

Antes de serem infundidas, as soluções devem permanecer em local seguro para retornar à temperatura ambiente. Isso deve ser feito apenas mantendo as bolsas de NP fora do refrigerador, sem receber qualquer estímulo térmico. Antes da aplicação, o profissional de enfermagem deve inspecionar se as condições da bolsa estão normais (mudança de coloração, precipitação) (ver também o Capítulo 16: "Aspectos farmacológicos da nutrição parenteral"). A temperatura do ambiente onde o paciente receberá a NP deve ser entre 15 e 30°C.[12]

A NP deve ser infundida preferencialmente em um cateter monolúmen e não devem ser infundidos outros medicamentos no mesmo lúmen. Caso seja utilizado um cateter com dois ou três lumens, a NP deverá ser infundida pelo lúmen distal. Excepcionalmente, quando estritamente necessária a infusão de outros medicamentos junto com a NP, o farmacêutico deve ser consultado e checada a compatibilidade da NP com o medicamento.[12]

Soluções de NP-padrão de uso pediátrico e para RNPT têm o equilíbrio da formulação garantido, reduzindo a chance de erro no cálculo e no preparo e podendo inclusive reduzir custos. NP pronta para uso (*ready-to-use*) está disponível para adultos e pode ser usada para crianças maiores. Na Europa existe solução de NPT *ready-to-use* pediátrica, que deverá estar em breve disponível no mercado brasileiro. Existem várias composições industrializadas 2:1 e 3:1, compartimentalizadas em duas ou três divisões. Entre os compartimentos há dispositivo que deve ser rompido na hora da instalação, misturando todas as soluções. Essas bolsas incluem em sua composição alguns eletrólitos, mas não contêm vitaminas e oligoelementos, que devem ser administrados em separado. Em virtude de seu preparo industrial, têm esterilidade garantida, podendo ser armazenadas por longo período, sem refrigeração. O prescritor deve analisar atentamente as apresentações e escolher aquela que atenda às necessidades de seu paciente.[22]

CONSIDERAÇÕES FINAIS

A nutrição parenteral em pediatria é procedimento regulamentado e obedece a rígidos critérios técnicos de formulação, prescrição, instalação e controle de qualidade. Sua implementação necessita de uma equipe multiprofissional de terapia nutricional treinada para alcançar metas nutricionais e evitar complicações.

REFERÊNCIAS

1. Agência Nacional de Vigilância Sanitária (Anvisa). Portaria n. 272, de 8 de abril de 1998. Brasília; 1998.
2. Jochum F, Moltu SJ, Senterre T, Nomayo A, Goulet O, Iacobelli S, et al. ESPGHAN/Espen/ESPR/CS-PEN guidelines on pediatric parenteral nutrition: fluid and electrolytes. Clin Nutr. 2018;37(6):2344-53. Disponível em: https://linkinghub.elsevier.com/retrieve/pii/S0261561418311671. Acesso em: 30 dez. 2024.
3. Martínez Costa C, Pedrón Giner C. Requerimientos en nutrición parenteral pediátrica. Nutr Hosp. 2017;34(3). https://dx.doi.org/10.20960/nh.1376.
4. Joosten K, Embleton N, Yan W, Senterre T, Braegger C, Bronsky J, et al. ESPGHAN/Espen/ESPR/CSPEN guidelines on pediatric parenteral nutrition: energy. Clin Nutr. 2018;37(6):2309-14. Disponível em: https://linkinghub.elsevier.com/retrieve/pii/S0261561418311634. Acesso em: 30 dez. 2024.
5. Mesotten D, Joosten K, van Kempen A, Verbruggen S, Braegger C, Bronsky J, et al. ESPGHAN/Espen/ESPR/CSPEN guidelines on pediatric parenteral nutrition: carbohydrates. Clin Nutr. 201837(6):2337-43. Disponível em: https://linkinghub.elsevier.com/retrieve/pii/S026156141831166X. Acesso em: 30 dez. 2024.
6. Lapillonne A, Fidler Mis N, Goulet O, van den Akker CHP, Wu J, Koletzko B, et al. ESPGHAN/Espen/ESPR/CSPEN guidelines on pediatric parenteral nutrition: lipids. Clin Nutr. 2018;37(6):2324-36. Disponível em: https://linkinghub.elsevier.com/retrieve/pii/S0261561418311658. Acesso em: 30 dez. 2024.
7. Raman M, Almutairdi A, Mulesa L, Alberda C, Beattie C, Gramlich L. Parenteral nutrition and lipids. Nutrients. 2017;9(4):388. Disponível em: http://www.mdpi.com/2072-6643/9/4/388. Acesso em: 30 dez. 2024.
8. Goulet OJ, Cai W, Seo J. Lipid emulsion use in pediatric patients requiring long-term parenteral nutrition. JPEN J Parenter Enteral Nutr. 2020;44(S1). https://onlinelibrary.wiley.com/doi/10.1002/jpen.1762.
9. van Goudoever JB, Carnielli V, Darmaun D, Sainz de Pipaon M, Braegger C, Bronsky J, et al. ESPGHAN/Espen/ESPR/CSPEN guidelines on pediatric parenteral nutrition: Amino acids. Clin Nutr. 2018;37(6):2315-23. Disponível em: https://linkinghub.elsevier.com/retrieve/pii/S0261561418311646. Acesso em: 30 dez. 2024.
10. Mihatsch W, Fewtrell M, Goulet O, Molgaard C, Picaud JC, Senterre T, et al. ESPGHAN/Espen/ESPR/CSPEN guidelines on pediatric parenteral nutrition: calcium, phosphorus and magnesium. Clin Nutr. 2018;37(6):2360-5. Disponível em: https://linkinghub.elsevier.com/retrieve/pii/S0261561418311695. Acesso em: 30 dez. 2024.
11. Bronsky J, Campoy C, Braegger C, Braegger C, Bronsky J, Cai W, et al. ESPGHAN/Espen/ESPR/CSPEN guidelines on pediatric parenteral nutrition: vitamins. Clin Nutr. 2018;37(6):2366-78.

12. Gonçalves RC, Matos LBN, Cunha HFRC, Totti F, Kawagoie JY, Martin LGR, et al. Manual Braspen de Competências Relacionadas à Dispensação e à Administração de Nutrição Parenteral. Braspen J. 2019;34(3):217-32.
13. Bronsky J, Campoy C, Braegger C, Braegger C, Bronsky J, Cai W, et al. ESPGHAN/Espen/ESPR/CSPEN guidelines on pediatric parenteral nutrition: vitamins. Clin Nutr. 2018;37(6):2366-78. Disponível em: https://linkinghub.elsevier.com/retrieve/pii/S0261561418311701. Acesso em: 30 dez. 2024.
14. Domellöf M, Szitanyi P, Simchowitz V, Franz A, Mimouni F, Braegger C, et al. ESPGHAN/Espen/ESPR/CSPEN guidelines on pediatric parenteral nutrition: Iron and trace minerals. Clin Nutr. 2018;37(6):2354-9. Disponível em: https://linkinghub.elsevier.com/retrieve/pii/S0261561418311683. Acesso em: 30 dez. 2024.
15. Kolaček S, Puntis JWL, Hojsak I, Braegger C, Bronsky J, Cai W, et al. ESPGHAN/Espen/ESPR/CSPEN guidelines on pediatric parenteral nutrition: venous access. Clin Nutr. 2018;37(6):2379-91. Disponível em: https://linkinghub.elsevier.com/retrieve/pii/S0261561418311713. Acesso em: 30 dez. 2024.
16. Puntis JWL, Hojsak I, Ksiazyk J, Braegger C, Bronsky J, Cai W, et al. ESPGHAN/Espen/ESPR/CSPEN guidelines on pediatric parenteral nutrition: organisational aspects. Clin Nutr. 2018;37(6):2392-400.
17. Hartman C, Shamir R, Simchowitz V, Lohner S, Cai W, Decsi T, et al. ESPGHAN/Espen/ESPR/CSPEN guidelines on pediatric parenteral nutrition: complications. Clin Nutr. 2018;37(6):2418-29.
18. Paula Aragão A, Ferreira Antunes Costa C, Bossolan G, Tumas R, Mara Perini Dilem T, Salomão Watanabe Liberalesso V, et al. Guia prático de atualização da Sociedade Brasileira de Pediatria: recomendações para nutrição parenteral em recém-nascidos pré-termo: Consenso dos Departamentos Científicos de Suporte Nutricional e Neonatologia Departamento Científico de neonatologia (gestão 2022-2024).
19. van Goudoever JB, Carnielli V, Darmaun D, Sainz de Pipaon M, Braegger C, Bronsky J, et al. ESPGHAN/Espen/ESPR/CSPEN guidelines on pediatric parenteral nutrition: Amino acids. Clin Nutr. 2018;37(6):2315-23.
20. Mehta NM, Skillman HE, Irving SY, Coss-Bu JA, Vermilyea S, Farrington EA, et al. Guidelines for the provision and assessment of nutrition support therapy in the pediatric critically ill patient: Society of Critical Care Medicine and American Society for Parenteral and Enteral Nutrition. JPEN. 2017;41:706-42.
21. Energy and protein requirements. Report of a joint FAO/WHO/UNU Expert Consultation. World Health Organization. Technical Report Series, 724. 1985. Geneva. Estimates of Energy and Protein Requirements of Adults and Children. Cap. 6, p. 71.
22. Riskin A, Picaud JC, Shamir R, Braegger C, Bronsky J, Cai W, et al. ESPGHAN/Espen/ESPR/CSPEN guidelines on pediatric parenteral nutrition: standard versus individualized parenteral nutrition. Clin Nutr. 2018;37(6):2409-17.

11

Nutrição parenteral em recém-nascidos pré-termo

Rubens Feferbaum
Izaura Merola Faria
Vanêssa Yumie Salomão Watanabe Liberalesso
Grasiela Bossolan
Lilian dos Santos Rodrigues Sadeck
Rita de Cassia Silveira

DESTAQUES

- A nutrição parenteral (NP) é componente fundamental na terapia nutricional do recém-nascido pré-termo (RNPT) de muito baixo peso, evitando a subnutrição grave e seus impactos no crescimento e desenvolvimento cognitivo.
- As necessidades nutricionais de macro e micronutrientes estão determinadas em guias e consensos internacionais.
- A formulação da NP deverá obedecer à legislação vigente referente aos regulamentos técnicos da terapia nutricional.
- São necessários protocolos institucionais elaborados pelas equipes multiprofissionais de terapia nutricional (EMTN) visando à qualidade na terapia nutricional do RNPT.

DEFINIÇÃO, LEGISLAÇÃO E CRITÉRIOS DE USO EM RECÉM-NASCIDO PRÉ-TERMO

Definição

Os recém-nascidos pré-termo (RNPT) constituem uma população heterogênea (Tabela 1), cujas necessidades nutricionais devem ser individualizadas com base em sua condição clínica e grau de imaturidade, com o objetivo de promover o melhor desfecho no crescimento e neurodesenvolvimento.[1]

TABELA 1 Classificação do recém-nascido pré-termo

	Peso (g)
Baixo peso	< 2.500
Muito baixo peso	< 1.500
Extremo baixo peso	< 1.000
Microprematuro	< 750
	Idade gestacional (semanas)
Termo	> 37
Prematuro tardio	34-36 + 6
Prematuro moderado	32-33 + 6
Muito prematuro	28-32
Prematuro extremo	< 28

Fonte: adaptada de Karnati et al.[8]

A nutrição parenteral (NP) é um método de alimentação altamente especializado para uso intravenoso, indicado para os recém-nascidos (RN) que não conseguem receber as necessidades nutricionais pelo trato digestivo, contribuindo para apoiar o crescimento e o desenvolvimento normais e prevenir a restrição do crescimento e seus efeitos adversos associados. A NP é estabelecida como padrão de cuidado para o RNPT, devido a seus estoques limitados de nutrientes, com fortes evidências de que a oferta de nutrientes no início da vida pós-natal está relacionada a melhores desfechos de crescimento e cognitivos.[2]

A NP foi utilizada pela primeira vez em RN há quase 50 anos e provou ser uma ferramenta valiosa para salvar vidas.[2,3] Desde então, avanços dramáticos na assistência neonatal fizeram que RN pesando entre 500 e 750 g sobrevivessem, e a administração de NP é atualmente terapia nutricional essencial na maioria das unidades de terapia intensiva neonatal (UTIN). No entanto, continua a evoluir à medida que novos produtos e tecnologias se tornam disponíveis.[3-5]

Legislação

A Secretaria de Vigilância Sanitária, do Ministério da Saúde, publicou a Portaria n. 272, em 8 de abril de 1998, aprovando o Regulamento Técnico com os requisitos mínimos exigidos para a terapia de nutrição parenteral. A portaria estabelece a necessidade da formação de uma equipe constituída de pelo menos um profissional médico, farmacêutico, enfermeiro, nutricionista, habilitados e com treinamento específico para a prática da terapia nutricional, denominada equipe multiprofissional de terapia nutricional (EMTN).[6]

A complexidade da terapia com NP exige o comprometimento e a capacitação de uma EMTN para garantir a eficácia e segurança para os pacientes. A terapia NP deve abranger, obrigatoriamente, as seguintes etapas:

- Indicação e prescrição médica.
- Preparação: avaliação farmacêutica, manipulação, controle de qualidade, conservação e transporte.
- Administração.
- Controle clínico e laboratorial.
- Avaliação final.

Todas as etapas descritas devem atender a procedimentos de qualidade e protocolos específicos devidamente registrados, evidenciando as ocorrências na execução dos procedimentos.

O Ministério da Saúde publicou várias portarias, sendo a mais recente a Portaria SAS/MS n. 120, de 2009,[7] que atualizou critérios e considerou a portaria SAS/MS n. 343, de 2005, que instituiu, no âmbito do Sistema Único de Saúde (SUS), a Alta Complexidade em Terapia Nutricional (unidades de assistência e centros de referência). Nessas portarias estão contemplados diversos procedimentos de terapia nutricional para adultos e crianças, incluindo a nutrição parenteral neonatal, o que representou grande avanço da legislação no reconhecimento deste procedimento terapêutico.

INDICAÇÕES DA NUTRIÇÃO PARENTERAL PARA O RECÉM-NASCIDO PRÉ-TERMO

A associação entre baixa reserva de nutrientes ao nascimento e imaturidade gastrointestinal do RNPT coloca em evidência a importância da administração de nutrientes pela via parenteral.

RN com peso de nascimento (PN) de 1.000 g podem se tornar deficientes em energia, proteínas e ácidos graxos essenciais dentro de 2 dias após o nascimento e sobreviver por curto período se não receber nutrição adequada.[9] A maioria dos RNPT com menos de 30 a 32 semanas de idade gestacional (IG) necessitará de NP iniciada imediatamente após a confirmação da colocação do acesso venoso e, idealmente, dentro de 6 horas após o nascimento nos menores de 30 semanas de IG ou PN < 1.000 g.[10] A NP deve ser mantida até que a ingestão nutricional adequada proveniente da nutrição enteral (NE) atinja pelo menos 75% da necessidade nutricional calórico-proteica (equivalente a ~110 kcal/kg/dia e 3,5 g/kg/dia de proteína),[11] seguido de ajuste enteral para oferta de 100% da meta, que pode chegar a 4,5 g/kg/dia no RNPT de extremo baixo peso.

Conforme sugerido pelo Nice 2020, a NP pode ser indicada nas seguintes situações:[12]

- RNPT IG menor de 31 semanas e/ou PN abaixo de 1.250 g, iniciar a NP à admissão na UTIN.
- RNPT com IG de 31 a 33 semanas e 6 dias e/ou PN de 1.250 a 1.499 g, iniciar a NP se não houver progresso suficiente com a alimentação enteral nas primeiras 72 horas após o nascimento.
- RNPT maior ou igual a 34 semanas e/ou PN maior ou igual a 1.500 g, iniciar a NP se forem portadores de malformação gastrointestinal congênita ou uma doença crítica, como a sepse.
- RNPT em NE, mas que necessite interromper por mais de 48 horas, iniciar a nutrição parenteral.

EVITANDO A SUBNUTRIÇÃO NA INTERNAÇÃO HOSPITALAR: IMPACTOS NO CRESCIMENTO E DESENVOLVIMENTO COGNITIVO

O cérebro é o órgão de maior metabolismo do RNPT e consome grandes quantidades de nutrientes para seu crescimento e a realização de suas funções. Todos os nutrientes são importantes, mas alguns exercem um efeito maior, especialmente no período de 24 a 52 semanas de idade pós-concepcional, janela crítica para o desenvolvimento infantil em que ocorre a maior parte da formação estrutural da substância branca e cinzenta cerebral, por exemplo, neurogênese, diferenciação neuronal e da substância branca cerebral, migração celular, mielinização e sinaptogênese, entre outros processos.[13]

A nutrição adequada para qualquer neonato tem por objetivo suprir as necessidades e promover crescimento e desenvolvimento sem causar efeitos indesejáveis. Muita atenção tem sido dada à nutrição do prematuro hospitalizado, como: colostroterapia, NP precoce otimizada, enteral trófica precoce, leite materno, progressão mais rápida da NE, introdução de aditivos ao leite humano a partir de 80 mL/kg/dia. **Ainda assim, a restrição de crescimento extrauterino é a morbidade mais frequente em RNPT de muito baixo peso, causada por crescimento lento e atraso no *catch-up* e com consequências em longo prazo no neurodesenvolvimento.**

No RNPT os nutrientes devem ser fornecidos por via parenteral imediatamente após o nascimento, iniciando paralelamente a alimentação trófica com leite materno desde o primeiro dia de vida, com volumes tão baixos quanto 2 mL a cada 4 a 6 horas. Essa é a forma mais segura e eficaz de estimular o trato gastrointestinal e acelerar sua maturação. A transição de NP para NE plena deve ser equilibrada na manutenção do aporte calórico-proteico.[5,14]

Na ausência de aminoácidos intravenosos, prematuros extremos perdem aproximadamente 1,2 g/kg de proteína por dia, o que corresponde a uma perda diária de 1 a 2% dos estoques de proteínas totais endógenas do organismo.

O conceito de nutrição precoce envolve o uso de aminoácidos na primeira hora de vida sempre que possível, seguido de oferta lipídica que pode ser desde o primeiro dia de vida para otimizar a oferta calórica e evitar a deficiência de ácidos graxos essenciais (AGE).

Os AGE – ácido linoleico (AL) ômega 6 e ácido linolênico (ALA) ômega 3 – dão origem, respectivamente, aos ácidos graxos poli-insaturados de cadeia longa (LC-Pufa) da série ômega 6 – araquidônico (ARA) – e da série ômega 3 – eicosapentaenoico (EPA) e docosa-hexaenoico (DHA) –, fundamentais na composição estrutural do cérebro e das bainhas de mielina e indispensáveis para o desenvolvimento da retina.

Como o acréscimo de DHA intraútero ocorre principalmente no último trimestre da gestação o nascimento prematuro coloca o RN em alto risco de deficiência de LC-Pufa. O RNPT abaixo de 32 semanas de IG tem conversão ineficaz dos AGE em LC-Pufa. Além disso, apresentam maior risco de diversas complicações, como enterocolite necrosante, displasia broncopulmonar e retinopatia da prematuridade. As evidências crescentes correlacionam o DHA a benefícios protetores contra essas complicações.[15,16]

FLUIDOS, SÓDIO E POTÁSSIO

A necessidade de água e eletrólitos é proporcional à taxa de crescimento. Aproximadamente 90% do peso de um RNPT com 24 semanas de idade gestacional e 70% do peso de um RN a termo são compostos por água.[17] A água corpórea total compreende a quantidade de líquido intracelular, que aumenta com o crescimento e a multiplicação celular, somado ao líquido extracelular. O líquido extracelular, por sua vez, compreende o compartimento intravascular e extravascular, este também conhecido como terceiro espaço (urina, liquor, ascite e derrame pleural, por exemplo). No compartimento extracelular, o sódio é o principal cátion, e o cloro, o principal ânion. O potássio é o principal cátion intracelular, e sua concentração relaciona-se com a massa magra. Devido à menor pressão oncótica e maior permeabilidade capilar, em condições inflamatórias, os RNPT estão em maior risco de edema. A oxidação de macronutrientes produz líquido: os hidratos de carbono, quando oxidados, produzem 0,6 mL/g, a gordura 1 mL/g e as proteínas 0,4 mL/g.

As adaptações fisiológicas que ocorrem após o nascimento relacionadas à função renal e termorregulação podem ser divididas em três fases:

- **Fase 1**: inicia-se no período pós-natal imediato. Há oligúria relativa e considerável perda insensível através da pele, seguida de uma fase diurética. Termina quando se atinge a perda máxima de peso após o nascimento. Em neonatos nascidos a termo, a perda de peso dura 2 a 5 dias e não deve exceder 10%. Em RN com peso de nascimento abaixo de 1.500 g, espera-se redução de 7 a 10% do PN. A perda de peso é menor em neonatos com restrição de crescimento intrauterino. Bebês em fototerapia poderão necessitar de um acréscimo de 10 a 20% em sua necessidade hídrica, assim como situações como asfixia, síndrome do desconforto respiratório e ventilação mecânica com umidificação reduzirão a necessidade hídrica em 10 a 20%. A descrição da necessidade hídrica nos primeiros 5 dias de vida encontra-se na Tabela 2.

TABELA 2 Necessidade hídrica (mL/kg/dia) na fase 1

	1º dia	2º dia	3º dia	4º dia	5º dia
> 1.500 g	60-80	80-100	100-120	120-140	140-160
1.000 – 1.500 g	70-90	90-100	110-130	130-150	160-180
< 1.000 g	80-100	100-120	120-140	140-160	160-180

Fonte: adaptada de Jochum et al.[17]

Na fase 1, recomenda-se iniciar a oferta de sódio, potássio e cloro, com monitoração do cloro (Na + K-Cl = 1-2 mmol/kg/dia), a fim de prevenir acidose metabólica (Tabela 3). Evitar diurese < 1 mL/kg/hora por mais de 12 horas, acidose e distúrbios eletrolíticos.

TABELA 3 Necessidade diária de sódio, potássio e cloro (mmol/kg/dia) na fase 1

	1º dia	2º dia	3º dia	4º dia	5º dia
Na					
> 1.500 g	0-2 (3)	0-2 (3)	0-3	2-5	2-5
< 1.500 g	0-2 (3)	0-2 (3)	0-5 (7)	2-5 (7)	2-5(7)
K	0-3	0-3	0-3	2-3	2-3
Cl	0-3	0-3	0-3	2-5	2-5

Fonte: Jochum et al.[17]

- **Fase 2**: compreende o período entre o menor peso atingido até a recuperação do peso de nascimento. A excreção de sódio pode manter-se elevada ainda em RNPT com peso de nascimento abaixo de 1.500 g (Tabela 4).
- **Fase 3**: compreende a fase de crescimento estável (Tabela 5).

TABELA 4 Necessidade hídrica (mL/kg/dia) e de sódio, potássio e cloro (mmol/kg/dia) na fase 2

	Líquido	Na	K	Cl
Prematuro < 1.500 g	140-160	2-5 (7)	1-3	2-5
Prematuro > 1.500 g	140-160	2-5	1-3	2-5

Fonte: Jochum et al.[17]

TABELA 5 Necessidade hídrica (mL/kg/dia) e de sódio, potássio e cloro (mmol/kg/dia) na fase 3

	Líquido	Na	K	Cl
Prematuro < 1.500 g	140-160	3-5 (7)	2-5	3-5
Prematuro > 1.500 g	140-160	3-5	1-3	3-5

Fonte: Jochum et al.[17]

A otimização da oferta de energia e proteína, principalmente em RNPT com extremo baixo peso, aumenta o risco de hipofosfatemia, hipocalemia e hipercalcemia.[17,18]

SÍNDROME DA REALIMENTAÇÃO DO RECÉM-NASCIDO PRÉ-TERMO (*REFEEDING*)

A síndrome de realimentação é definida como "uma redução na concentração de fósforo, potássio ou magnésio de maneira isolada ou combinada e manifestação de deficiência de tiamina, horas a dias após a provisão calórica em um indivíduo que passou por privação nutricional".[18] Na população neonatal, o número de estudos relacionados a esse tema aumentou desde 2013, e a hipofosfatemia é a manifestação mais identificada.[19] As recomendações atuais quanto ao fornecimento de NP precoce e otimização da oferta de aminoácidos em RNPT tornam importante o conhecimento dessa condição.

A interrupção abrupta do fluxo placentário contínuo de aminoácidos e energia promove catabolismo e liberação de eletrólitos pela célula.

Estudos demonstram que a maior concentração de aminoácidos logo após o nascimento pode inibir o catabolismo celular e prevenir a hiperpotassemia não oligúrica, promovendo o crescimento.[20] No entanto, o fornecimento parenteral de aminoácidos e energia mantém a célula em estado anabólico e promove absorção de fósforo e potássio, diminuindo suas concentrações plasmáticas.

O fosfato é o principal ânion intracelular e entra na composição dos ácidos nucleicos, do ATP e das membranas celulares. O papel do fosfato no desenvolvimento ósseo, na mineralização e no anabolismo celular pode causar variações em sua concentração sérica durante o início da NP. Devido à importância da função desse ânion, uma revisão sistemática avaliou fatores de risco (Quadro 1) para síndrome de realimentação neonatal e associação com desfechos clínicos, como ventilação mecânica, displasia broncopulmonar, sepse, hemorragia peri e intraventricular e aumento da mortalidade. Hiperglicemia, ventilação mecânica, aumento do risco de sepse e mortalidade são condições que podem estar associadas à hipofosfatemia.[19]

QUADRO 1 Fatores de risco na população neonatal para síndrome de realimentação

RN pequenos para a idade gestacional
RNPT de muito baixo peso
Prematuros extremos
Restrição de crescimento intraútero
Alto índice de resistência da artéria umbilical
Escore Z de peso para comprimento superior a –2

RN: recém-nascidos; RNPT: recém-nascidos pré-termo.
Fonte: Aspen, 2020 (da Silva et al.[18]).

Ressalta-se a importância da prevenção dessa condição, realizando monitoramento rigoroso de eletrólitos na primeira semana de vida quando houver fatores de risco (Quadro 1) associados à oferta de aminoácidos.

Recomenda-se prescrever fosfato desde o primeiro dia da infusão de NP com 1 a 2 mmol/kg/dia com progressão para 1,6 a 3,5 mmol/kg/dia (Quadro 2).[21]

Com base em desfechos clínicos, sugere-se considerar hipofosfatemia < 4 mg/dL e hipofosfatemia grave < 2,5 mg/dL. Com relação aos outros eletrólitos, considerar hipopotassemia < 3 mEq/L e hipomagnesemia < 1,5 mEq/L.[19]

O cálcio deve ser administrado ao RNPT desde o primeiro dia de vida devido ao risco de hipocalcemia precoce associado ao fosfato. A proporção de cálcio e fósforo de 1:1 deve ser considerada nos pacientes de maior risco.

QUADRO 2 Recomendação da oferta de cálcio, fosfato e magnésio no RNPT

• Cálcio: Primeiras 48 horas: 0,8-1 mmol/kg/dia. Após 48 horas: 1,5-2,5 mmol/kg/dia. • Fosfato: Primeiras 48 horas: 1 mmol/kg/dia. Após 48 horas: 2 mmol/kg/dia. • Magnésio: 0,25-0,4 mmol/kg/dia.

RNPT: recém-nascido pré-termo.
Fonte: adaptado de Mihatsch et al.[21]

O magnésio raramente é ajustado, a menos que o lactente tenha níveis elevados devido ao tratamento com magnésio dado à mãe antes do parto ou hipocalcemia persistente secundária à hipomagnesemia.[12,22]

Monitoramento do fosfato sérico, potássio e magnésio é necessário na primeira semana de vida.

A proporção ideal de cálcio: fósforo na NP é 1,3-1,7:1 Ca:P (peso mg:peso/mg) e quase 1:1 na razão molar. Essa relação Ca:P parece induzir maior retenção de ambos os minerais e promover taxas de crescimento mineral ósseo semelhantes ao intraútero. [21]

NECESSIDADES NUTRICIONAIS DO RECÉM-NASCIDO PRÉ-TERMO EM NUTRIÇÃO PARENTERAL

Para atingir as necessidades nutricionais do RNPT para crescimento e desenvolvimento, necessita-se de oferta elevada de macro e micronutrientes. Os macronutrientes referem-se aos carboidratos, gorduras e proteínas, enquanto micronutrientes incluem oligoelementos, eletrólitos e vitaminas.[15] As recomendações de macronutrientes encontram-se na Tabela 6.

Energia

Iniciar no primeiro dia de vida com no mínimo a taxa metabólica basal de 45 a 55 kcal/kg/dia. Progredir gradativamente a oferta energética para 90 a 120 kcal/kg/dia a fim de garantir um ganho de peso entre 17 e 20 g/kg/dia após a perda de peso inicial no RNPT com extremo baixo peso.

TABELA 6 Recomendação de carboidrato, energia, proteína e lipídio para RNPT em nutrição parenteral

	ESPGHAN 2018		Nice 2020	
Glicose	mg/kg/minuto	g/kg/dia	mg/kg/minuto	g/kg/dia
Fase inicial	4-8	5,8-11,5	4,2-6,2	6-9
Estabilidade	8-10	11,5-14,4	6,2-11,1	9-16
Energia (kcal/kg/dia)				
Fase inicial	45-55		40-60	
Estabilidade	90-120		75-120	
Aminoácidos (g/kg/dia)				
Fase inicial	1,5		1,5-2	
Estabilidade	3,5		3,5-4	
Lipídios (g/kg/dia)				
Fase inicial	1-2		1-2	
Estabilidade	2-3 (4)		3-4	

ESPGHAN: European Society for Paediatric Gastroenterology Hepatology and Nutrition; Nice: National Institute for Health and Care Excellence; RNPT: recém-nascidos pré-termo.
Fonte: adaptada das referências 12,22,24-26.

Aminoácidos

As soluções de aminoácidos cristalinos desenvolvidas para RN têm como objetivo assemelhar-se ao aminograma plasmático de neonatos alimentados com leite humano ou ao perfil de aminoácidos do sangue de cordão umbilical.[22]

Essas soluções devem conter todos os aminoácidos essenciais e não essenciais. Além disso, para o RNPT existe a necessidade da inclusão de aminoácidos condicionalmente essenciais, como cisteína, taurina e tirosina. A adição de HCl-L-cisteína à fórmula tem sido proposta para suprir essa deficiência, além de diminuir o pH da solução e melhorar a solubilidade de cálcio e fósforo.[4,5] A taurina, que é o segundo aminoácido mais comum no leite materno (o primeiro é a leucina), conjuga os ácidos biliares em ácido taurocólico, que é mais solúvel e diminui o risco de colestase. Além disso, tem papel importante na formação da retina e do sistema nervoso central (SNC), além de participar da síntese da glutationa peroxidase.[23]

Para RNPT recomenda-se o aumento da concentração de aminoácidos de cadeia ramificada (valina, leucina e isoleucina) e a diminuição de glicina, metionina e fenilalanina. A adição de arginina (aminoácido do ciclo da ureia) tem como objetivo reciclar a amônia sérica, evitando acúmulo e lesão do SNC. Associa-se à diminuição de enterocolite necrosante, porém necessita de mais estudos.

As soluções de aminoácidos para RNPT devem ter essas características para resultar em melhor retenção nitrogenada e menor incidência de complicações metabólicas.[22,23]

Atenção! Não utilizar soluções de aminoácidos para adultos em RNPT.

O RNPT de muito baixo peso representa uma urgência nutricional, conferindo a necessidade de administrar aminoácidos desde as primeiras horas de vida. No primeiro dia de vida, ofertar 1,5 a 2 g/kg/dia. A partir do segundo dia de vida, ofertar entre 2,5 e 3,5 g/kg/dia, acompanhado de calorias não proteicas > 65 kcal/kg/dia,[23] o que na prática envolve no mínimo uma relação N/Cal entre 1/117 e 1/165 e que reflete nas bolsas prontas para uso que se apresentam com relação N/Cal entre 1/113 e 1/162. Não se recomendam ofertas > 3,5 g/kg/dia na prática clínica.

A administração precoce e otimizada de aminoácidos evita balanço nitrogenado (BN) negativo e associa-se ao melhor desenvolvimento neural quando comparada à administração tardia. O BN negativo acarreta perda de massa magra e visceral e aumenta o risco de comorbidades. A infusão de 3-3,5 g/kg/dia de aminoácidos, que corresponde aos valores mais próximos àqueles recebidos pelo feto via placentária, resulta em BN positivo e ganho ponderal semelhante ao intraútero (15 g/kg/dia).[24]

Carboidratos

A glicose monoidratada (3,4kcal/g) é o carboidrato usado na NP. Normalmente se inicia com uma velocidade de infusão de glicose (VIG) entre 4-6 mg/kg/minuto e na fase de estabilidade clínica entre 7-10 mg/kg/minuto. As recomendações de infusão de glicose para o RNPT estão indicadas na Tabela 7.

Entretanto, uma produção inadequada de insulina associada à imaturidade hepática, com diminuição da glicogenólise, especialmente em RNPT, pode ocasionar intolerância à glicose (glicemia > 125 mg/dL). É interessante observar que a infusão precoce de aminoácidos tende a normalizar a hiperglicemia comum em RNPT de muito baixo peso devido ao efeito insulinogênico do aminoácido leucina.[25]

TABELA 7 Recomendação de vitaminas para o RNPT*

	RNPT < 37 semanas
Vitamina A: IU/kg/dia	700-1.500
Vitamina D: IU/d (IU/kg/dia)	200-1.000 (80-400)
Vitamina E: mg/kg/dia	2,8-3,5
Vitamina K: mcg/kg/dia	10
Vitamina C: mg/kg/dia	15-25
Tiamina B1: mg/kg/dia	0,35-0,50
Riboflavina: mg/kg/dia	0,15-0,2
Piridoxina B6: mg/kg/dia	0,15-0,2
Niacina: mg/kg/dia	4-6,8
Vitamina B12: mcg/kg/dia	0,3
Ácido pantotênico: mg/kg/dia	2,5
Biotina: mcg/kg/dia	5-8
Ácido fólico: mcg/kg/dia	56

* Alerta: não utilizar polivitamínicos de adultos; além de desbalanceados na composição, podem conter polisorbato e propilenoglicol como conservantes, que são neurotóxicos para RNPT.
RNPT: recém-nascido pré-termo.
Fonte: adaptada de Bronsky et al.[29] (ESPGHAN/Espen/ESPR/CSPEN guidelines, 2018).

Ambos os distúrbios metabólicos (hiperglicemia e hipoglicemia) devem ser tratados alterando-se a VIG em 2 mg/kg/minuto com posterior controle glicêmico.[24]

Lipídios

Nos últimos 30 anos tem-se usado diversos tipos de emulsões lipídicas (EL). As EL de primeira geração são derivadas do óleo de soja, que contêm grande quantidade de ômega 6, ácido linoleico e baixas concentrações de antioxidantes, podendo ocasionar um perfil de ácidos graxos (AG) desequilibrado, aumentando a peroxidação.[26] Nas últimas décadas foram desenvolvidas estratégias para evitar o uso exclusivo do óleo de soja, surgindo EL mistas com óleo de soja e coco (TCM); óleo de soja e oliva; óleo de soja + oliva + TCM + óleo de peixe rico em Pufa; ômega-3 (EPA) e (DHA) com objetivo de reduzir estados inflamatórios e risco de colestase associada ao estresse oxidativo.[12,26,27]

As EL (Quadro 3) representam importante fonte calórica (9 kcal/g), são isosmolares ao plasma e podem ser administradas por acesso central ou periférico.

QUADRO 3 Composição das emulsões lipídicas disponíveis para RNPT

Fonte lipídica	Nome comercial
TCL (100%) Óleo de soja (100%)	Intralipid® 20% Lipovenos® 20%
TCL Óleo de soja (50%) TCM (50%)	Lipofundin® Lipovenos® TCM 20%
TCL (100%) Óleo de oliva (80%) Óleo de soja (20%)	Clinoleic®
TCL ômega 3 Óleo de peixe (100%)	Omegaven®
TCL (70%) Óleo de soja (30%) Óleo de oliva (25%) Óleo de peixe ômega 3 (15%) TCM (30%)	Smof lipid®

RNPT: recém-nascido pré-termo; TCL: triglicérides de cadeia longa; TCM: triglicérides de cadeia média.
Fonte: adaptado de Apillonne et al.[28]

A emulsão usual em neonatologia é a EL 20%, com 50% triglicérides de cadeia média (TCM) e 50% triglicérides de cadeia longa (TCL); nessa emulsão a oxidação de gordura é maior e melhora o *clearance* dos triglicerídeos plasmáticos. A emulsão multilipídica com óleo de peixe Smof® tem sido reservada às situações de longa permanência na NP, para prevenir colestase associada a NP. Os RNPT com menos de 1.000 g e idade gestacional inferior a 30 semanas são os mais elegíveis para iniciar NP com solução de lipídios com óleo de peixe Smof®.

A introdução de EL no primeiro dia de vida é indicada com segurança e eficácia, o que auxilia na melhora do balanço energético e retenção nitrogenada, minimizando a desnutrição precoce do prematuro durante o período de internação.[12,26,27]

Os RNPT, principalmente quando pequenos para a idade gestacional, apresentam deficiência de enzimas lipolíticas (lipase lipoproteica e colesterol ACR transferase), ocasionando dificuldade na hidrólise de lipídios. Recomenda-se limitar a velocidade de infusão de lipídios em 0,17 g/kg/hora, para evitar a hipertrigliceridemia (> 250 mg/dL).[26]

A oferta inicial deve ser de 1 a 2 g/kg/dia, elevando-se diariamente, até atingir 3,5 a 4 g/kg/dia.

Vitaminas, oligoelementos e ferro

Vitaminas

A oferta adequada de vitaminas é essencial para o crescimento e desenvolvimento cognitivo. As doses recomendadas para RNPT atualizadas pelo ESPGHAN/Espen/ESPR/CSPEN, *guidelines* de 2018,[29] estão disponibilizadas na Tabela 6.

Prematuros apresentam maior risco de deficiências de vitaminas lipossolúveis devido aos baixos estoques de lipídio, vitaminas lipossolúveis, de proteínas transportadoras e lipoproteínas. Portanto, o fornecimento de vitaminas lipossolúveis aos RNPT desde os primeiros dias de vida é recomendado. A vitamina A é a mais degradada pela luz, e as vitaminas lipossolúveis de apresentação aquosa perdem progressivamente sua função durante a administração. O ideal é que as vitaminas estejam incluídas na NP com a presença de lipídios, ou seja, mistura 3:1, favorecendo princípios de estabilidade farmacológica.

Costuma-se utilizar soluções padronizadas de mistura de vitaminas para pediatria, podendo-se adequar a dose às necessidades do paciente conforme orientação do fabricante.

A bolsa com a solução de NP deve ser sempre protegida da luz, ficar longe de janelas e de fontes luminosas como fototerapia. A luz inativa diversas vitaminas e causa peroxidação tanto de vitaminas como de lipídios. As atuais bolsas para NP são multilaminares, reduzindo parte dessa interferência, mas ainda assim não dispensam o uso da proteção contra a luz. Caso a composição utilizada de vitaminas não contenha vitamina K, é recomendado o uso de 1 mg/semana, ou intervalos maiores, conforme o tempo de protrombina.

Oligoelementos

São os minerais necessários às principais funções metabólicas, em geral como cofatores fundamentais ao metabolismo. Os de maior importância são zinco, cobre, manganês, cromo, selênio, molibdênio e iodo. As soluções de oligoelementos pediátricas, disponíveis em nosso meio, contêm zinco, cobre, cromo e manganês, não oferecendo selênio, iodo e molibdênio.[30] As necessidades desses micronutrientes e de ferro estão na Tabela 8.

TABELA 8 Necessidades de minerais em RNPT

mcg/kg/dia	RNPT < 37 semanas
Ferro	200-250
Cromo	-
Cobre	40
Iodo	1-10
Manganês	≤ 1
Molibdênio	1
Selênio	7
Zinco	400-500

RNPT: recém-nascidos pré-termo.
Fonte: adaptada de Domellöf et al.[30] (ESPGHAN/Espen/ESPR 2018).

O selênio é conhecido por sua função antioxidante. Em RNPT, sua deficiência está associada à piora da displasia broncopulmonar e à retinopatia da prematuridade, que são consideradas doenças oxidativas. O selênio interfere no metabolismo do cobre. Em pacientes com NP, sem NE, especialmente em prematuros, é recomendável seu uso na solução de NP na dose de 7 mcg/kg/dia.

As soluções de oligoelementos pediátricos disponíveis no mercado brasileiro têm composições diferentes, sendo fundamental o conhecimento da formulação que está sendo disponibilizada pelo fabricante para adequar a prescrição. Considerando que o cobre em dose elevada tem certa toxicidade, especialmente hepática, recomenda-se adequar a dose de oligoelementos a esse mineral, complementando com zinco na forma de sulfato de zinco, quando necessário.

Restrições ao uso em situações clínicas específicas: colestase, não utilizar cobre e manganês; na insuficiência renal, evitar zinco, selênio, molibdênio e cromo; perdas excessivas por ileostomia ou fístulas digestivas de alto débito, fornecer suplementação adicional de zinco. No RNPT, a necessidade de zinco é de 400 a 500 mcg/kg/dia.

O cromo é um contaminante das soluções de NP, e isso já satisfaz as necessidades. A suplementação adicional de cromo é considerada desnecessária, e a oferta na NP não deve exceder 5 mcg/dia.

Ferro

Apesar de o ferro ser um nutriente essencial e sua deficiência implicar anemia e prejuízo do neurodesenvolvimento, existe grande preocupação em relação à ocorrência de sobrecarga. A administração parenteral de ferro facilmente ocasiona sobrecarga se forem fornecidas quantidades excessivas, uma vez que não existe nenhum mecanismo de excreção de ferro. A sobrecarga de ferro é associada ao aumento do estresse oxidativo e aumento do risco de infecções. Rotineiramente não é fornecido na mistura de NP.

A incidência de hemotransfusão é de 80% no RNPT de muito baixo peso e de 95% no RNPT com extremo baixo peso, o que pode ocasionar acúmulo de ferro.[31] Prematuros que receberam múltiplas transfusões podem manter níveis elevados de ferritina, sem suplementação, até os 6 meses de idade cronológica.

A suplementação de ferro deve ser preferencialmente indicada pela via enteral. Excepcionalmente, e controlado com base no nível sérico de ferritina, pode-se considerar o uso de ferro endovenoso, nunca administrado na NP com lipídios, e preferencialmente administrado em outra via de acesso de forma intermitente. Quanto às apresentações, o ferro sucrose tem menos efeitos colaterais e o ferro dextran tem muitos efeitos adversos e está relacionado com anafilaxia tipo 1. Até o momento, nenhum deles tem autorização para uso na Europa e não há estudos consistentes para RNPT.[31,32]

Formulações de nutrição parenteral neonatal padronizada: bolsas prontas para uso

A NP pode ser fornecida por meio de solução padrão pronta para uso ou de solução individualizada, calculada diariamente com base na evolução clínica e laboratorial do paciente.[33]

A solução padrão pronta para uso é pré-formulada, com composição definida, contendo glicose, eletrólitos balanceados, aminoácidos e lipídios multicompartimentados, em bolsa única, separados em 3 compartimentos, por lâminas que podem ser rompidas para misturar no momento da administração. Possui vida útil em armazenamento prolongada (*vide* orientação do fabricante) e é prescrita baseada no volume, com padronização suficiente para atingir as necessidades básicas do RN (Quadro 4).

Algumas considerações na decisão entre NP padronizada e individualizada:

1. A NP pronta para uso geralmente pode ser utilizada na maioria dos pacientes pediátricos e neonatais, incluindo RN prematuros de muito baixo peso ao nascer.

QUADRO 4 Nutrição parenteral individualizada *versus* pronta para uso

Nutrição parenteral individualizada	Nutrição parenteral pronta para uso
• 3 em 1. • Completa. • Validade: 24-48 horas sob refrigeração. • Sujeita a erros de prescrição.	• 3 em 1. • Incompleta (sem vitaminas e oligoelementos). • Segura. • Minimiza erros de prescrição. • Manipulação mínima. • Maior prazo de validade à temperatura ambiente.

Fonte: adaptado de Apillonne et al.[28]

2. A NP individualizada é geralmente prescrita quando os requisitos nutricionais não possam ser atendidos pela formulação padrão ou para pacientes muito graves metabolicamente instáveis com perdas anormais de fluidos e eletrólitos.
3. Independentemente da formulação de NP, é fortemente recomendado o uso de *softwares* para o cálculo correto da dose dos nutrientes que serão fornecidos ao paciente.

TRANSIÇÃO DA NUTRIÇÃO PARENTERAL PARA A NUTRIÇÃO ENTERAL PLENA

A ingestão de nutrientes durante o período de transição, quando a NP é regredida à medida que a NE progride, pode ser subótima e estar associada a déficits nutricionais e falha de crescimento. Evitar a subnutrição do RNPT em crescimento estável nesse período crítico utilizando estratégias de composição nutricional da NP e NE pode otimizar e reduzir os déficits cumulativos de energia e proteína que ocorrem durante as primeiras semanas de vida. Diretrizes e protocolos de alimentação padronizados, elaborados pelas EMTN, podem ajudar a atingir as metas nutricionais e evitar subnutrição nesse período.

Assim, durante a fase de transição da nutrição parenteral para enteral deve-se ter o cuidado de oferecer nutrientes e aporte líquido suficiente para hidratação, considerando a somatória da NE e da NP para a meta proteica de 4 g/kg/dia e 135 mL/kg/dia de oferta de líquidos, respeitando as necessidades particulares de cada RNPT conforme o balanço hídrico e patologias associadas (p. ex., cardiopulmonares e renais).[34] Idealmente, a oferta hídrica, calórica e proteica que permite a suspensão da NP equivale a 135 mL/kg/dia de leite materno aditivado e/ou fórmula pré-termo ou 110 kcal/kg/dia.

VIAS DE ACESSO DA NUTRIÇÃO PARENTERAL

As recomendações quanto ao uso de dispositivos e vias de administração visam unificar conhecimentos e experiências, harmonizando o manejo da NP em hospitais e proporcionando segurança e qualidade assistencial.

A NP deve preferencialmente ser administrada através de via exclusiva. Excepcionalmente, a administração concomitante com outros fármacos deverá ser avaliada em conjunto com os farmacêuticos, devido a possíveis incompatibilidades físico-químicas e de estabilidade.

Quanto à osmolaridade, até 900 mOsm/L podem ser infundidos em via periférica. No período neonatal é possível a administração em veia periférica, por curto período, devido à inadequação da oferta calórico-proteica e de micronutrientes.

O acesso central de inserção periférica (PICC) configura-se como via central preferencial para infusão da NP no RNPT (grau de recomendação C pela European Society for Clinical Nutrition and Metabolism - Espen - e pela European Society for Paediatric Gastroenterology Hepatology and Nutrition - ESPGHAN - em 2005).[35]

Para oferta segura dos nutrientes na NP, a primeira escolha é o cateter central de inserção periférica (PICC), minimizando flebites e obstruções, em local de fácil acesso, sendo opção especialmente benéfica para a população de RNPT de muito baixo peso.[36] A segunda escolha, um cateter venoso central com ou sem inserção cirúrgica, é indicada quando a primeira opção for impossível. O cateter venoso umbilical (CVU) é uma opção de acesso nos primeiros dias de vida, até a obtenção de PICC. O risco de complicações aumenta nas situações em que o CVU permanece por tempo prolongado (14 dias).[12,37]

ASPECTOS FARMACOLÓGICOS E CUIDADOS

A NP pode conter mais de 50 componentes com alto potencial de interações químicas e físico-químicas e alteração da estabilidade pela ação de fatores ambientais como o oxigênio, a temperatura, a luz e o tempo de contato.[38]

A estabilidade se refere ao potencial de degradação dos nutrientes através do tempo. A concentração final de aminoácidos, glicose e lipídios influi diretamente na estabilidade, bem como o pH final da solução. Na formulação 3 em 1, a concentração dos macronutrientes deve estar entre > 1 e 6,7% para os lipídios, entre > 2 e 5% para os aminoácidos e entre > 5 e 20% para os carboidratos. Na formulação 2 em 1 os carboidratos podem ter a concentração entre 3,33 e 30%.

A compatibilidade se refere à permanência dos componentes individuais em forma segura para ser administrada, evitando possíveis precipitações.

O fosfato em sua forma inorgânica (fosfato de potássio ou fosfato de sódio = 2 mEq de potássio ou sódio e 1,1 mmol de fósforo por mL) é reativo, forma precipitados na presença de cálcio e depende de fatores de compatibilidade. Quando se utiliza gluconato de cálcio 10% e fosfato de potássio 2 mEq/mL juntos, há uma regra prática que pode ser utilizada para evitar precipitação: o volume do gluconato de cálcio a 10% não deve exceder 2,2% do volume total da NP, prescrevendo fosfato de potássio em um volume que corresponda ao volume de gluconato de cálcio dividido por 4,4.

O fosfato em sua forma orgânica[39] tem a vantagem de ter melhor compatibilidade com o cálcio na forma de gluconato, permitindo maiores adições de cálcio e fósforo, **o que o torna de eleição para a NP do RNPT**. Não há qualquer limite de concentração de cálcio e fósforo, utilizando o fosfato orgânico, quando em solução 2:1. Porém, considerar alguns cuidados nas soluções 3:1. A quantidade de íons divalentes e trivalentes desestabiliza a EL, o que implica não utilizar íons trivalentes (dextrans de ferro). Além disso, a somatória dos cátions divalentes (cálcio e magnésio) deve permanecer abaixo de 16 mEq/L, o que limita a oferta de cálcio. Exceção nas soluções 3:1 com altas concentrações de aminoácido e lipídio, desde que em uso do fosfato orgânico.[40]

Caso a formulação esteja nos limites inferiores de concentração, qualquer diluição, mesmo com água destilada, pode desestabilizar a emulsão. Por esse motivo, mesmo que uma droga seja compatível para administração em Y, é indispensável verificar as concentrações finais da NP antes desse procedimento. Podem ocorrer incompatibilidades e desestabilização na luz dos equipos ou cateteres, sem a possibilidade da visualização. Administrar em Y não está condicionado apenas à compatibilidade do fármaco × NP; outros fatores devem ser rigorosamente observados:

- O pH da NP deve se manter entre 5,5 e 6,4.

- Concentração final de cátions divalentes Ca e Mg:
  - < 16 mEq/L.
  - 16-20 mEq/L na dependência de:
    - Concentração de aminoácidos > 4%.
    - Glicose > 10%.
    - Lipídios > 2%.
- Cátions trivalentes são incompatíveis e não devem ser utilizados (p. ex., sais de ferro) em NP 3:1.
- Hemoderivados não devem ser infundidos em Y.

RECOMENDAÇÕES GERAIS PARA ADMINISTRAÇÃO SEGURA DE FÁRMACOS EM PACIENTES QUE RECEBEM NUTRIÇÃO PARENTERAL

Na ausência de dados de compatibilidade ou em caso de dúvida, os medicamentos e a NP deverão ser administrados através de cateteres separados.

Na impossibilidade de administração em via separada ou quando não há informação disponível sobre seu uso através do mesmo cateter (administração em Y), interromper a NP, lavar a via antes e depois de administrar o fármaco.

Consultar o farmacêutico responsável pela manipulação para confirmação da adição proposta.

Sempre que drogas forem infundidas com NP, as linhas devem ser cuidadosamente monitoradas quanto a sinais de incompatibilidade (precipitação, mudança de cor, dificuldade de infusão).

Uma referência prática (Quadro 5) sobre compatibilidade das drogas mais utilizadas na UTIN para uso no dia a dia está disponibilizada no Quadro 5.[41,42]

QUADRO 5 Compatibilidade entre drogas e nutrição parenteral

Medicação	Tipo de mistura		
	2 em 1	Lipídio	3 em 1
Aciclovir	I	I	I
Albumina	C	I	I
Alprostadil	C	–	–
Amicacina	C	C/I	C/I
Amiodarona	I	C	C

(continua)

QUADRO 5 Compatibilidade entre drogas e nutrição parenteral (*continuação*)

Medicação	Tipo de mistura		
	2 em 1	Lipídio	3 em 1
Anfotericina B	I	I	I
Ampicilina	C/I	C	C
Ampicilina + sulbactan	C	C	C
Acido ascórbico	C	–	–
Atracurium	C	–	–
Aztreonan	C	C	C
Bicarbonato de sódio	I	I	I
Cafeína citrato	C	–	–
Cefazolina	C/I	C	C
Cefepime	C	–	–
Cefoperazona	C	C	C
Cefotaxima	C	C	C
Cefotetan	C	C	C
Cefoxitina	C	C	C
Ceftazidima	C	C	C
Ceftizoxima	C	C	C
Cefotriaxona	C/I	C	C/I
Cefuroxima	C	C	C
Cefalotina	C	–	–
Clorpromazina	C	C	C
Ciprofloxacino	I	C	C
Clindamicina	C	C	C
Desferroxamina	I	I	I
Dexametasona	C	C	C
Diazepam	C	–	–
Digoxina	C	C	C
Difenidramina	C	C	C
Dobutamina	C	C	C
Dopamina	C	C/I	C/I
Doxacilina	C	I	I
Enalapril	C	C	C
Epinefrina	C	–	–
Eritropoietina alfa	C	–	–

(continua)

QUADRO 5 Compatibilidade entre drogas e nutrição parenteral (*continuação*)

Medicação	Tipo de mistura		
	2 em 1	Lipídio	3 em 1
Fentanil	C	C	C
Fenobarbital	C	I	I
Fenitoína	I	I	–
Fluconazol	C	C	C
Folato (acido fólico)	C	–	–
Fosfato de sódio	I	I	I
Furosemida	C/I	C	C
Ganciclovir	I/C	I	I
Gentamicina	C	C	C
Heparina	C	I	I
Hidromorfona	C	I/C	I/C
Hidroxizina	C	C	C
Imipenem – cilastatina	C	C	C
Imunoglobulina	I	–	–
Insulina regular humana	C	C	C
Ferro dextran	C/I	–	I/C
Isoproterenol	C	C	C
Leucovorin	C	C	C
Levorfanol	C	I	I
Lidocaína	C	C	C
Linezolida	C	–	–
Lorazepam	C	I	I
Magnésio sulfato	C	C	C
Manitol	C	C	C
Meperidina	C	C	C
Meropenem	–	C	C
Metildopa	C	C/I	C/I
Metilprednisolona	C	C	C
Metoclorpramida	I/C	C	C
Metronidazol	C/I	C/I	C/I
Midazolan	I/C	I	I
Milrinona	C	–	–
Morfina	C	C/I	C/I

(*continua*)

QUADRO 5 Compatibilidade entre drogas e nutrição parenteral (*continuação*)

Medicação	Tipo de mistura		
	2 em 1	Lipídio	3 em 1
Netilmicina	C	C	C
Nitroglicerina	C	C	C
Nitroprussiato de sódio	C	C	C
Norepinefrina	C	C	C
Octreotídeo	C	C	C
Ondasetrona	C	I	I
Oxacilina	C	C	C
Penicilina G potássica	C	C	C
Penicilna G sódica	C	–	–
Pantoprazol	I	I	I
Piperacilina/tazobactan	C	C	C
Potássio cloreto	C	C	C
Potássio fosfato	I	I	I
Proclorperazina	C	C	C
Prometazina	C/I	C	C
Propofol	C	–	–
Ranitidina	C	C	C
Sulfametoxazol-trimetropin	C	C	C
Tacrolimus	C	C	C
Ticarcilina sódica	C	C	C
Ticarcilina-clavulanato	C	C	C
Tobramicina	C	C	C
Urokinase	C	–	–
Vancomicina	C	C	C
Vecurônio brometo	C	–	–
Vitamina K1	C	C	–

C: compatibilidade foi demonstrada. Quando a compatibilidade em Y não estava disponível, os medicamentos compatíveis em solução por 24 horas foram assumidos como compatíveis em Y. Medicamentos compatíveis com misturas 3 em 1 foram considerados compatíveis com lipídios isoladamente. I: incompatibilidade foi demonstrada ou dados de compatibilidade não disponíveis. C/I: compatibilidade conflitante foi demonstrada e a força da evidência suporta compatibilidade. I/C: compatibilidade conflitante foi demonstrada e a força da evidência suporta incompatibilidade.
Fonte: adaptado de Robinson et al.;[41] Mediavilla.[42]

COMPLICAÇÕES E MONITORIZAÇÃO

Riscos associados ao uso de NP estão relacionados a composição, formulação, entrega hospitalar em temperatura e transporte adequados, acessos vasculares, complicações metabólicas, infecciosas e hepáticas. A Tabela 9 demonstra os parâmetros clínicos e laboratoriais realizados durante a NP no período neonatal.

A via central de infusão está associada a maior incidência de sepse quando comparada à periférica; no entanto, preocupa o aumento das infecções fúngicas no RNPT, especialmente pela *Candida* sp., que tem na EL o seu substrato ideal. Boas práticas de preparo da NP e de cuidados com a inserção e manipulação dos cateteres e curativos, bem como o uso exclusivo da via para NP, são fundamentais para minimizar os riscos.[43] Quanto ao uso do PICC, cabe lembrar que em RNPT abaixo de 1.500 g é importante a ecocardiografia à beira do leito para determinar a posição da ponta do cateter, devido à possibilidade de tamponamento pericárdico fatal por erosão na parede do átrio. A posição deve

TABELA 9 Controles clínicos e laboratoriais durante a nutrição parenteral

	Período inicial	Período estável
Controle clínico		
Peso	Diário	Diário
Comprimento	Semanal	Semanal
Perímetro cefálico	Semanal	Semanal
Controle laboratorial em sangue		
Hemograma	Semanal	A critério
Glicemia (fita reagente)	1 a 2x dia	1x dia
Ureia e creatinina	1x semana	A cada 2 semanas
pH	1x semana	A cada 2 semanas
Eletrólitos	1x semana	A cada 2 semanas
Bilirrubina total e frações	1x semana	A cada 2 semanas
Enzimas hepáticas	1x semana	A cada 2 semanas
Triglicerídeos	1x semana	A cada 2 semanas
Controle laboratorial em urina		
pH	Diário	A critério
Glicosúria	Diário	A critério
Densidade	Diário	A critério

Fonte: adaptada de Puntis et al.[45]

estar situada na cava superior e não no átrio, e ao raio X deve estar 0,5 cm fora da sombra cardíaca no RNPT ou acima do nível da carina.[35]

Quanto aos riscos metabólicos, os mais comuns, como a hiperglicemia (glicose > 125 mg/dL), são contornados com oferta adequada de glicose e progressão gradativa, bem como controle de glicemia capilar mais frequente no início da terapia nutricional. O *guideline* ESPGHAN 2018 recomenda o uso de insulina no RNPT crítico apenas se apresentar glicemias persistentemente acima de 180 mg/dL, apesar de ajustes repetidos da VIG.[43] Não se recomenda o uso rotineiro de insulina devido às alterações erráticas da glicemia.[44]

Hiperamonemia era comum com o uso de soluções de aminoácidos não balanceadas, risco minimizado pela oferta de soluções para RNPT. Porém, o excesso de oferta de aminoácidos associado à baixa oferta de calorias não proteicas leva à oxidação do aminoácido, que pode gerar aumento de ureia (> 46 mg/dL) e hiperamonemia. A baixa oferta hídrica (ou perda de peso > 10%) pode ser causa de aumento relativo da ureia, devendo-se neste caso otimizar a oferta hídrica.[22]

Hipertrigliceridemia pode ocorrer por imaturidade com maior risco no RNPT pequeno para a idade gestacional, no estresse metabólico, em ofertas nutricionais mais elevadas, e de acordo com o tipo de lipídio ofertado. Níveis de até 265 mg/dL podem ser tolerados. Considerar diminuir a oferta se > 265 mg/dL e suspender quando > 450 mg/dL.[22,43]

A EL à base de óleo de soja, predominantemente, tem excesso de fitosteróis e tem sido associada à colestase induzida pela NP. Novos lipídios multicompartimentados com óleo de oliva, triglicérides de cadeia média (TCM) e óleo de peixe foram propostos como promissores para reduzir a inflamação e a colestase. A proteção contra a peroxidação (proteção da luz) mostrou uma redução de 50% da mortalidade em RNPT quando comparada à falta de proteção.[43] Não se recomenda a redução rotineira na dose dos macronutrientes com o propósito de prevenir a colestase associada à NP.[44]

Os RNPT abaixo de 32 semanas têm grande risco de doença metabólica óssea; a diminuição da massa óssea a curto prazo pode ser prevenida pelo início precoce da NP, uso de via central e fosfato orgânico para otimizar maior oferta de cálcio e fósforo.

A Tabela 10 descreve as principais complicações metabólicas decorrentes da utilização de NP.

TABELA 10 Complicações metabólicas da nutrição parenteral

<table>
<tr><th>Complicação</th><th colspan="3">Prevenção</th></tr>
<tr><td rowspan="6">Hipertrigliceridemia
> 265 mg/dL</td><td colspan="3">Velocidade de fluxo < 0,17 g/hora
Ajustar aporte: conforme o nível de TGL</td></tr>
<tr><td>< 265</td><td colspan="2">Manter progressão lenta</td></tr>
<tr><td>265-350</td><td colspan="2">Diminuir 1 g/kg</td></tr>
<tr><td>350-450</td><td colspan="2">Diminuir 2 g/kg</td></tr>
<tr><td>> 450</td><td colspan="2">Suspender 24 horas</td></tr>
<tr><td colspan="3">Retornar quando < 265 e aumentar 0,5 g/kg/dia</td></tr>
<tr><td rowspan="6">Hiperglicemia
> 125 mg/dL</td><td colspan="3">Monitorização
Adequar VIG</td></tr>
<tr><td>Glicemia (mg/dL)</td><td colspan="2">VIG (mg/kg/minuto)</td></tr>
<tr><td>125-175</td><td colspan="2">Manter</td></tr>
<tr><td>175-250</td><td colspan="2">Reduzir em 2 mg/kg/minuto</td></tr>
<tr><td>> 250</td><td colspan="2">Reduzir em 4 mg/kg/minuto</td></tr>
<tr><td colspan="3">Tentar manter a oferta mínima de 4,5 mg/kg/minuto</td></tr>
<tr><td rowspan="6">Ureia
Ideal < 46 mg/dL</td><td colspan="3">Monitorização
Ajuste no aporte proteico
Verificar status metabólico e hidratação</td></tr>
<tr><td>Ureia</td><td>Status metabólico</td><td>Ajuste</td></tr>
<tr><td>< 46</td><td>Perda de peso > 10%</td><td>Aumentar taxa hídrica</td></tr>
<tr><td>46-56</td><td rowspan="2">Perda de peso < 10%
Cr < 0,8
Calorias NP > 60 kcal/kg
Diminuir aminoácidos em 2 g/kg</td><td>Diminuir aminoácidos em 1 g/kg</td></tr>
<tr><td>> 56</td><td></td></tr>
<tr><td colspan="3">Aumentar gradativamente em 0,5 g/kg/d – quando < 40</td></tr>
<tr><td>Colestase</td><td colspan="3">Nutrição enteral mínima – o mais precoce possível
Uso de emulsões lipídicas com óleo de peixe?</td></tr>
</table>

Cr: creatinina; NP: nutrição parenteral; TGL: triglicerídeos; VIG: velocidade de inclusão de glicose.
Fonte: adaptada de Carnielli et al.[22]

CONSIDERAÇÕES FINAIS

A NP é uma terapia essencial no cuidado nutricional do RNPT de muito baixo peso. Recomenda-se um monitoramento rigoroso, especialmente para os RNPT extremos, que são mais propensos a complicações. É importante adotar protocolos institucionais elaborados pelas EMTN visando à qualidade na terapia nutricional do RNPT. A NP padronizada é uma alternativa válida à nutrição parenteral individualizada, e prescrições orientadas por computador e algoritmos de monitoramento são desejáveis.

REFERÊNCIAS

1. Uauy R, Koletzko B. Defining the nutritional needs of preterm infants. World Rev Nutr Diet. 2014;110:4-10.
2. Embleton ND, Morgan C, King C. Balancing the risks and benefits of parenteral nutrition for preterm infants: can we define the optimal composition? Arch Dis Child Fetal Neonatal Ed. 2015;100:F72-F75.
3. Patel P, Bhatia J. Total parenteral nutrition for the very low birth weight infant. Semin Fetal Neonatal Med. 2017;22:2-7.
4. Hay WW. Optimizing nutrition of the preterm infant. Zhongguo Dang Dai Er Ke Za Zhi. 2017;19:1-21.
5. Kumar RK, Singhal A, Vaidya U, Banerjee S, Anwar F, Rao S. optimizing nutrition in preterm low birth weight infants – consensus summary. Front Nutr. 2017;4:20.
6. Brasil. Ministério da Saúde. Portaria n. 272/MS/SNVS. 1998. Disponível em: https://bvsms.saude.gov.br/bvs/saudelegis/svs1/1998/prt0272_08_04_1998.html. Acesso em: 30 dez. 2024.
7. Brasil. Ministério da Saúde. Portaria SAS n. 120, de 14 de abril de 2009. Disponível em: https://bvsms.saude.gov.br/bvs/saudelegis/sas/2009/prt0120_14_04_2009.html. Acesso em: 30 dez. 2024.
8. Karnati S, Kollikonda S, Abu-Shaweesh J. Late preterm infants – Changing trends and continuing challenges. Int J Pediatr Adolesc Med. 2020 Mar;7(1):36-44.
9. Van den Akker C, Vlaardingerbroek H, van Goudoever JB. Nutritional support for extremely low--birth weight infants: abandoning catabolism in the neonatal intensive care unit. Curr Opin Clin Nutr Metab Care. 2010;13:327-35.
10. Ibrahim HM, Majied A, Jeroudi MD, Baier RJ. Aggressive early total parenteral nutrition in low birth weight infants. J Perinatol. 2004;24:482-6.
11. Miller M, Vaidya R, Rastogi D, Bhutada A, Rastogi S. From parenteral to enteral nutrition: a nutrition-based approach for evaluating postnatal growth failure in preterm infants. J Parenter Enteral Nutr. 2014;38:489-97.
12. Neonatal parenteral nutrition. In: London, National Institute for Health and Care Excellence (Nice) guideline NG-154. 2020. Disponível em: www.nice.org.uk/guidance/ng154. Acesso em: 30 dez. 2024.
13. Ramel SE, Georgieff MK. Preterm nutrition and the brain. World Rev Nutr Diet. 2014;110:190-200.
14. Morris EE, Miller NC, Marka NA, Super JL, Nagel EM, Gonzalez JD, Demerath EW, Ramel SE. Randomized trial of early enhanced parenteral nutrition and later neurodevelopment in preterm infants. Nutrients. 2022;14(19):3890.

15. Skinner AM, Narchi H. Preterm nutrition and neurodevelopmental outcomes. World J Methodol. 2021 Nov 20;11(6):278-93.
16. Harris WS, Baack ML. Beyond building better brains: bridging the docosahexaenoic acid (DHA) gap of prematurity. J Perinatol. 2015;35(1):1-7.
17. Jochum F, Moltu SJ, Senterre T, Nomayo A, Goulet O, Iacobelli S; ESPGHAN/Espen/ESPR/CSPEN working group on pediatric parenteral nutrition. ESPGHAN/Espen/ESPR/CSPEN guidelines on pediatric parenteral nutrition: fluid and electrolytes. Clin Nutr. 2018 Dec;37(6 Pt B):2344-53.
18. da Silva JSV, Seres DS, Sabino K, Adams SC, Berdahl GJ, Citty SW, et al. Aspen consensus recommendations for refeeding syndrome. Nutr Clin Pract. 2020;35(2):178-95.
19. Bradford CV, Cober MP, Miller JL. Refeeding syndrome in the neonatal intensive care unit. J Pediatr Pharmacol Ther. 2021;26(8):771-82.
20. Bonsante F, Iacobelli S, Latorre G, Rigo J, De Felice C, Robillard PY, et al. Initial amino acid intake influences phosphorus and calcium homeostasisin preterm infants: it is time to change the composition of the early parenteral nutrition. PLoS One. 2013;8(8):e72880.
21. Mihatsch W, Fewtrell M, Goulet O, Molgaard C, Picaud JC, Senterre T; ESPGHAN/ESPEN/ESPR/CSPEN working group on pediatric parenteral nutrition. ESPGHAN/ESPEN/ESPR/CSPEN guidelines on pediatric parenteral nutrition: Calcium, phosphorus and magnesium. Clin Nutr. 2018 Dec;37(6 Pt B):2360-2365. doi: 10.1016/j.clnu.2018.06.950.
22. Carnielli VP, Correani A, Giretti I, D Apos Ascenzo R, Bellagamba MP, Burattini I, et al. Practice of parenteral nutrition in preterm infants. World Rev Nutr Diet. 2021;122:198-211.
23. van Goudoever JB, Carnielli V, Darmaun D, Sainz de Pipaon M; ESPGHAN/Espen/ESPR/CSPEN working group on pediatric parenteral nutrition. ESPGHAN/Espen/ESPR/CSPEN guidelines on pediatric parenteral nutrition: amino acids. Clin Nutr. 2018;37(6 Pt B):2315-23.
24. Van den Akker CH, Vlaardingerbroek H, van Goudoever JB. Nutritional support for extremely low birth weight infant: abandoning catabolism inneonatal intensive care unit. Curr Opin Clin Nutr Metab Care. 2010;3:327-35.
25. Burattini I, Bellagamba MP, Spagnoli C, D'Ascenzo R, Mazzoni N, Peretti A, et al.; Marche Neonatal Network. Targeting 2.5 versus 4 g/kg/day of amino acids for extremely low birth weight infants: a randomized clinical trial. J Pediatr. 2013;163(5):1278-82.e1.
26. Lapillonne A, Fidler Mis N, Goulet O, van den Akker CHP, Wu J, et al.; ESPGHAN/Espen/ESPR/CSPEN working group on pediatric parenteral nutrition. ESPGHAN/Espen/ESPR/CSPEN guidelines on pediatric parenteral nutrition: Lipids Clin Nutr. 2018;37(6 Pt B):2324-36.
27. Feferbaum R, Leone C, Cruciani J, Alves P, Tomas B, Maluvayshi C, et al. Lipid emulsion with fish oil improves associated parenteral nutrition cholestasis in surgical neonates with gastrointestinal exclusion. Clin Nutr. 2014;33(2):S223.
28. Apillonne A, Fidler Mis N, Goulet O, van den Akker CHP, Wu J, Koletzko B; ESPGHAN/ESPEN/ESPR/CSPEN working group on pediatric parenteral nutrition. ESPGHAN/ESPEN/ESPR/CSPEN guidelines on pediatric parenteral nutrition: Lipids. Clin Nutr. 2018 Dec;37(6 Pt B):2324-2336.
29. Bronsky J, Campoy C, Braegger C; ESPGHAN/Espen/ESPR/CSPEN working group on pediatric parenteral nutrition. ESPGHAN/Espen/ESPR/CSPEN guidelines on pediatric parenteral nutrition: vitamins. Clin Nutr. 2018;37(6 Pt B):2366-78.
30. Domellöf M, Szitanyi P, Simchowitz V, Franz A, Mimouni F; ESPGHAN/Espen/ESPR/CSPEN working group on pediatric parenteral nutrition. ESPGHAN/Espen/ESPR/CSPEN guidelines on pediatric parenteral nutrition: iron and trace minerals. Clin Nutr. 2018;37(6 Pt B):2354-59.
31. Arad I, Konijn AM, Linder N, Goldstein M, Kaufmann NA. Serum ferritin levels in preterm infants after multiple blood transfusions. Am J Perinatol. 1988;5(1):40-3.
32. Rao R, Georgieff MK. Iron therapy for preterm infants. Clin Perinatol. 2009;36(1):27-42.
33. Rigo J, Marlowe ML, Bonnot D, Senterre T, Lapillonne A, Kermorvant-Duchemin E, et al. Benefits of a new pediatric triple-chamber bag for parenteral nutrition in preterm infants. J Pediatr Gastroenterol Nutr. 2012;54(2):210-7.

34. Embleton ND, Jennifer Moltu S, Lapillonne A, van den Akker CHP, Carnielli V, Fusch C, et al. Enteral nutrition in preterm infants (2022): a position paper from the ESPGHAN Committee on Nutrition and Invited Experts. J Pediatr Gastroenterol Nutr. 2023;76(2):248-68. doi: 10.1097/MPG.0000000000003642. Epub 2022 Oct 28. PMID: 36705703.
35. Koletzko B, Goulet O, Hunt J, Khron K, Shamir R. Guidelines on paediatric parenteral nutrition of the European Society of Paediatric Gastroenterology, Hepatology and Nutrition (ESPGHAN) and the European Society for Clinical Nutrition and Metabolism (Espen), supported by the European Society of Paediatric Research (ESPR). J Pediatr Gastroenterol Nutr. 2005;41:S54-S62.
36. Faria IM, Nieto GCS. Técnica de inserção de cateter central de inserção periférica. In: Campos ACL (org.). Tratado de nutrição e metabolismo em cirurgia. v.1. Rio de Janeiro: Rubio; 2013. p.347-53.
37. Kolaček S, Puntis JWL, Hojsak I; ESPGHAN/Espen/ESPR/CSPEN working group on pediatric parenteral nutrition. ESPGHAN/Espen/ESPR/CSPEN guidelines on pediatric parenteral nutrition: venous access. Clin Nutr. 2018;37(6 Pt B):2379-91.
38. Trissel LA, Gilbert DL, Martinez JF, Baker MB, Walter WV, Mirtallo JM. Compatibility of medications with 3-in-1 parenteral nutrition admixtures. JPEN J Parenter Enteral Nutr. 1999;23(2):67-74.
39. Bouchoud L, Fonzo-Christe C, Sadeghipour F, Bonnabry P. Maximizing calcium and phosphate content in neonatal parenteral nutrition solutions using organic calcium and phosphate salts. JPEN. 2010;34(5):542-5.
40. Bouchoud L, Fonzo-Christe C, Klingmüller M, Bonnabry P. Compatibility of intravenous medications with parenteral nutrition: in vitro evaluation. JPEN J Parenter Enteral Nutr. 2013;37(3):416-24.
41. Robinson CA, Sawyer JE. Y-site compatibility of medications with parenteral nutrition. J Pediatr Pharmacol Ther. 2009;14(1):48-56.
42. Mediavilla MM, Molina A, Navarro L, Grau L, Pujol MD, Cardenete J, et al. Physicochemical compatibility of amiodarone with parenteral nutrition. JPEN J Parenter Enteral Nutr. 2019;43(2):298-304.
43. Moltu SJ, Bronsky J, Embleton N, Gerasimidis K, Indrio F, Köglmeier J, et al.; ESPGHAN Committee on Nutrition. Nutritional management of the critically ill neonate: a position paper of the ESPGHAN Committee on Nutrition. J Pediatr Gastroenterol Nutr. 2021 Aug 1;73(2):274-89.
44. Robinson DT, Calkins KL, Chen Y, Cober MP, Falciglia GH, Church DD, et al. Guidelines for parenteral nutrition in preterm infants: the American Society for Parenteral and Enteral Nutrition. JPEN J Parenter Enteral Nutr. 2023;1-29. doi: 10.1002/jpen.2550.
45. Puntis JwI, Hojsak I, Ksiazyk J. ESPGHAN/Espen/ESPR/CSPEN guidelines on pediatric parenteral nutrition: organisational aspects. Clin Nutr. 2018;37:2392e2400.

12

Síndrome de realimentação (*refeeding*) em pediatria

Cira Ferreira Antunes Costa
Rubens Feferbaum
Izaura Merola Faria
Ana Paula Aragão
Grasiela Bussolan
Rosana Tumas
Tania Mara Perini Dillem Rosa
Vanêssa Yumie Salomão Watanabe Liberalesso

DESTAQUES

- A síndrome de realimentação é uma consequência da subnutrição que ocasiona graves distúrbios eletrolíticos durante o início da realimentação por via parenteral e enteral.
- Recém-nascidos pré-termo (RNPT), devido à interrupção placentária de nutrientes e anabolismo ocasionado pela nutrição parenteral (NP) precoce, podem apresentar síndrome de realimentação.
- A identificação e o monitoramento laboratorial dos pacientes suscetíveis ao desenvolvimento de síndrome de realimentação é fundamental para a adoção de medidas preventivas e terapêuticas.

INTRODUÇÃO

A síndrome de realimentação é definida como uma manifestação clínica complexa, que abrange alterações hidroeletrolíticas associadas a anormalidades metabólicas, que podem ocorrer em consequência de alimentação ou terapia nutricional (enteral ou parenteral), em pacientes gravemente subnutridos. Caracteriza-se clinicamente por alterações neurológicas, sintomas respiratórios, arritmia e falência cardíaca, poucos dias após a realimentação. Decorre de sobrecarga na ingestão calórica e capacidade reduzida do sistema cardiovascular.

Apesar de estudos prévios terem enfatizado a hipofosfatemia grave como fator predominante da condição, existem outras consequências metabólicas, sendo as mais importantes as alterações do balanço hídrico e da glicose, deficiências vitamínicas (tiamina), hipocalemia e hipomagnesemia.

Os eletrólitos plasmáticos, particularmente sódio, potássio, fosfato e magnésio, devem ser monitorados antes e durante a realimentação, por pelo menos 4 dias, assim como a glicose plasmática e os eletrólitos urinários. Antes da realimentação os distúrbios eletrolíticos devem ser corrigidos e o volume circulatório cuidadosamente restabelecido. Na prática clínica, essas medidas podem retardar o reinício da alimentação, mas geralmente podem ser completadas nas primeiras 12 a 24 horas.

No planejamento das necessidades energéticas, é importante considerar uma oferta calórica, seja por via oral, enteral ou parenteral, de forma lenta e gradual, de modo a atingir o estabelecido em 3 a 5 dias. A progressão deve ser feita sempre de acordo com os resultados da monitorização diária de eletrólitos séricos, funções vitais e balanço de fluidos.

Alguns grupos de pacientes têm risco aumentado para a síndrome de realimentação, como pacientes subnutridos graves com anorexia nervosa, doença mental grave, síndromes de má-absorção, falência renal, doença crítica e com doença oncológica e recém-nascidos pré-termo.[1]

Os pacientes que tiveram um período de jejum ou de baixo aporte calórico por cerca de 7 a 10 dias têm risco de desenvolver síndrome de realimentação quando expostos a um aporte nutricional, assim como os pacientes previamente desnutridos. A transição de um estado catabólico para anabólico no organismo resulta em aumento da demanda intracelular de eletrólitos e tiamina, provocando redução dos níveis séricos.[2] As crianças criticamente enfermas internadas em unidades de terapia intensiva (UTI) são muito suscetíveis à síndrome de realimentação, considerando a elevada prevalência de desnutrição que ocorre nessa população (15-25%),[3] e muitas vezes a internação em UTI provoca deterioração nutricional devido à necessidade de retardar a terapia nutricional,[4] apesar da recomendação de iniciar nutrição enteral nas primeiras 24 horas de internação na UTI.[5]

Os pacientes com desnutrição grave têm alterações nas bombas de Na+/K+-ATPase celulares, que mantêm os níveis de fluidos, eletrólitos e substratos, potencialmente como uma forma de adaptação para reduzir o gasto energético, podendo ter aumento da permeabilidade da membrana celular e redução da atividade da Na+/K+-ATPase, com maior propensão a distúrbios eletrolíticos.[6]

SÍNDROME DE REALIMENTAÇÃO EM PACIENTES COM DOENÇA ONCOLÓGICA

Pacientes com doença oncológica (tumores sólidos ou hematológicos) podem apresentar, devido à quimioterapia, náuseas, vômitos e anorexia, limitando a aceitação oral de dieta.[7,8] Além disso, o próprio tumor pode liberar substâncias citotóxicas que podem causar diminuição da aceitação oral, depleção de proteína visceral e musculatura esquelética, com consequente diminuição de fosfato.[7,9]

Cabe lembrar que distúrbios eletrolíticos são comuns em pacientes com doença oncológica, seja paraneoplásico ou por esquemas quimioterápicos. A hipofosfatemia pode ser encontrada na sepse, principalmente por germes Gram-negativos, e isso está relacionado à gravidade da doença.[8]

A melhor forma de tratar a síndrome de realimentação em pacientes com doença oncológica é avaliando risco, identificação precoce de desnutrição, introdução de terapia nutricional individualizada e principalmente conhecimento da existência dessa condição grave.[9]

SÍNDROME DE REALIMENTAÇÃO DO RECÉM-NASCIDO PREMATURO

Existem algumas evidências atuais de que o equilíbrio de água e eletrólitos, juntamente com a homeostase de eletrólitos, pode ser influenciado pela nutrição parenteral (NP) precoce. Estudos demonstram que maior concentração de aminoácidos logo após o nascimento pode prevenir a hiperpotassemia não oligúrica, inibindo o catabolismo celular e promovendo o crescimento.[10-12]

O metabolismo do fósforo e sua concentração plasmática também podem ser influenciados por essa abordagem nutricional. O teor de fosfato é muito abundante na célula, pois representa o principal ânion no espaço intracelular e entra na composição dos ácidos nucleicos, do ATP e das membranas celulares. O papel do fosfato no desenvolvimento ósseo e na mineralização, mas também no anabolismo celular, pode causar variações em sua concentração sérica durante o início da NP. Estudos clínicos recentes apoiam essa hipótese, observando uma condição grave de hipofosfatemia e hipocalemia desencadeadas por NP precoce em recém-nascidos de muito baixo peso.[12]

A interrupção abrupta do fluxo placentário contínuo de aminoácidos e energia promove catabolismo e liberação de eletrólitos pela célula. Isso ocasiona distúrbios como hiperfosfatemia e hiperpotassemia, apesar da quebra de fósforo e do fornecimento de potássio. No entanto, o fornecimento parenteral de aminoácidos e energia mantém a célula em estado anabólico e promove absorção de fósforo e potássio, diminuindo suas concentrações plasmáticas.[10,12]

Hipóteses para o mecanismo da síndrome da realimentação do recém-nascido pré-termo

Estudos recentes[10-12] consideram o desequilíbrio de fósforo e cálcio parte de uma "síndrome da realimentação do prematuro" relacionada ao fornecimento incompleto de nutrientes após a interrupção abrupta da nutrição placentária ao nascimento (Figura 1).

A introdução precoce de aminoácidos na NP, logo após o nascimento, deve ser completada pela ingestão precoce de fósforo, uma vez que aminoácidos e fósforo (juntamente com potássio) são os principais determinantes do anabolismo celular.[11]

FISIOPATOLOGIA

Durante um período de privação nutricional ocorrem modificações no organismo, para manutenção da homeostase. Há redução da produção de insulina e elevação do glucagon, com mobilização das reservas, produzindo glicogenólise, gliconeogênese e mobilização das reservas proteicas. Também ocorre depleção dos eletrólitos intracelulares, principalmente fósforo, potássio e magnésio, mesmo que os níveis séricos desses íons estejam mantidos[1,14,15] (Figura 2).

Quando se inicia o aporte nutricional, com oferta de carboidrato e elevação dos níveis de glicose, rapidamente há elevação da insulina e redução do glucagon. Com o aumento da insulina e o metabolismo da glicose ocorre consumo de vitaminas de complexo B e dos eletrólitos, principalmente fósforo, envolvido em várias etapas do metabolismo como síntese de ATP.[14]

A insulina também tem um efeito antinatriurético nos túbulos renais, provocando retenção de sódio e água, com sobrecarga hídrica, podendo causar

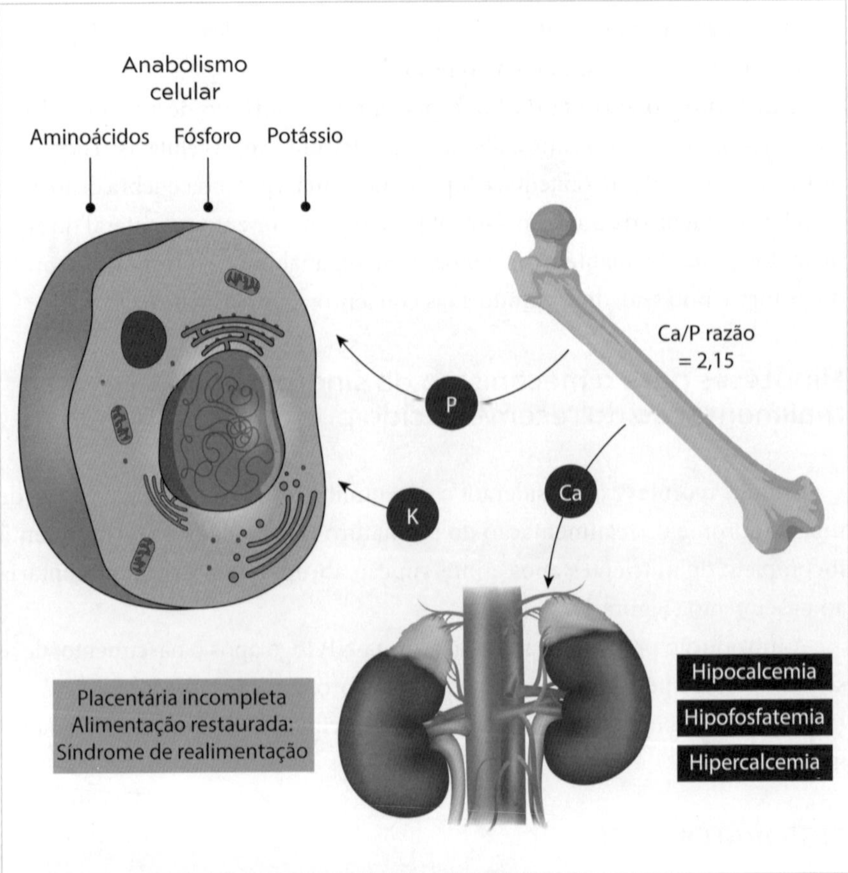

FIGURA 1 Relação entre o anabolismo celular devido à oferta de aminoácidos e energia e desvios eletrolíticos do fósforo (P), cálcio (Ca) e potássio (K).
Fonte: adaptada de Bonsante et al.[12]

insuficiência cardíaca congestiva, arritmias e edema pulmonar.[1,14] O fosfato é um íon predominantemente intracelular que tem papel fundamental na produção de energia, como componente do ATP e necessário em vias metabólicas celulares. Na realimentação, o consumo elevado de fosfato leva à redução da produção de ATP, com prejuízo na função cardiorrespiratória e redução da oferta de oxigênio[2] (Figura 2).

Outro íon cujo consumo é elevado na realimentação é o potássio. A hipocalemia provoca desequilíbrio no gradiente sódio-potássio da membrana celular e transmissão prejudicada de impulsos elétricos, resultando em arritmias, parada

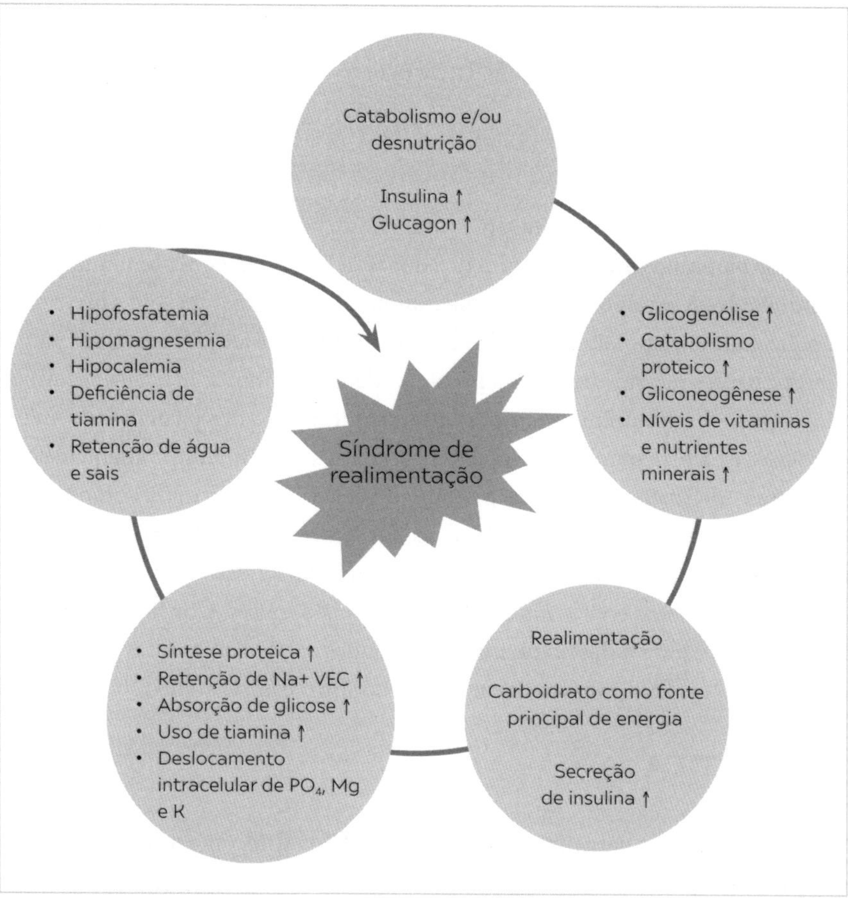

FIGURA 2 Fisiopatologia da síndrome de realimentação.
VEC: volume extracelular.
Fonte: adaptada de Krutkyte et al.[14]

cardíaca e sintomas neurológicos.[14] O magnésio exerce papel como cofator na fosforilação do ATP e é importante na manutenção de funções enzimáticas e neuromusculares. A hipomagnesemia resulta em aumento das perdas renais de potássio, agravando a hipocalemia, causando arritmias, desconforto abdominal e sintomas neuromusculares[14] (Figura 2).

As vitaminas do complexo B participam no metabolismo dos carboidratos, e a tiamina tem papel fundamental como cofator na produção de ATP1.[14,15] O consumo aumentado de tiamina durante a realimentação pode levar a distúrbios neurológicos (encefalopatia de Wernicke e síndrome de Korsakoff), distúrbios cardiovasculares e acidose metabólica.[14] A tiamina tem papel na transformação de piruvato em lactato, e em sua deficiência ocorre elevação do lactato[13] (Figura 2).

DIAGNÓSTICO

A síndrome de realimentação é uma condição potencialmente grave, encontrada na prática atual dos cuidados de saúde, porém frequentemente pouco reconhecida. A equipe multiprofissional envolvida com a terapia nutricional deve ficar atenta à possibilidade de sua ocorrência.[14,15] Medidas adotadas para a prevenção da síndrome de realimentação podem fazer muita diferença na evolução do paciente, sendo muito importante a identificação dos pacientes de maior risco para essa ocorrência para medidas preventivas e terapêuticas adequadas,[1,14] sem atraso na instalação da terapia nutricional. Fatores de risco como o grau de desnutrição, a ocorrência de doenças que exacerbem as perdas eletrolíticas e de micronutrientes, também a terapia nutricional agressiva sem aporte adequado de eletrólitos e vitaminas, devem ser considerados. Considerando esses fatores, o risco para o desenvolvimento da síndrome de realimentação pode ser estratificado em leve, moderado ou severo, conforme descrito no Quadro 1.[1,14,15]

TERAPÊUTICA

Recomendações para prevenção e tratamento da síndrome de realimentação nos pacientes pediátricos de risco:[1]

- Iniciar o aporte nutricional em torno de 40 a 50% da meta e infusão de glicose em torno de 4 a 6 mg/kg/minuto, aumentando cerca de 1 a 2 mg/kg/minuto por dia, controlando níveis de glicemia, até o máximo de 14 a 18 mg/kg/minuto.
- Checar o nível de eletrólitos antes de iniciar o aporte nutricional (principalmente fósforo, magnésio e potássio).
- Monitorizar os eletrólitos a cada 12 horas nos 3 primeiros dias ou com maior frequência a depender da clínica.
- Reposição dos eletrólitos mantendo os níveis estabelecidos dentro dos padrões da normalidade.
- Se houver dificuldade na estabilização dos níveis de eletrólitos, reduzir o aporte calórico/gramas de dextrose em 50% e posteriormente aumentar 33%

QUADRO 1 Estratificação do risco para a síndrome de realimentação

	Risco leve	Risco moderado	Risco grave
Escore Z P/E (até 2 anos) IMC/I (2-20 anos)	–1 a –1,9	–2 a –2,9	< –3
Perda ponderal	< 75% do ganho ponderal esperado	< 50% do ganho ponderal esperado	< 25% do ganho ponderal esperado
Consumo de energia	3-5 dias com aporte proteico ou energético < 75% das necessidades	5-7 dias com aporte proteico ou energético < 75% das necessidades	> 7 dias com aporte proteico ou energético < 75% das necessidades
Concentrações anormais de fósforo, potássio e magnésio pré-alimentação	Até 25% abaixo do limite inferior da normalidade	25-50% abaixo do limite inferior da normalidade	25-50% abaixo do limite inferior da normalidade
Perda de gordura subcutânea	Evidência de perda leve	Evidência de perda moderada	Evidência de perda grave
Perda de massa muscular	Escore Z Circunferência do braço –1 a –1,9	Escore Z Circunferência do braço –2 a –2,9	Escore Z Circunferência do braço < –3

E: estatura; IMC: índice de massa corporal; P: peso.
Fonte: Aspen (da Silva et al.[1]).

a cada 1 a 2 dias conforme a estabilização clínica. Nos casos em que os distúrbios eletrolíticos sejam graves e ameaçadores à vida pode ser considerada a interrupção transitória do suporte nutricional.

- Oferta de tiamina 2 mg/kg até o máximo de 100-200 mg/dia antes de iniciar a terapia nutricional nos pacientes de alto risco.
- Manter a oferta de tiamina por 5 a 7 dias ou mais nos pacientes com alto risco de deficiência ou sinais clínicos desta.
- Oferta de polivitamínico venoso enquanto o paciente estiver recebendo nutrição parenteral. Nos casos de nutrição oral ou enteral, manter polivitamínico oral por 10 dias ou mais conforme a clínica.
- Monitorização dos sinais vitais.
- Monitorização cardiorrespiratória.
- Peso diário.
- Estabelecer metas nutricionais e avaliação nutricional periódica.

TERAPÊUTICA DA SÍNDROME DE REALIMENTAÇÃO DO RECÉM-NASCIDO PRÉ-TERMO

Desde o primeiro dia de vida, o cálcio deve ser administrado ao pré-termo devido ao risco de hipocalcemia precoce. No entanto, também o fosfato deve ser adicionado precocemente para evitar hipofosfatemia. O magnésio raramente é ajustado, a menos que o lactente tenha níveis elevados devido ao tratamento com magnésio dado à mãe antes do parto ou hipocalcemia persistente secundária à hipomagnesemia.[10,11]

As ingestões de minerais atualmente recomendadas para prematuros em nutrição parenteral são:

- Cálcio:
  - Ao iniciar a nutrição parenteral nas primeiras 48 horas após o nascimento: 0,8 a 1 mmol/kg/dia; aumentar para intervalo de manutenção de 1,5 a 2,5 mmol/kg/dia.

    Após 48 horas:

    Cálcio 60 a 100 mg/kg/dia (1,5 a 2,5 mmol/kg/dia), fósforo 50-80 mg/kg/dia (1,5 a 2,5 mmol/kg/dia) e magnésio 0,25 a 0,4 mmol/kg/dia.[10-12]
- Fosfato:
  - Ao iniciar a nutrição parenteral nas primeiras 48 horas após o nascimento: oferecer 1 mmol/kg/dia.

    Após 48 horas aumentar para 2 mmol/kg/dia.[10-12]

A proporção ideal de cálcio:fósforo na NP é 1,3–1,7:1 Ca:P (peso mg:peso/mg) e quase 1:1 na razão molar. Essa relação Ca:P parece promover maior retenção de ambos os minerais e simular taxas de crescimento mineral ósseo semelhantes ao crescimento intrauterino. Proporções mais baixas levam a níveis urinários e séricos elevados de fósforo, sugerindo a utilização inadequada desse eletrólito devido à ingestão insuficiente de cálcio.[10,11]

Com relação ao sódio e ao potássio, podem ser recomendados desde o primeiro dia de vida em RN de muito baixo peso, devido à prescrição dos aminoácidos e fornecimento de energia recomendados, desde que a diurese esteja presente e os níveis séricos de potássio sejam monitorados por causa de risco potencial para o desenvolvimento de hiperpotassemia não oligúrica.[13]

O guia ESPGHAN/ESPEN/ESPR de 2018[13] recomenda que para RNPT menores de 1.500 g o sódio pode ser prescrito desde o nascimento e até o terceiro dia em até 2 mmol/kg/dia e o potássio entre 0 e 3 mmol/kg/dia (desde que com diurese presente e monitoração sérica dos níveis de potássio).

CONSIDERAÇÕES FINAIS

A terapia nutricional é parte fundamental da assistência à saúde, e em sua programação é muito importante a identificação dos pacientes suscetíveis ao desenvolvimento de síndrome de realimentação a fim de serem adotadas medidas preventivas e terapêuticas para evitar consequências graves. A ocorrência de síndrome de realimentação pode aumentar o tempo de internação e a incidência de complicações; o uso de protocolos e o alinhamento da equipe multiprofissional responsável pelos cuidados do paciente pode exercer um papel crucial para sua evolução.

REFERÊNCIAS

1. da Silva JSV, Seres DS, Sabino K, Adams SC, Berdahl GJ, Citty SW, et al. Aspen Consensus Recommendations for Refeeding Syndrome. Nutr Clin Pract. 2020;35:178-95.
2. Blanc S, Vasileva T, Tume LN, Baudin F, Ford CC, Jotterand CC, et al. Incidence of refeeding syndrome in critically ill children with nutritional support. Front Pediatr. 2022;10:932290.
3. Valla FV, Berthiller J, Gaillard-Le-Roux B, Ford-Chessel C, Giṇhoux T, Rooze S, et al. Faltering growth in the critically ill child: prevalence, risk factors, and impaired outcome. Eur J Pediatr. 2018;177:345-53.
4. Valla FV, Baudin F, Gaillard-Le-Roux B, Ford-Chessel C, Gervet E, Giraud C, et al. Nutritional status deterioration occurs frequently during children's ICU stay. Pediatr Crit Care Med. 2019;20(8):714-21.
5. Tume LN, Valla FV, Joosten K, Jotterand Chaparro C, Latten L, Marino LV, et al. Nutritional support for children during critical illness: European Society of Pediatric and Neonatal Intensive Care (ESPNIC) metabolism, endocrine and nutrition section position statement and clinical recommendations. Int Care Med. 2020;46:411-25.
6. Bhutta ZA, Berkley JA, Bandsma RHJ, Kerac M, Trehan I, Briend A. Severe childhood malnutrition. Nat Rev Dis Primers. 2017;3:17067.
7. Marinella MA. Refeeding syndrome in cancer patients. Int J Clin Pract. 2008;62(3):460-5.
8. Windpessl M, Mayrbaeurl B, Baldinger C, Tiefenthaller G, Prischl FC, Wallner M, et al. Refeeding syndrome in oncology: report of four cases. World J Oncol. 2017;8(1):25-29.
9. Szeja N, Grosicki S. Refeeding syndrome in hematological cancer patients: current approach. Expert Rev Hematol. 2020;13(3):201-12.
10. Carnielli V, Correani A, Giretti I, D Apos Ascenzo R, Bellagamba MP, Burattini I, et al. Practice of parenteral nutrition in preterm infants. World Rev Nutr Diet. Basel. 2021;122:198-211.
11. Nice guideline [NG154]. Neonatal parenteral nutrition 2020. Disponível em: www.nice.org.uk/guidance/ng154. Acesso em: jul. 2023.

12. Bonsante F, Iacobelli S, Latorre G, Rigo J, De Felice C. Initial amino acid intake influences phosphorus and calcium homeostasisin preterm infants: it is time to change the composition of the early parenteral nutrition. PLoS One. 2013;8(8):e72880.
13. Jochum F, Moltu SJ, Senterre T, Nomayo A, Goulet O, Iacobelli S, et al. ESPGHAN/Espen/ESPR guidelines on pediatric parenteral nutrition: fluid and electrolytes. Clin Nutr. 2018;37:2344-53.
14. Krutkyte G, Wenk L, Odermatt J, Schuetz P, Stanga Z, Friedli N. Refeeding syndrome: a critical reality in patients with chronic disease. Nutrients. 2022;14:2859.
15. Marino LV, Chaparro CJ, Moullet C. Refeeding syndrome and other related issues in the paediatric intensive care unit. Pediatr Med. 2020;3:15.

13

Vias de acesso da nutrição parenteral: acesso venoso central

Uenis Tannuri
Ana Cristina Aoun Tannuri

DESTAQUES

- Técnica de colocação de acesso venoso central e tipos de cateteres.
- Controle e curativos.
- Conhecimento das complicações inerentes ao processo e a permanência do acesso central.

ASPECTOS TÉCNICOS

Para a realização da nutrição parenteral (NP) central, inicialmente se deve proceder à colocação do cateter venoso. A primeira escolha para o acesso às veias centrais baseia-se em tributárias do sistema cava superior: na axila as veias basílica ou axilar e no pescoço as veias jugulares externas, interna ou a veia facial. Em crianças maiores ou adolescentes, a veia cefálica no sulco deltopeitoral pode se apresentar de bom calibre e constituir outra opção de acesso venoso. Podem ser utilizadas tributárias do sistema cava inferior, quando não houver disponibilidade das veias anteriormente referidas, por dissecções prévias ou por trombose da veia cava superior. Nesses casos, a croça da veia safena ou mesmo as veias epigástricas profundas inferiores são as mais utilizadas. A opção pelo sistema da veia cava inferior é válida e justificada pelo baixo índice de complicações e também pelo fato de que as tromboses das veias ilíacas ou cava inferior são frequentemente não sintomáticas, ao contrário do que ocorre com as tromboses de cava superior.

Qualquer que seja a veia utilizada, é imprescindível que se verifique a correta posição do cateter empregando radiografia contrastada ou radioscopia, feitas na sala de cirurgia, antes do fechamento da incisão da flebotomia. A ponta do cateter deve se localizar na entrada do átrio direito ou aproximadamente 1 cm para dentro. Posições inadequadas devem ser prontamente corrigidas. Erro frequente consiste em localizar a extremidade do cateter no trajeto da veia cava superior, como utilizado em adultos. A administração da solução hipertônica nesse local acarreta flebite e consequente trombose, complicação de grave prognóstico em recém-nascido (RN). Vale lembrar que, se por algum motivo de ordem técnica não for possível a verificação do adequado posicionamento do cateter, soluções hiperosmolares não podem ser administradas.

O cateter deve ser exteriorizado por contra-abertura, em local distante do ponto de entrada da veia, após percorrer um túnel subcutâneo. Geralmente em veias do pescoço o cateter é exteriorizado na região retroauricular. No entanto, atualmente se tem preferido a exteriorização na região peitoral, por ser mais fácil a realização dos curativos. Quando se utiliza a veia axilar o cateter é exteriorizado na face medial do braço, e para as tributárias do sistema cava inferior o local de exteriorização é a região do flanco abdominal do mesmo lado.

O curativo deve englobar todo o cateter e a conexão ao equipo de infusão para impedir mobilizações acidentais. Deve ser meticulosamente trocado a cada 2 ou 3 dias ou a qualquer tempo, se houver extravasamento da solução. Limpa-se cuidadosamente o ponto de entrada do cateter na pele com solução antisséptica. É fundamental a conscientização da enfermagem e do médico de que cuidados redobrados sejam tomados para que o cateter não seja acidentalmente tracionado durante as trocas dos curativos.

Habitualmente se utilizam cateteres de silicone simples ou mais elaborados do tipo Broviac ou Hickman. No entanto, cateteres de poliuretano ou polivinil introduzidos através de punções venosas com a principal finalidade de monitorização em situações críticas também podem ser utilizados para a administração de soluções nutrientes, apesar de serem de qualidade inferior aos cateteres de silicone e menos adequados para permanência de longo prazo. Essa modalidade de acesso venoso é menos segura do que a dissecção venosa e só deve ser utilizada em lactentes com mais de 8 kg. A técnica mais utilizada é a preconizada por Seldinger, com o auxílio de um fio guia condutor, introduzido por dentro da agulha após a punção da veia central. Nos últimos anos têm sido utilizados cateteres de silicone fino introduzidos por punção de veias periféricas e introduzidos até o átrio direito (PIC – *peripheral introduced catheter*), particularmente em unidades de cuidados intensivos neonatais (Figura 1).

Em relação à NP por veias periféricas, a experiência prática demonstra que a duração do método está diretamente ligada à habilidade da equipe de enfermagem de puncionar veias periféricas e mantê-las por tempo adequado. O controle do fluxo de administração das soluções nutrientes pode ser feito com bombas de infusão. No entanto, estas não são indispensáveis e o controle pode ser feito com eficiência por uma equipe de enfermagem atenta, utilizando-se bureta com graduação de horários.

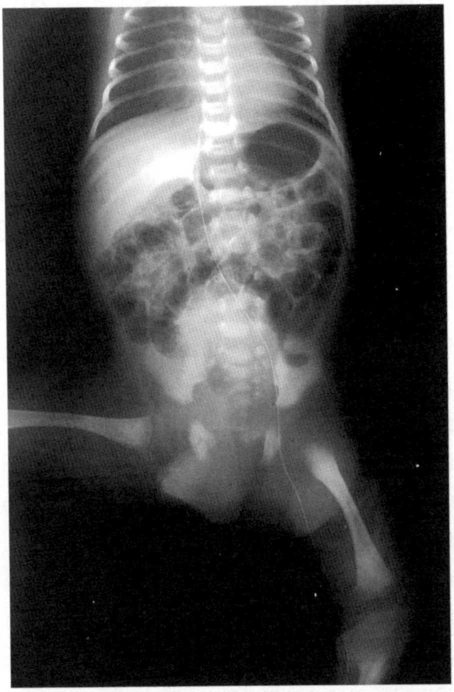

FIGURA 1 Imagem de radiografia mostrando o cateter introduzido até o átrio direito, por punção da veia safena ao nível do pé.

Fonte: acervo dos autores.

COMPLICAÇÕES TÉCNICAS DAS VIAS DE ACESSO CENTRAL

São as complicações decorrentes da via de administração, cateter ou veia periférica. A incidência e a gravidade dessas complicações têm se reduzido substancialmente nos últimos anos graças à crescente experiência das equipes de suporte nutricional, utilização de cateteres de silicone com menor poder de reação inflamatória sobre o endotélio venoso e consequente trombose. Também, a constante e rigorosa atenção da equipe médica e da enfermagem sobre os cuidados com o cateter durante o tratamento, principalmente no sentido de evitar a mobilização de sua correta posição no átrio direito, constitui os principais meios de diminuir a incidência e gravidade das complicações técnicas.

Complicações decorrentes da colocação do cateter central

A instalação de um cateter central em crianças através de punção percutânea é ato cirúrgico delicado e especializado, cuja incidência de complicações é diretamente ligada à inexperiência do médico que executa o procedimento.

Além das complicações citadas, durante a introdução do cateter observam-se, com certa frequência, algumas extrassístoles ventriculares ou supraventriculares, quando a extremidade do cateter toca na parede do átrio ou em sua junção com a veia cava superior. Finalmente, uma complicação perigosa que pode ocorrer durante a introdução percutânea é a secção do cateter pela extremidade cortante da agulha condutora. O fragmento resultante pode permanecer nas partes moles ou migrar até o átrio ou ventrículo direito, ou mesmo até a artéria pulmonar. No primeiro caso, torna-se necessária a retirada cirúrgica, e no caso de migração pode-se utilizar o recurso de cateterismo cardíaco.

A colocação de cateteres de silicone por dissecções venosas é procedimento de menor risco. No entanto, é obrigatório que seja realizado por cirurgião pediatra habilitado, caso contrário complicações graves, às vezes irreversíveis, poderão ocorrer. Assim, é comum que o cirurgião inexperiente, durante a procura da veia, provoque extensa lesão de tecidos circunvizinhos com comprometimento de estruturas como nervos ou artérias, principalmente artéria axilar, algumas vezes confundida com a veia basílica ou axilar. A lesão inadvertida dessa artéria constitui acidente muito grave, pois em aproximadamente 20% dos casos leva à gangrena isquêmica da extremidade distal do membro correspondente.

Os locais de posicionamento inadequado da extremidade distal do cateter em geral incluem a veia cava superior, a veia subclávia do outro lado, o ventrículo direito, artéria pulmonar ou veia supra-hepática. A administração de solução nutriente nas veias cava superior ou subclávia, conforme será referido adiante, causa tromboflebite, enquanto nas artérias pulmonar ou veia supra-hepática podem ocorrer zonas de necrose do parênquima correspondente.

Complicações decorrentes da permanência prolongada do cateter

São as infecções locais ou sistêmicas, as tromboses venosas ou de átrio direito, mobilização acidental do cateter e perfurações com extravasamento da solução nutriente para a cavidade pericárdica, pleural ou no mediastino. As infecções serão comentadas logo adiante.

Logo após a colocação do cateter na veia, podem se formar agregados de fibrina e plaquetas em torno dele, por se constituir em corpo estranho dentro da circulação sanguínea. Esse fenômeno depende de uma série de fatores, principalmente da qualidade do material de que é fabricado o cateter. A extremidade distal é o principal local de formação do agregado e, se for de grandes proporções, poderá até obstruir o cateter ou servir de ponto de acúmulo de bactérias ou fungos. No entanto, a obstrução do cateter por coágulos de sangue ocorre frequentemente em consequência de interrupções inadvertidas do fluxo da solução nutriente ou heparinização inadequada nos cateteres utilizados para NP domiciliar.

Observa-se dificuldade do fluxo de soluções através do cateter e ausência de refluxo de sangue durante a aspiração. Para o tratamento recomenda-se preencher a luz do cateter com heparina e realizar sua oclusão. Após 12 a 24 horas, período em que pode haver retração do coágulo, tenta-se sua aspiração. Se após duas ou três tentativas de desobstrução não se obtiver sucesso, enzimas que atuam como agentes trombolíticos (uroquinase ou estreptoquinase) podem ser utilizadas. Modernamente a preferência tem recaído sobre a alteplase (Actilyse®), uma glicoproteína que tem alta afinidade pela fibrina, ativando plasminogênio diretamente para plasmina. Injeta-se 1 a 2 mg da substância, diluídos em 1 a 2 mL de solução diluente, que deverá permanecer no trajeto do cateter por 3 a 4 horas. Por fim, o cateter pode ser obstruído pela formação de precipitados de sais de cálcio em seu interior (sobretudo os fosfatos de cálcio), principalmente quando há ligeiras elevações do pH da solução nutriente. A utilização de fósforo orgânico na solução nutriente tem evitado esse tipo de complicação. Se não for possível a desobstrução do cateter, recomenda-se sua troca cirúrgica utilizando a mesma veia.

O permanente contato do cateter com o endotélio venoso ou com o endocárdio, dentro do átrio direito, pode acarretar fenômeno irritativo, inflamatório e formação de trombo. Também, a solução nutriente hipertônica causa irritação química e trombose no endotélio venoso ou no endocárdio, este último em menor intensidade, em virtude da maior diluição a que a solução é submetida quando lançada no átrio direito.

As tromboses venosas são observadas com maior frequência em RN e prematuros, devido ao menor calibre das veias. São complicações às vezes muito graves e ocorrem habitualmente como consequência da mobilização acidental, não percebida, do cateter para a veia cava superior ou subclávia e a infusão de solução hipertônica nessas veias. Em alguns casos, o problema surge a despeito de um posicionamento adequado do cateter, concluindo-se que apenas o contato permanente deste com o endotélio venoso é suficiente para produzir fenômeno inflamatório e trombose. Portanto, se houver suspeita do deslocamento do cateter, a posição de sua extremidade distal deve ser avaliada, e caso esteja inadequada deve ser prontamente retirado.

A trombose da veia subclávia não constitui problema sério e manifesta-se por edema na região peitoral e membro superior do mesmo lado. No entanto, a trombose de veia cava superior é complicação mais séria. Traduz-se por edema ou estase circulatória na face, pescoço, membros superiores e toda a metade superior do tórax. Em alguns casos, em que ocorre progressão da trombose e franca obstrução da veia, há sério risco de vida. O edema facial e cervical torna-se muito intenso e surge dificuldade respiratória alta (Figura 2). Com o passar do tempo, se a criança sobreviver, o edema facial regride e surgem vasos oriundos de circulação colateral na face anterior do tórax.

Durante a evolução da trombose de veia cava superior em RN pode se formar derrame pleural do tipo quiloso, uni ou bilateral, em decorrência da hipertensão que se instala nos canais linfáticos tributários do dueto torácico, cuja drenagem se faz para o sistema da veia cava superior. Esse tipo de quilotórax em geral é de difícil tratamento, pois são necessárias repetidas punções para alívio da insuficiência respiratória. O líquido obtido é leitoso, com alto conteúdo em gorduras,

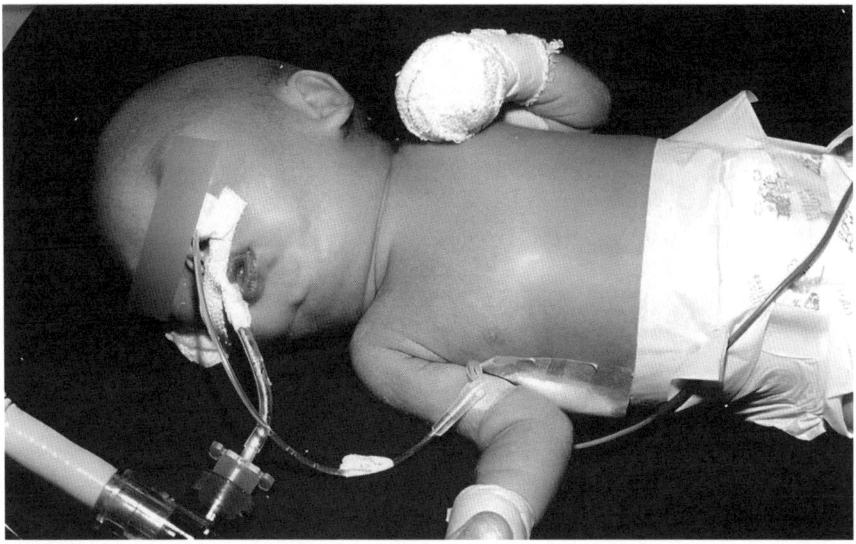

FIGURA 2 Aspecto de recém-nascido com trombose de veia cava superior decorrente de cateter venoso central. Note a intubação endotraqueal e assistência ventilatória e o curativo no hemitórax direito após drenagem da cavidade plural em decorrência do quilotórax.
Fonte: acervo dos autores.

linfócitos e proteínas. A perda desses elementos leva a desnutrição e infecção grave, principais causas de óbito nesses casos.

A presença prolongada do cateter pode levar à formação de trombos no átrio direito em até 70% dos casos. Na maioria das vezes a trombose atrial é apenas diagnosticada pela ecocardiografia. Raramente as crianças apresentam sintomas e a frequência de embolia pulmonar é muito baixa. Entretanto, estudos da perfusão pulmonar com isótopos radioativos demonstram que 40% das crianças com cateter central por períodos superiores a 2 anos apresentam embolia pulmonar assintomática. Em casos de grandes trombos, excepcionalmente se recomenda sua retirada cirúrgica, por meio de esternotomia e circulação extracorpórea (Figura 3).

Outra complicação grave do cateter venoso central é a endocardite bacteriana com vegetações na válvula tricúspide. Além do quadro infeccioso, observa-se com frequência desprendimento de pequenos êmbolos sépticos para o pulmão, oriundos dessas verrucosidades, com tradução clínica bastante evidente: dispneia súbita, cianose, vasoconstrição periférica, hipotermia seguida de hipertermia e hipotensão ou choque.

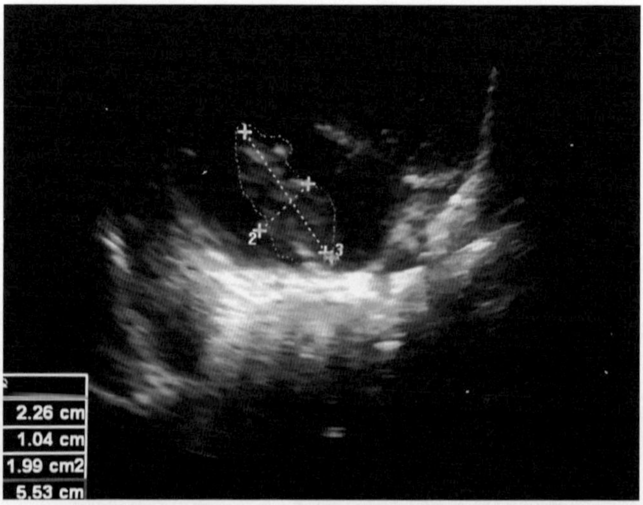

FIGURA 3 Imagem de ecocardiograma de grande trombo em átrio direito. Criança com 2 meses de idade, com cateter venoso central desde o primeiro dia de vida. Apresentou crises de intensa bradicardia, o que motivou a solicitação do ecocardiograma. Em decorrência da extensão do trombo (2 por 3 cm), optou-se pela retirada cirúrgica, realizada com sucesso.
Fonte: acervo dos autores.

Assim, como procedimento diagnóstico rotineiro em crianças com cateter por período superior a 2 semanas, é aconselhável a realização rotineira do ecocardiograma com o objetivo de pesquisar a presença de trombos em átrio direito ou verrucosidades em válvula tricúspide.

As perfurações de veia cava superior ou átrio direito, com extravasamento da solução na cavidade pleural ou pericárdica, excepcionalmente ocorrem com os cateteres delgados de silicone, e são descritas quando se utilizam cateteres de polivinil ou poliuretano, introduzidos através de punção percutânea.

Outras complicações mais raras decorrentes da permanência prolongada do cateter são: hidrocefalia do tipo comunicante em decorrência de ligadura de veias do pescoço ou trombose de veia cava superior, extravasamento da solução nutriente na cavidade peritoneal em consequência de perfuração de veia cava inferior, paraplegia temporária resultante de cateter que inadvertidamente passou através do canal medular.

CONSIDERAÇÕES FINAIS

Em virtude da importância da manutenção do acesso vascular no tratamento de várias afecções clínicas ou cirúrgicas da criança, o pediatra deverá sempre esgotar todos os recursos disponíveis para a manutenção do cateter endovenoso antes de proceder à sua remoção. Por outro lado, em determinadas situações em que se indica a colocação de um cateter endovenoso apenas para administração prolongada de antibióticos deve-se pesar todas as complicações que o procedimento poderá acarretar ao paciente. Finalmente, deve-se lembrar do papel das equipes hospitalares específicas destinadas à manutenção dos cateteres venosos centrais, principalmente nas crianças com síndrome do intestino curto em que a nutrição parenteral prolongada representa a única possibilidade de manutenção da vida.

SUGESTÕES DE LEITURA

1. Barros F, Tannuri U. Utilização do "lock" de etanol na prevenção de infecção relacionada ao cateter venoso central [dados não publicados].
2. Brito IA, Mathias AL, Tannuri U, Bastos JC. Sobrevida prolongada e nutrição parenteral domiciliar em criança submetida à ressecção total do intestino delgado e ceco. J Pediatr (Rio J). 1982;52(4):223-7.
3. Cober MP, Kovacevich D, Teitelbaum DH. Ethanol-lock therapy for the prevention of central venous access device infections in pediatric patients with intestinal failure. JPEN J Parenter Enteral Nutr. 2011;35(1):67-73.
4. Dudrick SJ, Wilmore DW, Vars HM, Rhoads JE. Long-term parenteral nutrition with growth, development, and positive nitrogen balance. Surgery. 1968;64(1):134-42.
5. Ganousse-Mazeron S, Lacaille F, Colomb-Jung V. Assessment and outcome of children with intestinal failure referred for intestinal transplantation. Clin Nutr. 2015;34(3):428-35.
6. Gürlek Gökçebay D, Emir S, Bayhan T, Demir HA, Gunduz M, Tunc B. Assessment of nutritional status in children with cancer and effectiveness of oral nutritional supplements. Pediatr Hematol Oncol. 2015;32(6):423-32.
7. Tannuri U. Nutrição parenteral prolongada em cirurgia pediátrica: implantação do método e estudos metabólicos preliminares [dissertação]. São Paulo: Faculdade de Medicina da Universidade de São Paulo; 1977.
8. Tannuri U. Short bowel syndrome in children: treatment with home parenteral nutrition. Rev Assoc Med Bras. 2004;50(3):330-7.
9. Tannuri U, Barros F, Tannuri AC. Treatment of short bowel syndrome in children: value of the Intestinal rehabilitation program. Rev Assoc Med Bras (1992). 2016;62(6):575-83.
10. Tannuri U, Matias MSG, Mathias Al, et al. Hidrotórax durante a evolução de trombose de veia cava superior em recém-nascidos: relato de seis casos. In: 3ª Jornada Paulista de Cirurgia Pediátrica, São Paulo, 1983.
11. Zamberlan P, Leone C, Tannuri U, Carvalho WB, Delgado AF. Nutritional risk and anthropometric evaluation in pediatric liver transplantation. Clinics (Sao Paulo). 2012;67(12):1387-92.

14

Cateter venoso central de inserção periférica (PICC)

Izaura Merola Faria
Gislayne Castro e Souza Nieto

DESTAQUES

- Importância do PICC na nutrição do prematuro.
- Indicações e contraindicações do PICC.
- Conhecer a técnica e as complicações inerentes ao método.

INTRODUÇÃO

Rotineiramente nominado como PICC – derivado das iniciais da nomenclatura internacional *peripherally inserted central catheter* –, trata-se de um dispositivo para acesso venoso central de inserção periférica. Criado na década de 1970 e referido como um cateter para média permanência, evoluiu para materiais de melhor qualidade e maior biocompatibilidade, sendo hoje considerado um dispositivo de longa permanência, como na classificação de semi-implantado, com indicação de permanência máxima de 1 ano pela Infusion Nurses Society (INS).[1] Essas particularidades, aliadas à possibilidade de inserção à beira do leito, tornaram-no o dispositivo preferido para infusão de terapia nutricional parenteral (TNP) por via central na população pediátrica, principalmente em neonatos, recebendo grau de recomendação C pelo European Society for Clinical Nutrition and

Metabolism (Espen) e pela European Society for Paediatric Gastroenterology Hepatology and Nutrition (ESPGHAN) em 2005.[2]

CARACTERÍSTICAS DO PICC

O PICC é confeccionado em material macio, flexível, menos trombogênico e menos traumático. Rotineiramente o poliuretano (PUR) para cateteres de curta e média permanência e o silicone (SIL) para média e longa permanência.

O material é radiopaco e tem comprimento de 30 a 75 cm, com marcações a cada 1 a 5 cm, e calibre de 1-2-3-4 FR no monolúmen a 4-5-7 FR no duplo lúmen. É importante lembrar que a taxa de infusão suportada [0,7 mL/min (1FR) a 32 mL/min (5FR)] e o volume de enchimento do cateter [0,06 mL (1 FR) a 1,7 mL (5 FR)] são diretamente proporcionais ao calibre interno do cateter. A apresentação, o dispositivo adicional do tipo válvula bidirecional em sua ponta proximal ou distal, e o número de lumens e a estrutura para melhor fixação na pele variam de acordo com a empresa fabricante. O introdutor em geral é uma bainha bipartida no sentido vertical, destacável e descartável, confeccionada em polietileno.

INDICAÇÕES

Indica-se na necessidade de acesso venoso central de duração maior que 5 dias a 1 ano. Para infusões de terapia medicamentosa, quimioterápicos e nutrição parenteral (NP). Para pacientes com deformidade torácica, coagulopatia, deficiência imunológica e na população de neonatos críticos.

A veia periférica tem a duração máxima de 2,19 dias quando utilizadas para infusões de TNP, sendo essa a maior causa de necrose tissular associada à infusão. Por isso se recomenda a instalação tão precoce quanto possível, na população de neonatos que necessitem de TNP, do cateter PICC, reservando-se a região antecubital desde o início para esse fim.[3,4]

CONTRAINDICAÇÕES

Está contraindicado quando o paciente não apresenta adequada rede venosa periférica, na presença de lesões de pele no sítio de inserção, na necessidade maior que 1 ano e na presença de trombose venosa de veia subclávia.

Não deve ser utilizado para infusões de grande volume em bolo, nem para coleta de amostras de sangue. Não deve ser utilizado em pacientes renais crônicos, pois há necessidade de preservar as veias do membro superior e subclávias para futuras fístulas.

TÉCNICA DE INSERÇÃO

A inserção do PICC pode ser realizada à beira do leito, observando técnica asséptica, por profissional habilitado.

Duas técnicas de inserção são empregadas:

- **Técnica convencional:** o acesso é estabelecido pela inserção de um conjunto de cânula intravenosa (bainha destacável) e estilete dentro de uma veia palpada na fossa antecubital ou próximo a ela. O estilete é então removido e o cateter PICC inserido através da cânula ou bainha. Depois a cânula é tracionada para fora e removida por abertura vertical dessa bainha. O cateter é fixado.
- **Técnica de Seldinger modificada:** a veia é acessada com uma agulha hipodérmica usual, uma cânula intravenosa ou uma agulha ecogênica. Um fio guia é empurrado no interior da agulha ou cânula por vários centímetros até a altura do ombro, então a agulha ou cânula é removida, deixando o fio guia no local. Um pequeno entalhe é feito na pele ao lado do fio guia (se necessário, e sempre com a lâmina do bisturi voltada em sentido contrário ao fio guia) e um introdutor (bainha) com dilatador é inserido sobre o fio guia. O dilatador e o fio guia são então removidos e o cateter (PICC) é avançado através do introdutor até o local desejado. O introdutor é puxado e retirado por abertura vertical. O cateter é fixado.

Quando utilizada a técnica de Seldinger é possível associar o ultrassom para localizar e auxiliar no acesso à veia, aumentando o índice de sucesso do procedimento.[3,4]

O uso da veia axilar como local de inserção de uma linha PICC foi correlacionado com significativamente menos complicações em recém-nascidos (RN) prematuros, em oposição aos demais locais de inserção.[5]

LOCALIZAÇÃO

A ponta do cateter deve estar situada na veia cava superior ou na veia cava inferior (acima do nível do diafragma).[6] Isso permite local com maior fluxo sanguíneo e previne complicações como oclusão, além de extravasamento, que pode ser fatal, como o tamponamento. A imagem da ponta, localizada 0,5 cm fora da sombra cardíaca (para os neonatos) e 1 cm (para crianças maiores e adultos), ou acima do nível da carina, é condizente com a localização na veia cava superior e não no átrio direito ou saco pericárdico. Grau de evidência D – Espen 2005.[2]

O PICC tem maior incidência de deslocamentos da ponta que outros tipos de cateteres venosos centrais (CVC). O deslocamento do PICC pode ocorrer por crescimento da criança, por excesso de movimentação do paciente ou pela técnica de fixação. A fixação com pontos se desloca menos, porém a sutura pode se tornar inflamada e implicar a retirada do PICC, ou causar constrições ao fluxo. Assim, a técnica mais adotada é a fixação com adesivo e ancorador, que traz melhor custo-benefício ao paciente. A localização da ponta do cateter deve ser sempre verificada por meio de radiografia, antes do uso.[4]

Infelizmente a utilização de radiografias simples na avaliação da posição correta da ponta do PICC nem sempre é tão acurada como gostaríamos. O ecocardiograma neonatal pode ser uma modalidade melhor na detecção da posição da ponta do PICC, principalmente em prematuros extremos, nos quais o calibre do PICC é muito pequeno.[7]

O uso associado de ecocardiografias, quando possível, pode diminuir a exposição desses pacientes a radiografias sucessivas para visualização da ponta do PICC.

COMPLICAÇÕES

A utilização do PICC foi associada a menor taxa de infecções relacionadas aos cateteres (0,11 eventos/1.000cateteres/dia), segundo Sands em 2006.[8]

Em geral, as complicações estão relacionadas ou à inserção ou à utilização do cateter, e podem ser em sua maioria evitadas pelas boas práticas da equipe multiprofissional.

Relacionados à inserção podemos citar: a embolia aérea, punção de artéria, embolia de cateter, mau posicionamento de cateter, lesões de nervos ou tendões e arritmia cardíaca.

Relacionados à utilização podemos citar: flebite, oclusão, trombose, infecção, embolia gasosa, embolia pulmonar, quebra do cateter, cateter preso, sangramento e tamponamento cardíaco.

O tamponamento cardíaco associado ao PICC, apesar de ser complicação rara, com incidência de 0,76 a 3% é extremamente angustiante e pode ser fatal.

Nadroo et al. encontraram em seus estudos três óbitos em 390 PICC inseridos.[9]

Beardsall et al. estimaram o risco de tamponamento associado ao PICC em 1,8 por mil cateteres, correspondendo a 0,2% dos RN com PICC, com uma taxa de mortalidade de 0,7 por mil RN.[10]

Como o tamponamento cardíaco pode acontecer a qualquer momento, a equipe deve estar preparada para atuar nesses casos e fazer o diagnóstico quando subitamente há piora do quadro hemodinâmico, hipofonese de bulhas cardíacas ou suspeita radiológica para tal complicação.

O diagnóstico precoce é fundamental devido à alta morbimortalidade, especialmente nos casos de instalação abrupta. O ecocardiograma à beira do leito é essencial para o diagnóstico e para guiar a paracentese de urgência.[11]

HABILITAÇÃO

Em todo o mundo o enfermeiro devidamente treinado e capacitado é o responsável pelos cuidados aos acessos venosos e pela inserção de acessos venosos periféricos e centrais de inserção periférica. Internacionalmente há a Infusion Nursing Society (INS), com diversos protocolos sobre acessos e cuidados.[1] Equipes especializadas de enfermeiras para cuidados com acessos venosos recebem grau de recomendação B.

No Brasil existem várias normas legais sobre o procedimento:[12]

- A **Portaria n. 272/1998 do Ministério da Saúde** – Secretaria de Vigilância Sanitária – aprovou o Regulamento Técnico da Terapia de Nutrição Parenteral.[13]
- **A Resolução Cofen n. 258/2001** refere-se à inserção de cateter periférico central pelos enfermeiros. Essa norma orienta-se pela legislação ético-profissional da categoria e pelo Parecer da Câmara Técnica do Cofen n. 011/2001.[14]
- **A Resolução Cofen n. 277/2003** dispõe sobre a administração de nutrição parenteral e enteral, estabelecendo as competências do enfermeiro, além das funções administrativas, assistenciais, educativas e de pesquisa, em proceder

ou assegurar a punção venosa periférica, inserindo o cateter periférico central (PICC), desde que habilitado e/ou capacitado para realizar o procedimento.[15]

Atualmente, tem-se a implantação de Comissões Interdisciplinares de Cateteres Venosos em diversas unidades hospitalares compostas por médicos cirurgiões, membros da equipe multidisciplinar de terapia nutricional (EMTN), enfermeiros, infectologistas, membros do serviço de controle de infecção hospitalar (SCIH), com a missão de criar protocolos, treinar e reciclar os profissionais, minimizar os riscos (Quadro 1) e educar os pacientes.[16]

QUADRO 1 Alertas de boas práticas na utilização do PICC

Sim	Não
• O cateter somente poderá ser utilizado após a realização de raio X e sua avaliação pelo(a) enfermeiro(a) responsável pela passagem. • Utilizar soluções alcoólicas na realização do curativo. • Friccionar álcool a 70%, nas conexões e tampas ao manusear o cateter para infusões. • Proteger o cateter no momento do banho para não molhar. • Sempre utilizar seringas de 10 mL para infusões no cateter (nunca menores). • Avisar o(a) enfermeiro(a) nas ocorrências.	• Nunca aferir pressão arterial ou garrotear o membro onde está inserido o PICC. • Não fazer manobras de desobstrução, acionar o enfermeiro. • Não infundir hemoderivados. • Nunca usar o cateter para administração de volumes em alta pressão (pode romper). • Não tracionar ou reintroduzir o cateter. • Não coletar amostras de sangue pelo cateter. • Não conectar extensores de duas ou mais vias (tipo Polifix®). • Não utilizar adesivo tipo Micropore® ou similares em torno do corpo do cateter. • Não segurar o cateter com pinça muito apertada. • Nunca forçar a retirada do estilete, pois pode danificar o cateter.

PICC: cateter venoso de inserção periférica.
Fonte: adaptação de Faria e Nieto.[16]

Cursos de capacitação estão disponíveis pela INS-Brasil, Sociedade Brasileira de Enfermagem em Terapia Intensiva (Sobeti) e Sociedade Brasileira de Enfermeiros em Pediatria (Sobep).

CONSIDERAÇÕES FINAIS

O PICC aproxima-se do ideal – o maior lúmen possível, em um sistema de alto fluxo sanguíneo, para minimizar flebites e obstruções, em local de fácil acesso para curativos e confortável para o paciente, contribuindo para sua durabilidade.[6] É, portanto, uma opção especialmente benéfica para a população de bebês microprematuros.[7]

REFERÊNCIAS

1. Infusion Nurses Society. Infusion nursing standards of practice. J Intrav Nurs. 2005;23(6S).
2. Koletzko B, Goulet O, Hunt J, Khron K, Shamir R. Guidelines on paediatric parenteral nutrition of the European Society of Paediatric Gastroenterology, Hepatology and Nutrition (ESPGHAN) and the European Society for Clinical Nutrition and Metabolism (Espen), supported by the European Society of Paediatric Research (ESPR). J Pediatr Gastroenterol Nutr. 2005;41,S54-S62.
3. Sansivero GÈ. The microintroducer technique for periferally inserted central catheter placement. J Intraven Nurs. 2000;23:345-51.
4. Barber JM. A nurse led peripherally inserted central catheter line insertion service is effective with radiological support. Clin Radiol. 2002;57:352-4.
5. Panagiotounakou P, Antonogeorgos G, Gounari E, Papdakis S. Peripherally inserted central venous catheters: frequency of complications in premature newborn depends on the insertion site. J Perinatol. 2014
6. Grant JP. Anatomy and physiology of venous system vascular access: implications. JPEN. 2006;30(1):S7-S12.
7. Jain A, McNamara PJ, Ng E, Afif El-Khuffash. The use of targeted neonatal echocardiography to confirm placement of peripherally inserted central catheters in neonates. Am J Perinatol. 2012;29(2):101-6.
8. Sands JM. Vascular access in the adult home infusion patient. JPEN J Parenter Enteral Nutr. 2006;30:(1):S57-S64.
9. Nadroo AM, Lin J, Green RS, Magid MS, Holzman IR. Death as a complication of peripherally inserted central catheters in neonates. J Pediatr. 2001;138:599-601.
10. Beardsall k, White DK, Pinto EM, Kelsall AWR. Pericardial effusion and cardiac tamponade as complications of neonatal long lines: are they really a problem? Arch Dis Child Fetal Neonatal Ed. 2003;88(4):F292-5.
11. Barreiros LL, Andrade FM, Torres RA, Magalhães LVB, Farnetano BS, Fiorelli RKA. Tamponamento cardíaco por cateter central de inserção periférica em prematuros: papel da ultrassonografia à beira do leito e abordagem terapêutica. Rev Col Bras Cir. 2018;45(3).
12. Grant JP. Recognition, prevention, and treatment of home total parenteral nutrition central venous access complications. JPEN J Parenter Enteral Nutr. 2002;26(5):S21-8.
13. Brasil. Ministério da Saúde. Portaria n. 272/1998. Disponível em: http://bvsms.saude.gov.br/bvs/saudelegis/svs1/1998/ prt0272_08_04_1998.html. Acesso em: ago. 2024.
14. Resolução Cofen n . 258/2001. Disponível em: http://www.cofen.gov.br/resoluo-cofen-2582001_4296.html. Acesso em: ago. 2024.
15. Resolução Cofen n. 277/2003. Disponível em: http://www.cofen.gov.br/resoluo-cofen-2772003_4313.html. Acesso em: ago. 2024.
16. Faria IM, Nieto GCS. Técnica de inserção de cateter central de inserção periferica. In: Campos ACL (org.). Tratado de nutrição e metabolismo em cirurgia. v.1. Rio de Janeiro: Rubio; 2013. p. 347-53.

15

Infecção do cateter

Laura de Almeida Lanzoni
Fábio de Araujo Motta
Allana Roseira
Heloisa Gomm

DESTAQUES

- Reconhecer os critérios diagnósticos de infecção de corrente sanguínea.
- Principais medidas preventivas para a infecção de corrente sanguínea relacionada a cateter venoso central.
- Como realizar a abordagem da infecção de corrente sanguínea relacionada a cateter venoso central.
- Como e em quais situações se deve utilizar a terapia de selo com antimicrobianos ("*lock* terapia").

INTRODUÇÃO

O uso de um cateter venoso central (CVC) é fundamental para a terapia de suporte para crianças em cuidados críticos. Através do CVC são administrados quimioterápicos, drogas vasoativas e nutrição parenteral, por exemplo.[1,2]

A infecção de corrente sanguínea relacionada a cateter central é uma das maiores complicações em pacientes que fazem uso de nutrição parenteral (NP) e acarreta prolongação do tempo de internação hospitalar, aumento de custos e risco de mortalidade.[3]

A alta morbimortalidade dessas infecções justifica a importância de todos os esforços para sua prevenção. A grande maioria dos estudos publicados tem ênfase na população adulta, o que faz os critérios diagnósticos e de tratamento utilizados serem os mesmos definidos para os adultos.[1]

Para a terapia de NP de curto período e de baixa osmolaridade pode ser utilizado um acesso venoso periférico.[4] Considerando que as infecções associadas a tal dispositivo são menos frequentes e de menor morbidade, este capítulo priorizará as infecções relacionadas a cateteres centrais.

TIPOS DE CATETERES VENOSOS CENTRAIS (FIGURA 1)

Cateteres de curta permanência

- Cateter não tunelizado.
- Cateter central de inserção periférica (PICC).

Cateteres de longa permanência

- Cateter semi-implantável ou tunelizado.
- Cateter totalmente implantável.

DIAGNÓSTICO

O Centers for Disease Control and Prevention (CDC) e a Agência Nacional de Vigilância Sanitária (Anvisa) firmaram, a partir de achados clínicos e laboratoriais, critérios de infecção de corrente sanguínea relacionada a CVC.[2,6]

Na suspeita clínica de infecção de corrente sanguínea deve-se coletar hemoculturas. Indica-se a coleta:

- 1 amostra de hemocultura de sangue periférico.
- 1 amostra de hemocultura de sangue do cateter utilizado pelo paciente, sendo uma amostra de cada lúmen.

As amostras de hemocultura de sangue de cateter e periférico devem ser coletadas no mesmo momento. As coletas devem ser realizadas antes do início da antibioticoterapia.[10,24,25]

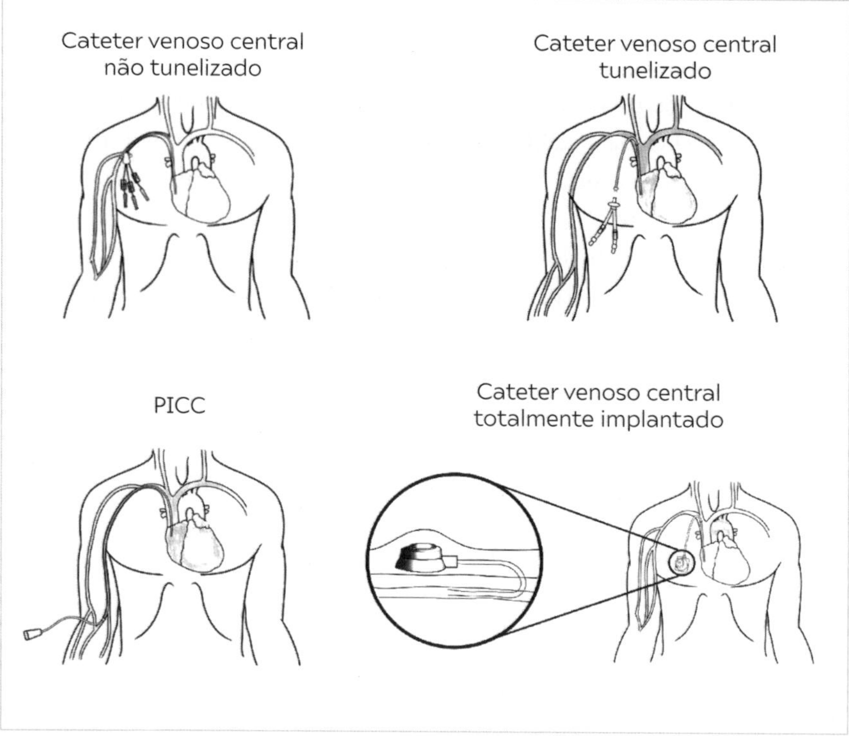

FIGURA 1 Dispositivos para acessos vasculares.
PICC: cateter central de inserção periférica.
Fonte: adaptada de Chopra et al.[5]

DEFINIÇÕES

As infecções de corrente sanguínea estão divididas em dois grupos:

1. **Infecção primária da corrente sanguínea (IPCS):** presença de um ou mais microrganismos identificados na corrente sanguínea, não identificando outro foco infeccioso, conforme critérios diagnósticos. Por isso, o foco primário é a infecção de corrente sanguínea.
2. **Infecção secundária da corrente sanguínea:** há um foco definido de infecção, e a bacteremia é subsequente ao foco primário. Exemplo: infecção do trato urinário com bacteremia secundária.

Em relação à confirmação laboratorial:

1. **Infecção primária de corrente sanguínea laboratorialmente confirmada (IPCSL) associada a cateter central:** IPCS confirmada laboratorialmente em uso de cateter central com mais de 2 dias de inserção ou remoção no dia anterior à infecção.
2. **Infecção de corrente sanguínea sem confirmação laboratorial (sepse clínica):** hemocultura periférica negativa ou não coletada (definição utilizada apenas em neonatos).

Os Quadros 1 e 2 apresentam, respectivamente, os critérios de infecção primária de corrente sanguínea laboratorialmente confirmada (IPCSL) e infecção primária de corrente sanguínea sem confirmação laboratorial (sepse clínica).

QUADRO 1 Critérios de infecção primária da corrente sanguínea laboratorialmente confirmada

Critério 1: IPCSL associada a cateter central causada por microrganismo patogênico em adultos e crianças > 28 dias
Paciente > 28 dias em uso de cateter central por um período maior que 2 dias consecutivos e que na data da infecção o paciente estava em uso do dispositivo ou este foi removido no dia anterior. E Apresenta microrganismo patogênico bacteriano ou fúngico, não incluído na lista de microrganismos comensais,[1] isolado em amostra sanguínea:[2] 1. Identificado a partir de uma ou mais amostras de sangue obtidas em hemocultura OU Identificado gênero e espécie ou pelo menos o gênero, por métodos validados de teste microbiológico não baseado em cultura[3] E O microrganismo identificado não está relacionado a outro foco infeccioso.
Notas [1] A lista completa dos microrganismos contaminantes de pele (comensais) pode ser consultada no *link* https://www.gov.br/anvisa/pt-br/centraisdeconteudo/publicacoes/servicosdesaude/publicacoes/llista-de-comensais-. [2] A coleta de amostras de sangue deve ser feita preferencialmente em punção periférica, mas admite-se que a IPCSL causada por microrganismo patogênico seja definida utilizando-se resultado de hemocultura ou de teste microbiológico não baseado em cultura de amostra coletada de cateter central, nos casos em que não é possível fazer coleta periférica. [3] Os testes microbiológicos não baseados em cultura são testes moleculares, automatizados, realizados a partir de amostras de sangue, por exemplo, PCR multiplex.

(continua)

QUADRO 1 Critérios de infecção primária da corrente sanguínea laboratorialmente confirmada (*continuação*)

Critério 2: IPCSL associada a cateter central causada por microrganismo contaminante de pele em adultos e crianças > 1 ano
Paciente > 1 ano em uso de cateter central por um período maior que 2 dias consecutivos e que na data da infecção o paciente estava em uso do dispositivo ou este foi removido no dia anterior E Apresenta pelo menos um dos seguintes sinais ou sintomas: • Febre (> 38°C) • Calafrios • Hipotensão (pressão sistólica ≤ 90 mmHg em adultos e, em crianças, ver parâmetros clínicos por faixa etária no anexo I do manual de Critérios Diagnósticos de Iras) E Apresenta microrganismos contaminantes de pele (comensais[1a,1b]), por exemplo: *Corynebacterium* spp. (exclui *C. diphtheriae*), *Bacillus* spp. (exclui *B. anthracis*), *Propionibacterium* spp., *Staphylococcus coagulase* negativo, *Streptococcus* do grupo *viridans, Aerococcus* spp. e *Micrococcus* spp., identificados em DUAS ou mais hemoculturas, coletadas em momentos distintos, no mesmo dia ou no máximo no dia seguinte[2,3] E O microrganismo identificado não está relacionado a outro foco infeccioso E Os sinais/sintomas e o resultado da hemocultura ocorreram no período de janela da infecção.
Critério 3: IPCSL associada a cateter central causada por microrganismo contaminante de pele em crianças > 28 dias e ≤ 1 ano
Paciente > 28 dias e ≤ 1 ano em uso de cateter central por um período maior que 2 dias consecutivos (sendo o D1 o dia de instalação do dispositivo) e que na data da infecção o paciente estava em uso do dispositivo ou este foi removido no dia anterior E Paciente apresenta pelo menos um dos seguintes sinais ou sintomas: • Febre (> 38°C) • Hipotermia (< 35°C) • Apneia • Bradicardia (considerar parâmetros clínicos por faixa etária) E Apresenta microrganismos contaminantes de pele (comensais[1a,1b]), por exemplo: *Corynebacterium* spp. (exclui *C. diphtheriae*), *Bacillus* spp. (exclui *B. anthracis*), *Propionibacterium* spp., *Staphylococcus coagulase* negativo, *Streptococcus* do grupo *viridans, Aerococcus* spp. e *Micrococcus* spp., identificados em DUAS ou mais hemoculturas, coletadas em momentos distintos, no mesmo dia ou no máximo no dia seguinte.[2,3]

(*continua*)

QUADRO 1 Critérios de infecção primária da corrente sanguínea laboratorialmente confirmada (*continuação*)

E O microrganismo identificado não está relacionado a outro foco infeccioso E Os sinais/sintomas e o resultado da hemocultura ocorreram no período de janela da infecção.
Notas (critérios 2 e 3) [1a] A lista completa dos microrganismos contaminantes de pele (comensais) pode ser consultada no *link* https://www.gov.br/anvisa/pt-br/centraisdeconteudo/publicacoes/servicosdesaude/publicacoes/llista-de-comensais-comuns.xlsx. [1b] As duas amostras contaminantes de pele (comensais) correspondentes representam um único elemento para cumprimento do critério 2 ou 3, e a data de coleta da primeira amostra é usada para determinar a data da infecção. [2] A frase "duas ou mais hemoculturas coletadas em momentos distintos" significa que: pelo menos duas coletas separadas de amostra de sangue foram realizadas no mesmo dia ou em dias consecutivos, com preparo (etapas de antissepsia de pele ou desinfecção do conector) individualizado de cada sítio/local de coleta durante a coleta. [3] A coleta de amostras de sangue para hemoculturas deve ser feita preferencialmente em punção de veia periférica, pois amostras colhidas do cateter têm elevado risco de contaminação por microrganismos comensais e, portanto, maior chance de resultados falsos-positivos. Por isso, hemoculturas positivas coletadas apenas de cateter central devem ser evitadas. No entanto, em situações de exceção, admite-se que a IPCSL causada por agente contaminante de pele seja definida utilizando-se duas hemoculturas positivas coletadas de cateter central, nos casos em que não é possível fazer coleta periférica. Reforça-se a necessidade de preparo adequado do local/sítio da coleta de sangue.

IPCSL: infecção primária de corrente sanguínea laboratorialmente confirmada; Iras: infecções relacionadas à assistência à saúde; PCR: proteína C reativa.
Fonte: adaptado de Ministério da Saúde.[6]

Com relação à infecção do sítio de inserção do acesso vascular, que geralmente é de menor gravidade que a infecção de corrente sanguínea, há duas divisões:

- **Infecção relacionada ao acesso vascular central (IAVC):** definida como a presença de sinais locais de infecção (secreção purulenta ou hiperemia), em pacientes sem diagnóstico concomitante de infecção de corrente sanguínea.
- **Infecção relacionada a acesso vascular periférico (IAVP):** definida como a presença de sinais locais de infecção (secreção purulenta ou celulite), com ou sem a presença de cordão inflamatório em pacientes sem diagnóstico concomitante de infecção de corrente sanguínea. A cultura de cateter periférico é um exame de baixa especificidade e não deve ser utilizada para diagnóstico de IAVP.

QUADRO 2 Critérios de infecção de corrente sanguínea sem confirmação laboratorial (sepse clínica)

IPCSC sem confirmação laboratorial, associada a cateter central em recém-nascidos ≤ 28 dias
Paciente ≤ 28 dias em uso de cateter central por um período maior que 2 dias consecutivos e que na data da infecção o paciente estava em uso do dispositivo ou este foi removido no dia anterior E Com pelo menos DOIS dos seguintes sinais e sintomas sem outra causa não infecciosa reconhecida e sem relação com infecção em outro local: • Instabilidade térmica (Tª > 37,5°C ou < 36°C) • Apneia • Bradicardia • Intolerância alimentar • Piora do desconforto respiratório • Intolerância à glicose • Instabilidade hemodinâmica • Hipoatividade/letargia E Todos os seguintes critérios: • Hemograma com ≥ 3 parâmetros alterados e/ou PCR quantitativa seriada alterada • Hemocultura não realizada, negativa ou considerada contaminação • Ausência de evidência de infecção em outro sítio • Terapia antimicrobiana instituída e mantida pelo médico assistente E Os sinais/sintomas e os resultados laboratoriais ocorreram no período de janela de infecção

IPCSL: infecção primária de corrente sanguínea laboratorialmente confirmada; PCR: proteína C reativa.
Fonte: adaptado de Ministério da Saúde.[6]

MEDIDAS PREVENTIVAS

Para a prevenção da infecção de corrente sanguínea relacionada a cateter central é fundamental o uso de técnicas adequadas de higienização das mãos, inserção e manutenção do CVC.

Higienização das mãos

Principal medida para prevenção e controle de infecções. Para a antissepsia de rotina das mãos, as soluções alcoólicas devem ser o produto de escolha, como descrito na Figura 2 (Organização Mundial da Saúde). As vantagens dessas soluções:

- Eliminação da maioria dos microrganismos.
- Curto período de tempo para higienizar as mãos (fricção 20 a 30 segundos).
- Boa tolerância pela pele.
- De fácil acesso, sem necessidade de estrutura física especial.

O uso de solução alcoólica não deve ser concomitante ao sabonete (líquido ou espuma).

A adesão adequada à higiene de mãos está relacionada a outras práticas, pois melhoram a eficácia da fricção, como manter as unhas curtas, não utilizar adornos e cuidar da pele para evitar lesões.

A realização de lavagem de mãos com água e sabonete (líquido ou espuma), como explicado na Figura 3, deve ser realizada sempre que estiverem visivelmente sujas de sangue e fluidos corporais, exposição a potenciais microrganismos produtores de esporos (p. ex., infecção por *Clostridioides difficile*) e após uso do banheiro.

Sempre lembrar de "Meus cinco momentos para a higiene de mãos", que sintetiza as indicações da higiene de mãos pelas Diretrizes da OMS sobre Higiene de Mãos em Serviços de Saúde, focando os momentos cruciais para realizar a higiene de mãos.

O uso de luvas é indicado para realização de procedimentos assépticos, ao prever contato com fluidos corporais do paciente (incluindo contato com mucosas e pele não intacta) e contato com paciente durante precaução de contato. O uso de luvas não altera ou substitui a higiene de mãos, que deve ser realizada antes e após o uso.[8]

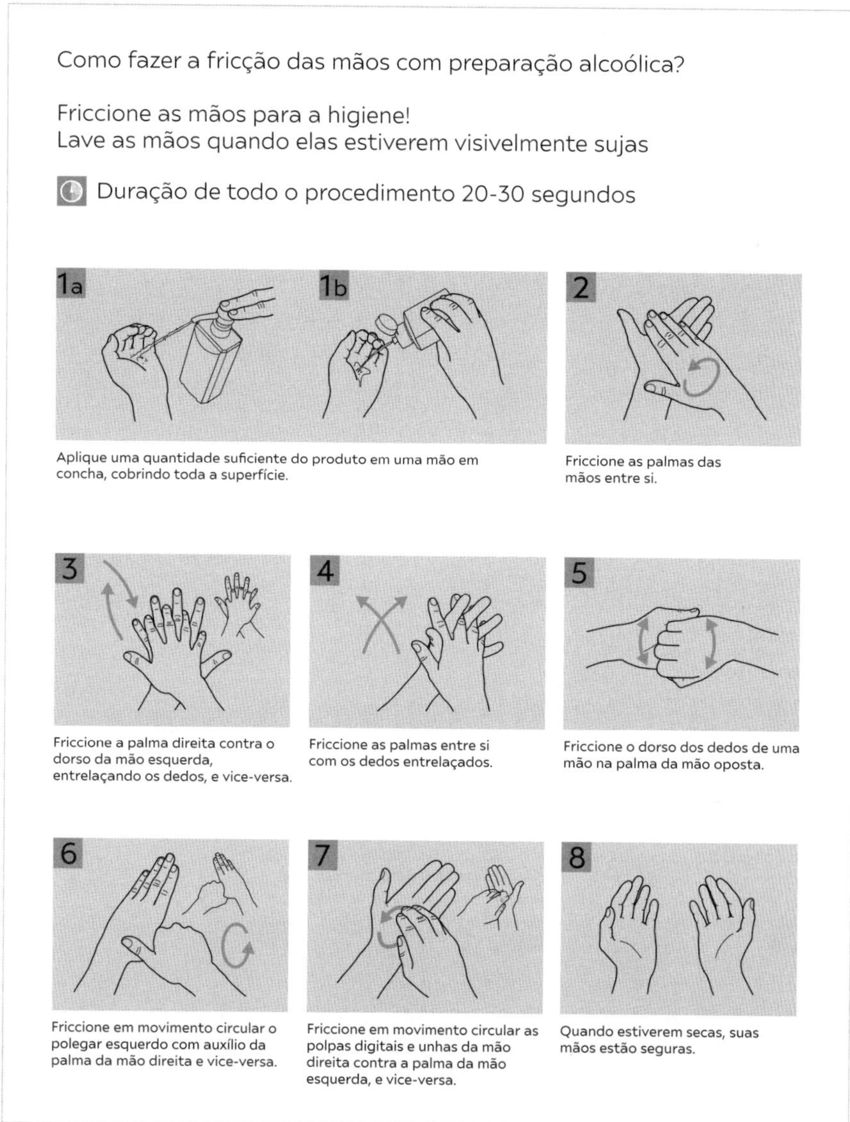

FIGURA 2 Como fazer a fricção das mãos com preparação alcoólica.

Fonte: traduzido e adaptado de Pittet et al.[7]

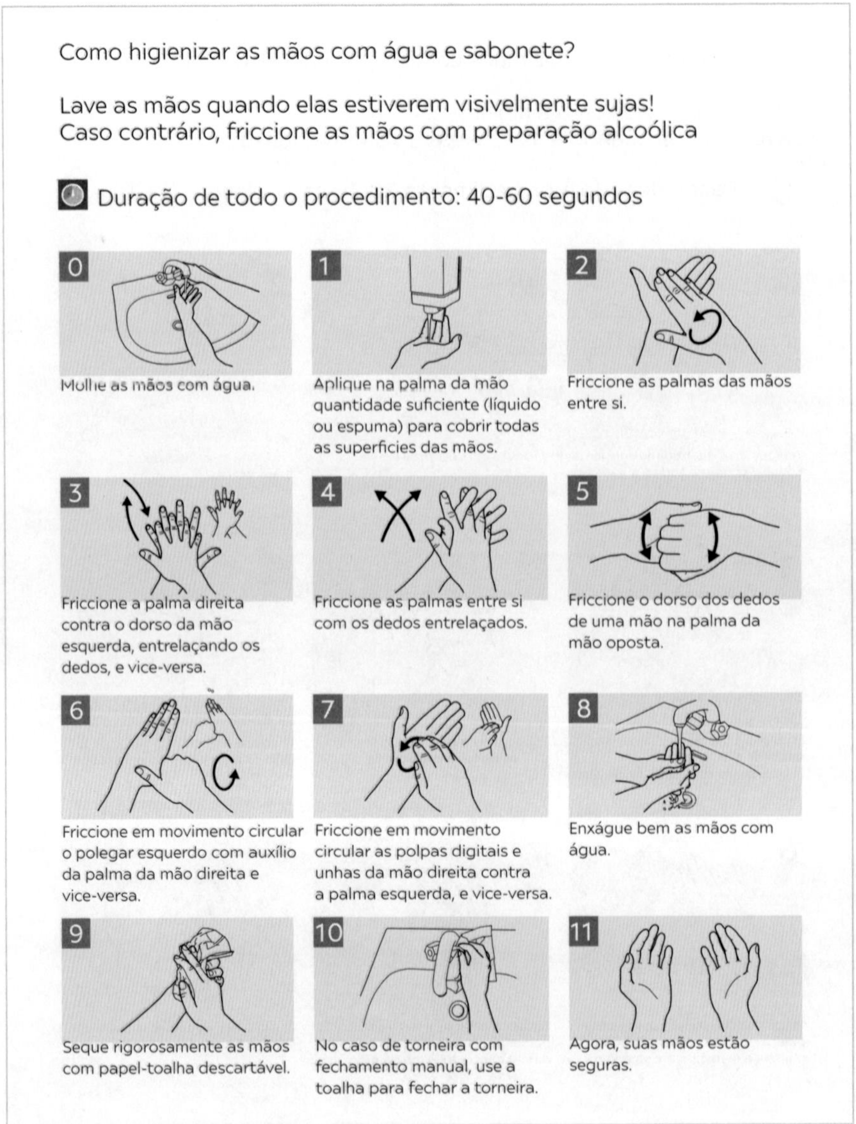

FIGURA 3 Como higienizar as mãos com água e sabonete.

Fonte: traduzido e adaptado de Pittet et al.[7]

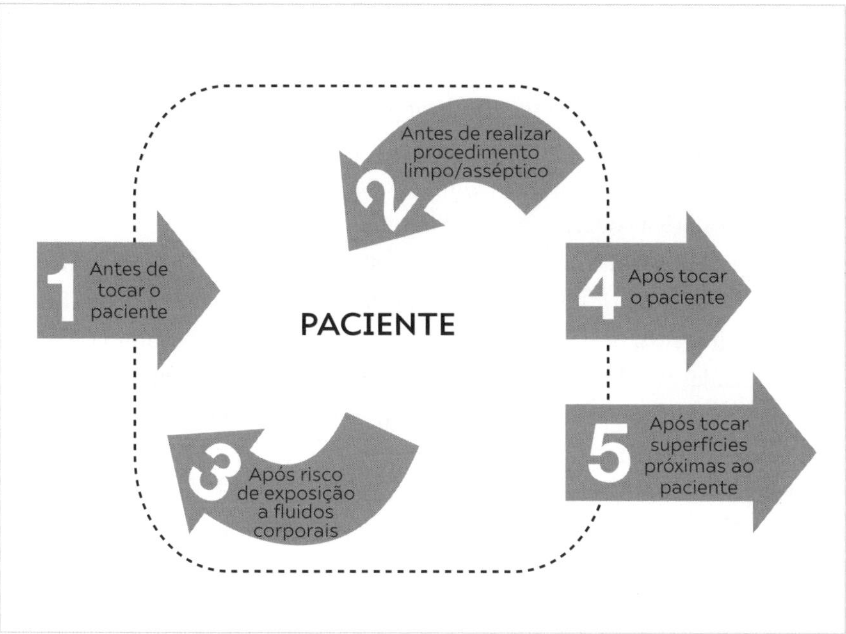

FIGURA 4 Cinco momentos para a higiene de mãos.
Fonte: traduzido e adaptado de Pittet et al.[7]

Inserção do cateter venoso central

- Utilização de barreira máxima estéril no momento da inserção do CVC. Essa barreira compreende:[8,9]
  - Uso de gorro, máscara, avental estéril e de mangas longas, luvas estéreis e óculos de proteção por todos os profissionais envolvidos diretamente na inserção do cateter.
  - Utilização de campos estéreis de forma que todo o corpo do paciente seja coberto.
- O preparo da pele deverá ser feito com solução de clorexidina > 0,5%. Se houver contraindicação para uso de clorexidina, como em casos de alergia, iodo e álcool 70% podem ser utilizados.

Manutenção do cateter venoso central[9]

- Para cobrir o sítio de inserção: utilizar gaze e fita adesiva estéril. A troca para cobertura estéril transparente semipermeável deve aguardar 24 horas após a inserção. Em caso de sangramentos excessivos, preferir o uso de gaze e fita adesiva estéril a coberturas transparentes.
- A troca da cobertura com gaze e fita adesiva estéril deve ser realizada a cada 48 horas e a troca de cobertura estéril transparente a cada 7 dias, ou conforme a orientação do fabricante. Coberturas sujas, soltas ou úmidas devem ser trocadas imediatamente, independentemente do tipo e prazo de troca.
- Coberturas, cateteres e conexões devem ser protegidos na hora do banho com o uso de material impermeável.
- Realizar desinfecção de conexões, conectores valvulados e *ports* de adição de medicamentos com solução antisséptica à base de álcool, aplicando movimentos vigorosos de forma a gerar fricção mecânica, de 5 a 15 segundos.
- Avaliar, no mínimo uma vez ao dia, o sítio de inserção do CVC.

Trocas de equipos e dispositivos[9]

- As trocas de equipos e dispositivos complementares são baseadas em alguns fatores, como tipo de solução utilizada, frequência da infusão (contínuo ou intermitente), suspeita de contaminação ou quando a integridade do produto ou do sistema estiver comprometida.
- Os equipos e dispositivos complementares devem ser sempre substituídos nas trocas dos cateteres venosos centrais.
- Os equipos e dispositivos complementares devem ser do tipo *luer lock*, para garantir injeção segura e evitar desconexões.
- Minimizar o uso de equipos e extensões com vias adicionais. Cada via é uma potencial fonte de contaminação. Caso seja utilizado injetor lateral dos equipos, destina-se apenas a conexões com sistema sem agulha do tipo *luer lock*.
- Evitar a desconexão do equipo do *hub* do cateter ou conector.
- Desconexões repetidas com consequente reconexão do sistema aumentam o risco de contaminação do luer do equipo, do *hub* do cateter e conectores sem agulhas, com consequente risco para a ocorrência de IPCS.

- Proteger a ponta do equipo de forma asséptica com uma capa protetora estéril, de uso único, caso haja necessidade de desconexão. Não utilizar agulhas para proteção.
- Trocar os conectores a cada 96 horas ou de acordo com a recomendação do fabricante.
- Trocar o equipo e dispositivo complementar de NP a cada bolsa.
- O equipo para administração de NP total (mistura de nutrientes ou formulações com aminoácido/dextrose) deve ser isento de dietilexilftalato (DEHP).
- A via para administração da NP deve ser exclusiva.
- Trocar o equipo e dispositivo complementar de infusões lipídicas a cada 12 horas.
- O equipo para administração de infusões lipídicas deve ser isento de DEHP.

ABORDAGEM DA INFECÇÃO DE CORRENTE SANGUÍNEA

Para o tratamento da infecção de corrente sanguínea relacionada a cateter é necessário, em primeiro lugar, avaliar a necessidade de troca, remoção ou manutenção do dispositivo. Há casos em que o CVC deve ser removido imediatamente, a fim de evitar o agravamento das condições clínicas da criança. Nos casos de sepse grave, instabilidade hemodinâmica, evidência de endocardite ou infecção metastática, sinais de tromboflebite séptica, bacteremia persistente após 72 horas de terapia adequada para agente isolado e secreção purulenta em óstio de inserção do CVC, a remoção do cateter é sempre indicada.

Quando não houver a possibilidade de coleta de mais de uma amostra de hemocultura, deve-se dar preferência à coleta de hemocultura periférica. Após o resultado das hemoculturas, deve-se direcionar a terapia antimicrobiana ao agente isolado de acordo com o perfil de sensibilidade do microrganismo, e a permanência do CVC deve ser novamente discutida devido à virulência e à capacidade que alguns microrganismos têm de formar biofilme.[1]

A escolha do antimicrobiano deve obedecer à política de uso racional de antimicrobianos de cada instituição, coordenada e orientada pela comissão de controle de infecções hospitalares (CCIH), em comum acordo com o corpo clínico e apoiada pela diretoria técnica.

Os algoritmos adaptados apresentados nas Figuras 5 e 6 podem nortear o manejo da infecção relacionada a cateter.

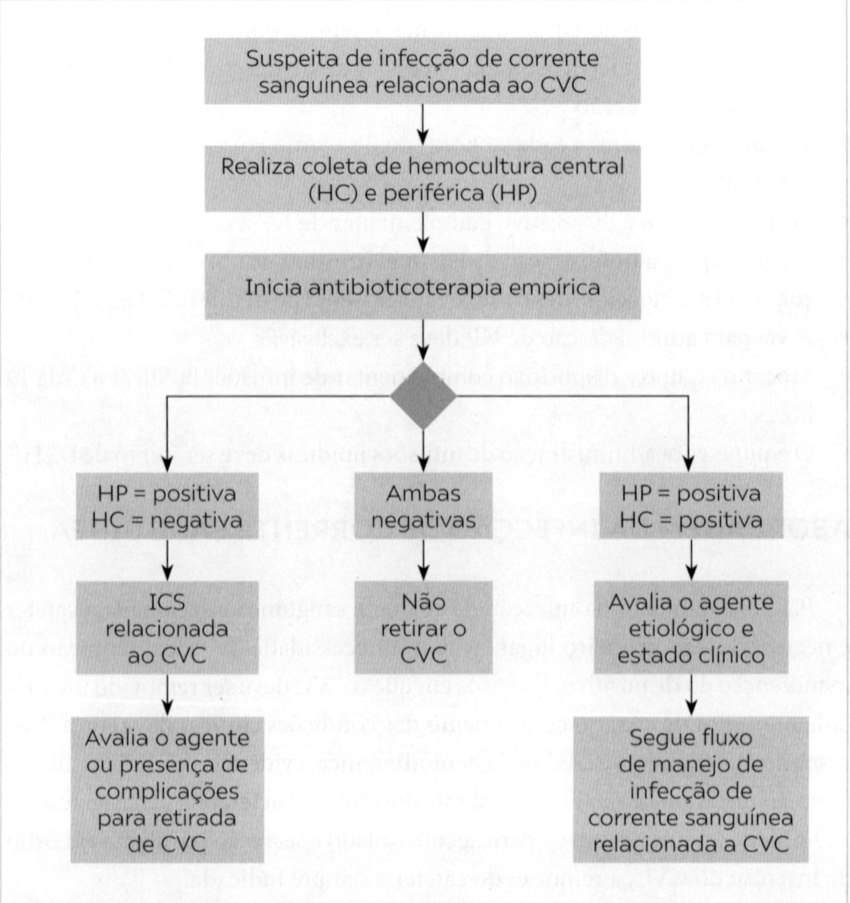

FIGURA 5 Algoritmo para abordagem de infecção de corrente sanguínea relacionada a cateter venoso central.

* Nos casos de crescimento de *Candida* spp.,[26] *S. aureus*[27] e bacilos Gram-negativos (como *Klebsiella* sp.), mesmo com apenas a HP positiva, está indicada a remoção do CVC. Se *Candida* spp., realizar ecocardiograma, fundo de olho, ultrassonografia de abdome/renal e coleta de liquor nos recém-nascidos.

** Nos casos em que a opção for pela manutenção do CVC, deve-se colher HP de controle 48 horas após o início do tratamento adequado. Caso esta permaneça positiva, o CVC deve ser removido e deve ser avaliada a realização de ecocardiograma.

CVC: cateter venoso central; HC: hemocultura central; HP: hemocultura periférica; ICS: infecção de corrente sanguínea.

Fonte: adaptada de Mermel.[12]

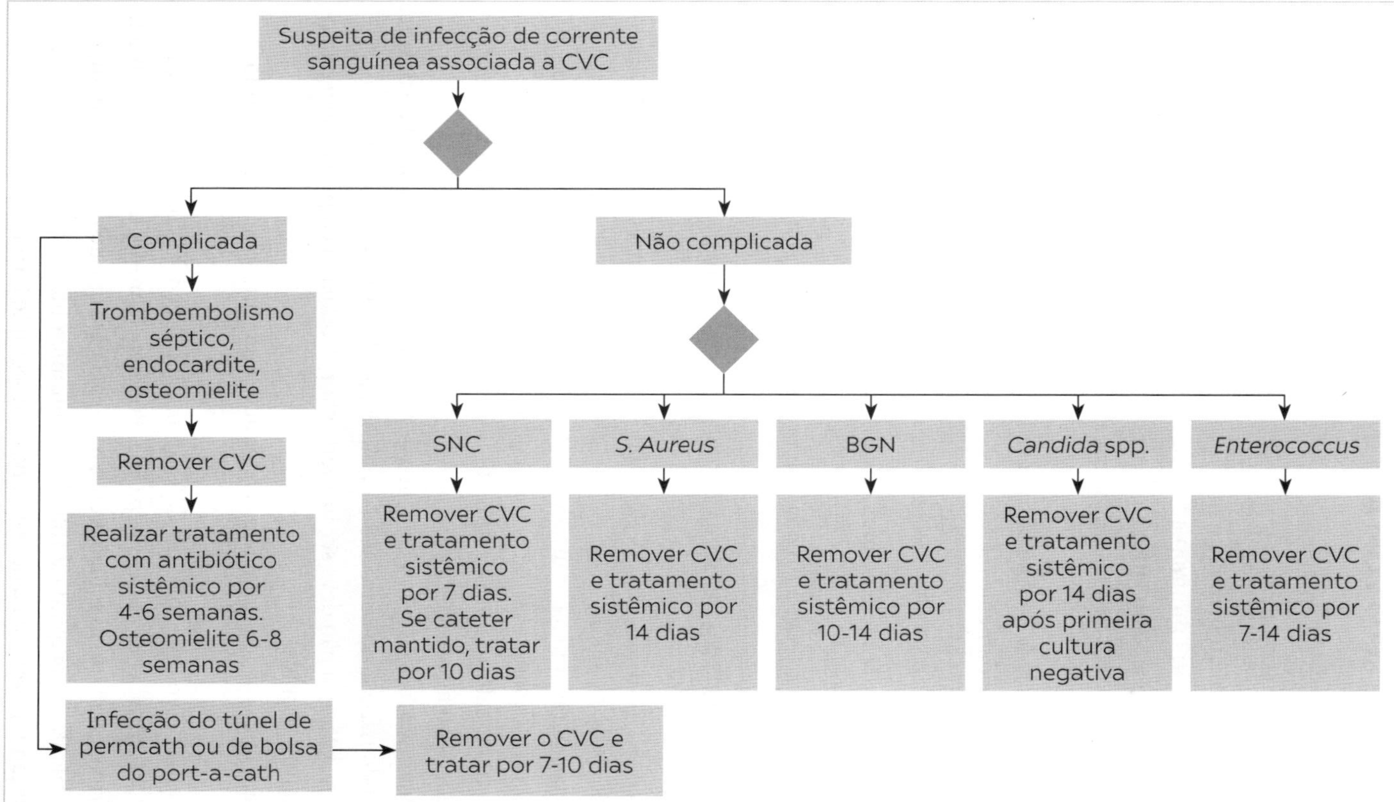

FIGURA 6 Algoritmo para manejo de infecção de corrente sanguínea relacionada a CVC, segundo agente etiológico.

BGN: bacilo gram-negativo; CVC: cateter venoso central; SCN: sistema nervoso central.

Fonte: adaptada de Mermel et al.;[12] CDC.[10]

TERAPIA DE SELO COM ANTIMICROBIANOS ("*LOCK* TERAPIA")

O princípio da terapia com selo de antimicrobianos é manter altas concentrações de antimicrobianos no interior no cateter (de 100 a 1.000 vezes a concentração inibitória mínima) a fim de erradicar a flora bacteriana colonizante intraluminal. Essa terapêutica é preconizada para os cateteres de longa permanência na expectativa de tratá-los sem a necessidade de remoção.[11]

- Essa modalidade de terapia só deve ser usada quando a origem da infecção foi comprovadamente o CVC.
- Não é recomendado utilizar *lock* terapia para infecções de túnel ou óstio de CVC.
- Não utilizar *lock* terapia para cateteres de curta permanência (PICC, flebotomia e intracath).
- Não usar *lock* terapia isolada; sempre tratar com antimicrobiano sistêmico associado.
- Nos pacientes em uso de *lock* terapia, hemocultura periférica e central de controle deve ser colhida em 72 horas, e caso permaneça positiva o CVC deve ser retirado. O CVC também deve ser removido caso ocorra piora clínica do paciente.
- A *lock* terapia não é indicada nas seguintes situações, devendo ser o CVC removido: choque séptico, tromboflebite séptica, endocardite, persistência de hemocultura positiva após 48 horas de terapia, infecção por *S. aureus*, fungos ou micobactérias.
- Durante a *lock* terapia o CVC não deverá ser utilizado para outra finalidade, sendo necessário outro acesso venoso para infusão de soluções.
- A *lock* terapia não deve ser utilizada para tratamento empírico (sem hemocultura positiva).
- Para início da *lock* terapia o cateter deve estar funcionante e refluindo.

Avaliar o volume total do CVC (*primer*) e preenchê-lo com a solução de antimicrobiano com ou sem heparina. Preferencialmente utilizar solução sem heparina, deixando as soluções com heparina para os cateteres de hemodiálise. Para cálculo do preparo da solução de antimicrobiano de acordo com a concentração final desejada, deve-se utilizar a seguinte fórmula:

$$C_{\text{ATM reconstituído}} \times V_{\text{ATM}} = C_{lock} \times V_{primer}$$

Em que:

$C_{\text{ATM reconstituído}}$ = concentração após a reconstituição do pó liofilizado, de acordo com a apresentação farmacêutica (dada em mg/mL).

V_{atb} = volume que deve ser retirado da solução reconstituída (dado em mL).

C_{lock} = concentração da *lock* terapia, de acordo com a Tabela 1 (mg/mL).

V_{primer} = volume do primer do cateter (em mL).

Exemplo: *lock* terapia para vancomicina para cateter com primer de 1,5 mL (V_{primer})

Apresentação farmacêutica da vancomicina ($C_{\text{reconst.}}$): 500 mg reconstituído em10 mL de água destilada, finalizando uma concentração de 50 mg/mL.

Concentração desejada para *lock* terapia (C_{lock}): 5 mg/mL.

$$C_{\text{reconst.}} \cdot V_{\text{atb}} = C_{\text{lock}} \cdot V_{primer}$$
$$50\ \text{mg/mL} \,.\, V_{\text{atb}} = 5\ \text{mg/mL} \,.\, 1{,}5\ \text{mL}$$
$$V_{\text{atb}} = 0{,}15\ \text{mL}$$

Resultado = aspirar 0,15 mL de vancomicina reconstituída e completar o volume do *primer* do cateter com soro fisiológico (SF) 0,9% ou heparina, neste caso com 1,35 mL.

A Tabela 1 traz informações para o preparo da *lock* terapia com antimicrobianos, a concentração recomendada e a estabilidade.

TABELA 1 Concentrações das soluções de antimicrobianos para *lock* terapia e estabilidade

Antimicrobiano	Concentração após reconstituição	Concentração da *lock* terapia	Diluente	Estabilidade
Amicacina[15]	250 mg/mL	5 mg/mL	SF 0,9%	48 horas
Anfotericina desoxicolato[16]	5 mg/mL	2 mg/mL	SG 5%	12 horas
Cefazolina[17]	100 mg/mL	5 mg/mL	SF 09%	48 horas
Cefazolina[18]	100 mg/mL	5 mg/mL	Heparina 2.500 UI/mL	72 horas

(continua)

TABELA 1 Concentrações das soluções de antimicrobianos para *lock* terapia e estabilidade (*continuação*)

Antimicrobiano	Concentração após reconstituição	Concentração da *lock* terapia	Diluente	Estabilidade
Cefazolina[18]	100 mg/mL	10 mg/mL	Heparina 5.000 UI/mL	72 horas
Cefepime[17]	100 mg/mL	10 mg/mL	SF 0,9%	48 horas
Ceftazidima[17]	100 mg/mL	5 mg/mL	SF 0,9%	48 horas
Ceftazidima[18]	100 mg/mL	10 mg/mL	Heparina 5.000 UI/mL	48 horas
Ciprofloxacino[19]	2 mg/mL	2 mg/mL	–	48 horas
Daptomicina[20]	50 mg/mL	5 mg/mL	SF 0,9%	72 horas
Daptomicina[20]	50 mg/mL	5 mg/mL	Heparina 5.000 UI/mL	72 horas
Gentamicina[15]	40 mg/mL	5 mg/mL	SF 0,9%	72 horas
Gentamicina[20]	40 mg/mL	5 mg/mL	Heparina 5000UI/mL	72 horas
Gentamicina[20]	40 mg/mL	1 mg/mL	Heparina 2.500 UI/mL	72 horas
Linezolida[21]	2 mg/mL	2 mg/mL	–	48 horas
Meropenem[22]	50 mg/mL	5 mg/mL	SF 0,9%	24 horas
Meropenem[22]	50 mg/mL	2 mg/mL	Heparina 5.000 UI/mL	24 horas
Micafungina[16]	10 mg/mL	2 mg/mL	SF 0,9%	24 horas
Teicoplanina[19]	133 mg/mL	10 mg/mL	SF 0,9%	48 horas
Vancomicina[15]	50 mg/mL	12,5 mg/mL	SF 0,9%	48 horas
Vancomicina[23]	50 mg/mL	5 mg/mL	SF 0,9%	72 horas
Vancomicina[23]	50 mg/mL	5 mg/mL	Heparina 5.000 UI/mL	72 horas

SF: soro fisiológico; SG: soro glicosado.
Fonte: elaboração dos autores.

- O tempo de tratamento com selo antimicrobiano deverá ser de 7 a 14 dias.
- No geral, recomenda-se concentração de heparina próxima a 5.000 UI/mL para os cateteres de hemodiálise e próxima a 100 UI/mL para os cateteres de longa permanência.
- Injetar apenas volume suficiente para preencher totalmente a luz de cada via do cateter (aproximadamente 2 mL por via).

Para administração da *lock* terapia lavar o cateter com SF 0,9% (no mesmo volume do *primer*), utilizando a técnica de turbilhonamento. Administrar a solução, fechando simultaneamente o *clamp*.

Para a troca da *lock* terapia, aspirar o conteúdo (solução) do lúmen/cateter e descartar. Realizar o *flush* com SF 0,9% utilizando a técnica de turbilhonamento, administrar a solução e fechar simultaneamente o *clamp*.

A troca do selo de antimicrobiano não deve ultrapassar a estabilidade máxima da solução (Tabela 1).

USO DE *LOCK* PARA PREVENÇÃO DE INFECÇÃO DE CORRENTE SANGUÍNEA RELACIONADA A CATETER (ICSRC)

O uso de *lock* (selamento) com substâncias com ação bactericida e fungicida, mas que não pertencem à classe de antimicrobianos, é uma estratégia eficaz na prevenção ICSRC. Sua ação é prevenir a formação de biofilmes e/ou eliminar os já presentes no dispositivo. As substâncias mais utilizadas são taurolidina e etanol.[28]

A taurolidina é considerada de menor potencial de toxicidade e recebeu grau de recomendação B (consenso forte) no *guideline* da Sociedade Europeia de Nutrição Parenteral e Enteral (ESPEN 2020).[29]

Como utilizar a *lock*:

- Lavar o cateter com SF 0,9% (mesmo volume do *primer*, com técnica de turbilhonamento).
- Administrar vagarosamente a solução (taurolidina ou etanol), para preencher o lúmen do cateter, e, ao final da administração, fechar simultaneamente com pressão positiva o *clamp* do extensor ou, se for o caso, do corpo do cateter.
- Antes de iniciar o próximo tratamento, aspirar o conteúdo (solução de taurolidina ou etanol) do lúmen/cateter, descartar e realizar nova lavagem de cateter com SF 0,9%.
- A taurolidina pode permanecer no lúmen do cateter no mínimo 2 horas e máximo 30 dias.
- O etanol pode permanecer no lúmen do cateter no mínimo 2 e no máximo 24 horas.

CONSIDERAÇÕES FINAIS

O cuidado na inserção e manipulação de cateteres é de suma importância. Dentre as medidas que devem ser realizadas, a higiene de mãos é a mais importante na prevenção de infecções, e, em algumas circunstâncias, há necessidade de remoção do acesso venoso precocemente.

A percepção clínica de uma possível infecção de corrente sanguínea em um paciente com uso de cateter venoso deve ser investigada de forma adequada, para direcionar o tratamento e avaliar a necessidade de remoção do acesso venoso.

Nas situações de complexidade clínica com definição de infecção decorrente sanguínea relacionada ao cateter de longa permanência, em que a remoção do cateter é indicada, há possibilidade de uso de *lock* terapia.

REFERÊNCIAS

1. Associação Paulista de Epidemiologia e Controle de Infecção Relacionada à Assistência à Saúde (Apecih). Infecção da corrente sanguínea associada ao uso de cateteres vasculares. 4.ed. São Paulo: Apecih; 2016.
2. Eggimann P. Prevention of intravascular catheter infection. Curr Opin Infect Dis. 2007;20(4):360-9.
3. Rosado V, Romanelli RM, Camargos PA. Risk factors and preventive measures for catheter-related bloodstream infections. J Pediatr (Rio J). 2011;87(6):469-77.
4. Ciosak SI, Matsuba CST, Silva MLT, Serpa LF, Poltronieri MJ. Acessos para terapia de nutrição parenteral e enteral. In: Biscegli FJ, Bernardo WM (orgs.). Projeto diretrizes. v.IX. São Paulo: Associação Médica Brasileira; 2011. p.15-24.
5. Chopra V, Flanders SA, Saint S, Woller SC, O'Grady NP, Safdar N, et al. The Michigan appropriateness guide for intravenous catheters (Magic): results from a multispecialty panel using the RAND/Ucla appropriateness method. Ann Intern Med. 2015;163(6 Suppl):S1-40.
6. Ministério da Saúde. Agência Nacional de Vigilância Sanitária (Anvisa). Nota Técnica PAGE 100 GVIMS/GGTES/DIRE3/Anvisa n. 03/2025: Critérios diagnósticos de infecção relacionada à assistência à saúde de notificação nacional obrigatórias. Brasília, 2025.
7. Pittet D, Allegranzi B, Boyce J; on behalf of the WHO World Alliance for Patient Safety First Global Patient Safety Challenge Core Group of Experts. The WHO guidelines on hand hygiene in health care and their consensus recommendations. Infect Contr Hosp Epidemiol. 2009;30:611-22.
8. Ministério da Saúde. Agência Nacional de Vigilância Sanitária (Anvisa). Uso de luvas – folheto informativo. Brasília, 2009.
9. Ministério da Saúde. Agência Nacional de Vigilância Sanitária (Anvisa). Critérios diagnósticos de infecção associada à assistência à saúde neonatologia. Brasília, 2017.
10. Centers for Disease Control and Prevention (CDC). Guidelines for the prevention of intravascular catheter-related infections. 2011. Disponível em: https://www.cdc.gov/infectioncontrol/guidelines/pdf/bsi/bsi-guidelines-H.pdf. Acesso em: 8 out. 2018.
11. Ministério da Saúde. Agência Nacional de Vigilância Sanitária (Anvisa). Medidas de prevenção de infecção relacionada à assistência à saúde. Brasília, 2017.

12. Mermel LA, Allon M, Bouza E, Craven DE, Flynn P, O'Grady NP, et al. Clinical practice guidelines for the diagnosis and management of intravascular catheter-related infection: 2009 update by the Infectious Diseases Society of America. Clin Infect Dis. 2009;49(1):1-45.
13. Marschall J, Mermel LA, Fakih M, Hadaway L, Kallen A, O'Grady NP, et al. Strategies to prevent central line-associated bloodstream infections in acute care hospitals: 2014 update. Infect Control Hosp Epidemiol. 2014;35(7):753-71.
14. Levin AS, Dias MBGS, de Oliveira MS, Neto LVP, Vinhole ARG, et al. Guia de utilização de anti-infecciosos e recomendações para a prevenção de infecções relacionadas à assistência à saúde. 7.ed. São Paulo: Hospital das Clínicas da Faculdade de Medicina da Universidade de São Paulo; 2018.
15. Albert O, et al. Antibiotic lock therapy for the conservative treatment of long-term intravenous catheter-related infections in adults and children: when and how to proceed? Guidelines for clinical practice 2020. Infect Dis Now. 2021;51(3):236-46.
16. Kovács R, Majoros L. Antifungal lock therapy: an eternal promise or an effective alternative therapeutic approach? Lett Appl Microbiol. 2022:74(6):851-62.
17. Le MY, Ko KS, Song JH, Peck KR. In vitro effectiveness of antibiotic lock technique (ALT) for treatment of catheter-related infections by Pseudomonas aeroginosa and Klebsiella pneumoniae. J Antimicrob Chemother. 2007;60:78.
18. Vercaigne LM, Sitar DS, Penner SB, et al. Antibiotic-heparin lock: in vitro antibiotic stability combined with heparin in a central venous catheter. Pharmacotherapy. 2000;20:394.
19. Lee JY, Ko KS, Peck KR. In vitro evaluation of the antibiotic lock technique (ALT) for the treatment of catheter-related infections caused by staphylococci. J Antimicrob Chemother. 2006;57:1110.
20. LaPlante KL, Mermel LA. In vitro activity of daptomycin and vancomycin lock solutions on staphylococcal biofilms in a central venous catheter model. Nephrol Dial Transplant. 2007;22:2239.
21. Flanneryls, Huppler AR, Zembles TN. Development and implementation of an Page 100 antimicrobial lock therapy guideline in a pediatric hospital. Am J Health-Sys Pharm. 2018;75(5):299-303.
22. Piersigilli F. Use of meropenem and other antimicrobial lock therapy in the treatment of catheter--related blood stream infections in neonates: a retrospective study. Children. 2022;9(5):1-8.
23. Luther MK, Mermel LA, LaPlante KL. Comparison of linezolid and vancomycin lock solutions with and without heparin against biofilm-producing bacteria. Am J Health-Syst Pharm. 2017;74;e193.
24. Mermel LA, Rupp ME. Should blood cultures be drawn through an indwelling catheter? Open Forum Infect Dis. 2024;11(5):ofae248.
25. Böll B, Schalk E, Buchheidt D. Central venous catheter-related infections in hematology and oncology: 2020 updated guidelines on diagnosis, management, and prevention by the Infectious Diseases Working Party (AGIHO) of the German Society of Hematology and Medical Oncology (DGHO). Ann Hematol. 2021;100(1):239-59.
26. Cornely OA. Global guideline for the diagnosis and management of candidiasis: an initiative of the ECMM in cooperation with ISHAM and ASM. Lancet Infect Dis. 2025.
27. Tong SYC, Fowler VG Jr, Skalla L, Holland TL. Management of Staphylococcus aureus bacteremia: a review. JAMA.
28. Chiba M, Yonekura T, Kaji T, Amae S, Tazuke Y, Oowari M, et al. Ethanol lock therapy in pediatric patients: A multicenter prospective study. Pediatr Int. 2020 Mar;62(3):379-385. doi: 10.1111/ped.14096. PMID: 31840325.
29. Pironi L, Boeykens K, Bozetti F et al. ESPEN guideline in home parenteral nutrition. Clinical Nutrition. 2020;39:1645e1666. https://doi.org/10.1016/j.clnu.2020.03.005

16

Aspectos farmacológicos da nutrição parenteral

Claudete Jacyczen
Izaura Merola Faria

DESTAQUES

- Entender a complexidade da formulação de nutrição parenteral (NP).
- Reconhecer os fatores de risco para incompatibilidades.
- Reconhecer as medidas de segurança para as diversas fases do processo: prescrição, formulação, transporte e administração da NP.
- Entender que o profissional farmacêutico é o responsável pelo preparo da NP e deve estar habilitado para essa área de atuação, sendo imprescindível para a qualidade e segurança do produto, devendo ser acionado em casos de dúvidas, em qualquer fase do processo.

INTRODUÇÃO

Enfrentar os desafios diários ao tratar pacientes hospitalizados é uma constante para os pediatras. Entretanto, as dificuldades aumentam quando necessitam cuidar de um paciente com potencial para desnutrição ou já desnutrido, quando precisam associar modalidades de suporte nutricional como a nutrição parenteral (NP).

Trata-se de terapia nutricional que necessita da colaboração de uma equipe multiprofissional (EMTN) altamente treinada com forte atuação do farmacêutico.

Seus desafios estão associados com inúmeros fatores de riscos, destacando-se dois principais:[1]

1. Complexidade da composição da NP.
2. Possíveis interações e incompatibilidades ao associar as duas terapias.

COMPREENDENDO A NUTRIÇÃO PARENTERAL

A nutrição parenteral é uma emulsão que pode conter em sua composição mais de 50 componentes com um alto potencial de interações químicas e físico-químicas entre os componentes, entre si e a bolsa e ainda apresentarem alteração de sua estabilidade pela ação de fatores ambientais como o oxigênio, a temperatura e a luz.[1]

Essas interações são potencialmente iatrogênicas e em alguns casos podem inclusive comprometer a vida do paciente, como no caso da formação de precipitados de fosfato cálcico ou de partículas lipídicas superiores a 5 micras.

Alguns controles de qualidade, como pH, osmolaridade, peso e verificação do aspecto final, devem ser efetuados para comprovar a qualidade do produto final e não causar danos aos pacientes.

O armazenamento adequado e os cuidados durante a administração é que vão garantir a segurança do paciente até o final da terapia.

Principais causas de instabilidade e incompatibilidades na nutrição parenteral:[1-3]

- Desestabilização da emulsão lipídica, cujas fases estão representadas na Figura 1, e peroxidação devido a:
  - pH fora da faixa recomendada.
  - Presença de oxigênio.
  - Concentração de aminoácidos.
  - Concentração de cátions divalentes e trivalentes.
  - Concentração de glicose.
  - Concentração do próprio lipídio.

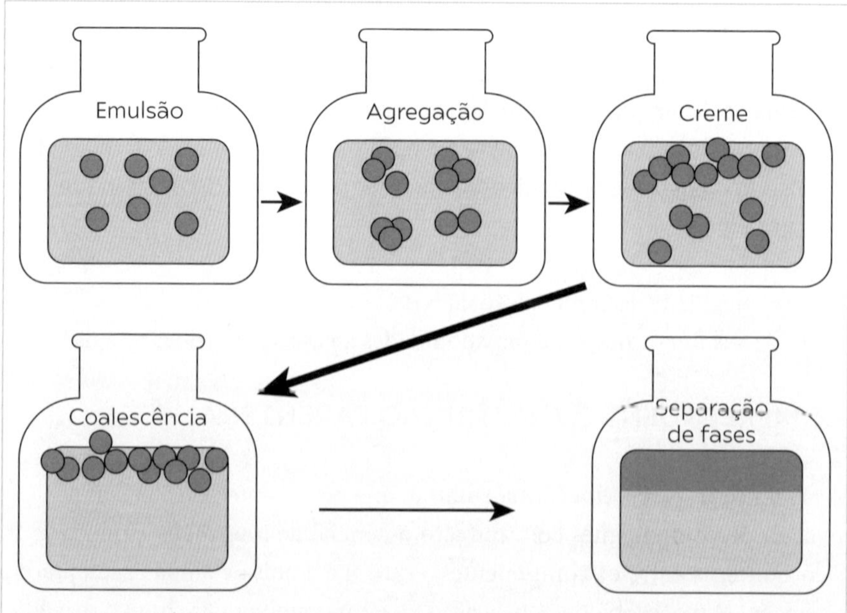

FIGURA 1 Separação de fases da emulsão lipídica.

 - Tipo de lipídios.
 - Temperatura de armazenamento e transporte.
 - Adição de medicamentos.
- Precipitação de cálcio e fósforo devido a:[4]
 - Concentração de ambos.
 - Tipo do fósforo orgânico e inorgânico.
 - Tipo de sal do cálcio.
 - pH da solução ou emulsão.
 - Concentração de outros íons, como sulfato de magnésio.
 - Concentração dos aminoácidos.
 - Baixa concentração da glicose.
 - Aumento da temperatura.
- Degradação de aminoácidos devido a:[3]
 - Ação da luz.
 - Presença de riboflavina.
 - Temperatura ambiente.
- Degradação das polivitaminas devido a:[3]

- Ação da luz.
- Tempo de armazenamento.
- Temperatura ambiente.

INTERAÇÕES FÁRMACO-NUTRIÇÃO PARENTERAL

Nos últimos anos muitos avanços aconteceram no reconhecimento de que a desnutrição afeta de forma fundamental a melhora clínica dos pacientes hospitalizados, diminuindo a resposta à farmocoterapia, a incidência de complicações pós-operatórias e o tempo da internação hospitalar e a mortalidade. Atualmente aumentou significativamente o número de pacientes que recebem a terapia nutricional associada à farmacoterapia, o que também aumentou as possibilidades de interações entre as duas terapias.[5]

As interações têm impacto negativo na evolução de pacientes; o reconhecimento das interações clinicamente significativas pelo farmacêutico da equipe multiprofissional, ao aplicar os conhecimentos da farmacocinética e farmacodinâmica do medicamento na prática da farmacovigilância, pode ajudar na prevenção e evitar as consequências negativas das interações fármaco-nutriente. É fundamental que o farmacêutico seja consultado pela EMTN sempre que forem associadas as duas terapias e que esclareça possíveis dúvidas antes da administração.[6]

Inúmeras são as indicações da NP, e nos últimos anos, com a tecnologia avançada, houve melhoras significativas na qualidade das matérias-primas usadas e no desenvolvimento de novos insumos que diminuíram consideravelmente as intercorrências clínicas.

No entanto, o atendimento do paciente em uso da NP exige da EMTN cuidados, uma vez que, além das complicações mecânicas (relacionadas ao cateter) e sépticas, as complicações metabólicas podem estar associadas à NP.[1]

As alterações frequentemente notificadas são hipopotassemia, hipocalcemia, hipomagnesemia, hipofosfatemia e hiperglicemia.

A monitorização de rotina dos eletrólitos séricos permite identificar quaisquer distúrbios eletrolíticos e evitar possíveis complicações.

Inúmeros estudos relacionados à estabilidade e compatibilidade entre os componentes da NP permitem seu preparo e administração segura, porém essa segurança está limitada ao uso exclusivo do lúmen do cateter.

No entanto, essa não é a realidade para a grande maioria dos pacientes pediátricos e principalmente neonatais, nos quais a administração de fármacos e NP acontece na mesma via.[7] Nesses pacientes, a quantidade de medicamentos às vezes excede o número de acessos disponível, condição agravada pela enorme variabilidade nos componentes nutricionais. Além disso, existem diferentes intervalos e concentrações de drogas que podem ser usados, ocasionando algumas interações potenciais.

Essas interações podem provocar alterações nas concentrações plasmáticas dos fármacos, provocando uma resposta farmacológica indesejada e comprometendo a recuperação do paciente.[8]

As informações relacionadas às interações e à incompatibilidade fármaco-nutrição parenteral são limitadas; isso é ainda mais evidente em relação à adição de medicamentos dentro da bolsa de NP, em que os estudos e publicações são pouco esclarecedores. Esse procedimento deve ser evitado e só efetuado com base em uma avaliação rigorosa entre o médico e o farmacêutico.

As interações fármaco-nutrição parenteral são classificadas em duas categorias com base em seus mecanismos:[9]

1. Interações sistêmicas: afetam a biodisponibilidade, distribuição, metabolismo e eliminação, ou seja, a farmacocinética dos fármacos.
2. Inativação biofarmacêutica externa ou incompatibilidades.

INTERAÇÕES SISTÊMICAS QUE AFETAM BIODISPONIBILIDADE, DISTRIBUIÇÃO, METABOLISMO E ELIMINAÇÃO DO FÁRMACO

Inúmeras interações fármaco-nutriente envolvem alterações na distribuição aos tecidos, no metabolismo sistêmico, ou penetração em tecidos específicos. Esse tipo de interação geralmente ocorre depois que a droga ou nutriente entrou na circulação sistêmica e pode ser mediada por hormônios ou fatores de coagulação.[10]

INTERAÇÕES DE FÁRMACOS QUE AFETAM A INTERAÇÃO PROPOFOL VS. NUTRIÇÃO PARENTERAL

A formulação de propofol utilizado para a sedação contém uma emulsão de lipídio a 10% que proporciona aos pacientes 1,1 kcal/mL de infusão. Esse valor calórico deve ser descontado do valor calórico total que será fornecido pela NPT. Esses pacientes que recebem propofol devem ser monitorados, já que têm mais riscos de sofrer alterações nos níveis de triglicérides no sangue.

Clofibrato, ácido valproico, ácido salicílico e fenitoína vs. nutrição parenteral

Com a administração de NP com lipídio há um aumento significativo das concentrações plasmáticas de ácidos graxos livres. Quando a relação de ácidos graxos livres/albumina é superior ao valor de 2 (valores populacionais entre 0,4 e 2), produz-se um deslocamento da união das proteínas plasmáticas de muitos fármacos. Isso fica mais evidente nos medicamentos em que a união é mais acentuada, como clofibrato, ácido valproico, ácido salicílico e fenitoína.

INTERAÇÕES QUE ALTERAM O VOLUME DE DISTRIBUIÇÃO

Um dos principais parâmetros na farmacocinética dos fármacos é seu volume de distribuição nos tecidos e fluidos corporais. As NP são misturas hiperosmolares, portanto podem aumentar o volume total e o volume do líquido extracelular. Essa situação causa um aumento do volume de distribuição dos fármacos, que se distribuem especialmente nos fluidos extracelulares (aminoglicosídios, os antibióticos betalactâmicos etc.), originando uma redução de sua concentração sérica.[11]

Aminoglicosídios vs. nutrição parenteral total

Aminoglicosídeos se distribuem no compartimento do líquido extracelular, e a desnutrição e a nutrição parenteral total (NPT) influenciam o estado dos líquidos e eletrólitos do paciente e causam alterações nos órgãos.

O tratamento da desnutrição com NPT aumenta o volume de distribuição de gentamicina, mas não afeta a depuração corporal total. Essa alteração tende a produzir menores concentrações de pico (< 4 mcg/mL), comprometendo potencialmente a eficácia terapêutica.

Os pacientes que recebem fluidoterapia têm um volume de distribuição de 0,34 ± 0,08 litros/kg, enquanto aqueles alimentados pela via intravenosa apresentam valores maiores (0,43 ± 0,12 litros/kg), independentemente de sua função renal. Isso pode ser explicado pela expansão extracelular da água causada por estresse, desnutrição e realimentação parenteral. Os regimes de dosagem de gentamicina em pacientes adultos gravemente doentes com NPT devem ser formulados com base em maiores volumes de distribuição, e para atingir concentrações séricas terapêuticas podem ser necessárias doses mais altas.[12]

Midazolam vs. nutrição parenteral

Une-se às proteínas plasmáticas em 97%, e o volume de distribuição aumenta com a hipoalbuminemia em pacientes críticos. A administração de NPT causa o mesmo efeito já apontado acima nos aminoglicosídeos.

L-dopa vs. nutrição parenteral total

Alguns estudos têm demonstrado que uma elevada ingesta diária de proteína reduz de forma significativa a resposta clínica da L-dopa. O mecanismo proposto para explicar esse processo é a competição entre os aminoácidos neutros de cadeia larga (AANL) (fenilalanina, leucina e isoleucina) provenientes das proteínas e a L-dopa, porque os aminoácidos utilizam os receptores da barreira hematoencefálica, alterando a resposta farmacodinâmica da L-dopa, sem modificar suas concentrações plasmáticas.[3,13]

INTERAÇÕES QUE AFETAM O METABOLISMO

Os principais fatores derivados da NP que podem afetar a transformação metabólica dos fármacos são as alterações do fluxo sanguíneo hepático. A utilização de NP a médio e longo prazo ocasiona alterações anatômicas e funcionais especialmente sobre o fígado, o que se observa nas elevações das aminotransferases séricas, bilirrubina e sais biliares.

Os fármacos mais afetados pelos nutrientes são aqueles de alto clareamento hepático e alto grau de união às proteínas plasmáticas.

Burgess et al. demonstraram que, nos pacientes tratados com NPT, a típica alteração hepática relacionada com esse tratamento se reduzia quando 25% das calorias não proteicas se administrava em forma de lipídios.[14]

As alterações hepáticas podem diminuir a síntese de albumina e sua concentração plasmática. A modificação da concentração plasmática da albumina também é responsável pela diminuição da união dos fármacos às proteínas plasmáticas.

INTERAÇÕES AFETANDO A ELIMINAÇÃO/DEPURAÇÃO

Um aspecto amplamente debatido, no campo das interações medicamento-nutriente, é a influência do aporte de aminoácidos, ou aporte proteico, sobre a função renal. Tem-se documentado que as proteínas da dieta e o aporte de aminoácidos de forma parenteral incrementam o fluxo plasmático renal e a velocidade de filtração glomerular em humanos e animais. Porém, ao contrário, este incremento não se observa com carboidratos, lipídios e ureia.

Na desnutrição calórico-proteica, observa-se uma diminuição na depuração renal da penicilina, aminoglicosídeos e metotrexato, em que o risco de toxicidade está aumentado.[12]

Incapacidade de responder à terapia medicamentosa também pode ocorrer como resultado da composição corporal alterada. Pacientes que estão desnutridos e com peso inferior a 80% de seu peso corporal ideal estão em risco ao receber doses subterapêuticas de aminoglicosídeos (p. ex., gentamicina, tobramicina).[13]

INATIVAÇÃO BIOFARMACÊUTICA EXTERNA OU INCOMPATIBILIDADES

São interações que ocorrem entre as moléculas do fármaco e nutriente que são inativados por reações físico-químicas. Essas interações ocorrem fora do corpo, no sistema de infusão ou dentro da bolsa de NP, seja ela manipulada ou pronta para o uso. As incompatibilidades resultam da administração simultânea de diferentes medicamentos com a NP com formação de um precipitado ou uma reação ácido-base, causando alterações nas propriedades físicas ou químicas. Podem ocasionar repercussões clínicas negativas para o paciente, tanto pela perda da eficácia do fármaco como pela formação de precipitados que alcançam a corrente sanguínea, podendo originar uma situação que comprometa a segurança do paciente.[13,15,16]

Principais alterações:

- Precipitação.
- Alteração na viscosidade/consistência.
- Coalescência.
- Floculação.
- Separação de fase (Figura 1).

Há uma distinção de interações na NP dependendo de sua formulação com lípidio NPT 3:1 e sem lipídio NPT 2:1, bem como das diferentes concentrações em seus componentes.

As formulações com lipídios são leitosas, o que dificulta a visualização de alterações, principalmente a presença de precipitados e da separação de fases da emulsão.

Essas incompatibilidades podem acontecer nas situações a seguir.

Adição de medicamentos à bolsa de nutrição parenteral

Se após a análise existir a possibilidade da adição de medicamentos à bolsa da NP, esse procedimento deve ser efetuado na unidade de preparo de misturas intravenosas, para a devida inspeção final da solução. **Nunca deve ser realizada no posto de enfermagem.**

Se não há evidências de segurança na literatura, nunca se deverá adicionar fármacos à bolsa da NP.[14,17]

Conforme o processo de fabricação de um mesmo princípio ativo entre diversos fabricantes pode ocorrer diferença no processo de formulação. Essas diferenças podem ser no pH ou em outras propriedades físico-químicas e podem estar associadas com um impacto significativo na estabilidade e compatibilidade.

Os pontos a serem analisados para esse procedimento são os seguintes:

- Esta é a única possibilidade de administrar o medicamento?
- O paciente está com restrição hídrica e é necessário diminuir a quantidade de líquido?
- Quais são os benefícios reais desse procedimento para o paciente?
- Realizar uma análise criteriosa avaliando, por todo o período até o término da infusão, a estabilidade e possíveis incompatibilidades.

- O tempo de meia-vida da droga está em consonância com o tempo de infusão da NPT que é de 24 ou 12 horas, se infundir a NPT em duas fases?
- A estabilidade do fármaco está de acordo com a velocidade de infusão da nutrição parenteral?

Administração em Y

A estabilidade da nutrição parenteral está relacionada com a concentração final de aminoácidos, glicose e lipídios. Caso a formulação esteja nos limites da concentração, qualquer diluição, mesmo com água destilada, pode desestabilizar a emulsão. Por esse motivo, mesmo que a droga seja compatível para administração em Y, é indispensável verificar as concentrações finais da nutrição parenteral antes desse procedimento.[1,6]

Podem ocorrer incompatibilidades e desestabilização na luz dos equipos ou cateteres, sem a possibilidade da visualização.

A condição de administrar em Y não está condicionada apenas à compatibilidade do fármaco vs. nutrição parenteral; outros fatores devem ser rigorosamente observados:

- A estabilidade do fármaco depende do pH final de sua diluição, o pH da nutrição parenteral (entre 5,5 e 6,4).
- Verificar a concentração final de cátions divalentes e trivalentes, uma vez que muitos fármacos estão ligados a esses íons.

RECOMENDAÇÕES FINAIS

Deve-se seguir as seguintes recomendações gerais para uma administração segura de fármacos em pacientes que recebem nutrição parenteral:

- A informação disponível sobre a compatibilidade deve ser avaliada de acordo com a concentração do fármaco utilizado e a formulação da nutrição parenteral, se 2:1 ou 3:1.
- A informação adquirida deve embasar-se em fontes confiáveis e as recomendações do fabricante devem ser verificadas.
- Na ausência de dados de compatibilidade ou no caso de dúvida, os medicamentos na NP devem ser administrados através de cateteres separados.

- Se isso não for possível e não houver informação disponível sobre seu uso através do mesmo cateter (administração em Y), deve-se interromper a NP e lavar a via antes e depois de administrar o fármaco.
- É recomendável utilizar cateteres de múltiplos lumens nos pacientes que recebem NP.
- Deve-se considerar que fármacos com o mesmo princípio ativo, porém de fabricantes diferentes, podem ter propriedades diferentes, influenciando a compatibilidade/estabilidade.
- A segurança da adição dos fármacos à bolsa de NP ou a segurança na infusão concomitante em Y deve ser avaliada. Sempre que possível se deve consultar o farmacêutico responsável pela manipulação para confirmação da adição proposta.

CONSIDERAÇÕES FINAIS

A NP é uma forma de nutrição complexa e, devido às suas características ímpares, exige a participação multidisciplinar na qual a função do farmacêutico é de extrema importância. A existência de um programa de computador para elaboração de NP se faz necessária para a validação da prescrição e o preparo das soluções, e deverá atender a uma série de requisitos que melhoram a gestão de processos em termos de eficiência, segurança e qualidade.

REFERÊNCIAS

1. Pera CD, Peris MC, Arévalo MF, Muñoz PG, Mártinez MJ, Corrales GP, et al. Consenso Español sobre Preparacion de Mezclas Nutrientes Parenterales; 2008.
2. Trissel LA, Gilbert DL, Martinez JF, Baker MB, Walter WV, Mirtallo JM. Compatibility of medications with 3-in-1 parenteral nutrition admixtures. JPEN Parenter Enteral Nutr. 1999;23(2):67-74.
3. Trissel LA. Handbook Injectable Drugs. Amino acid injection. American Society of Health – System pharmacists; 2011. p.47-90.
4. Torres VJ. Mezclas Intravenosas y Nutrición Artificial. 4ª ed. Valencia: Convaser; 1999. p.93-199, p.681-99.
5. Sacks G. (2004). Drug-nutrient considerations in patients receiving parenteral and enteral nutrition. Practical Gastroenterology. 2004;28:39-48. Disponível em: https://med.virginia.edu/ginutrition/wp-content/uploads/ sites/199/2015/11/SaksArticle-July-04.pdf. Acesso em: maio 2024.
6. Robinson CA, Sawyer JE. Y-site compatibility of medications with parenteral nutrition. J Pediatr Pharmacol Ther. 2009;14(1):48-56.
7. Mimouni FB, Anker JN. Eds. Neonatal Pharmacology and Nutrition Update. Basel: Karger; 2015 p.28-40. ISBN 978-3-318-02735-8.

8. Escobar L. Monitorización Terapéutica de Fármacos y Aspectos Prácticos de Farmacocinética Therapeutic Drug Monitoring and Practical Aspects of Pharmacokinetic. Rev Med Clin. 2016;27(5):605-14.
9. Ambel HQ, Sesmero JMM. Interacciones fármaco-nutriente en el soporte nutricional artificial. Anales De La Real Academia Nacional De Farmacia. 2018;84(2):226-37.
10. Golan DE, Cairo C, Simon J. Interações Fármaco-Receptor. In: Golan DE, Tashjian Jr AH, Armstrong EJ. Princípios de Farmacologia: a base fisiopatológica da farmacologia. Rio de Janeiro: Guanabara Koogan; 2012. p.1-17.
11. Ronchera-Oms CL, Tormo C, Ordovás JP, Abad J, Jiménez NV. Expanded gentamicin volume of distribution in critically ill adult patients receiving total parenteral nutrition. J Clin Pharm Ther. 1995;20(5):253-8.
12. Salih MRM, Bahari MB, Abd AY. Selected pharmacokinetic issues of the use of antiepileptic drugs and parenteral nutrition in critically ill patients. Nutr J. 2010;9:71.
13. Boullata JI. Drug disposition in obesity and protein-energy malnutrition. Proc Nutr Soc. 2010;69(4):543-50.
14. Burgess P, et al. "The effect of total parenteral nutrition on hepatic drug oxidation." 1987;11(6): 540-3.
15. Escobar L. Monitorización Terapéutica de Fármacos y Aspectos Prácticos de Farmacocinética Therapeutic Drug Monitoring and Practical Aspects of Pharmacokinetic. Rev Med Clin. 2016;27(5):605-14.
16. Bradley JS, Wassel RT, Lee L, Nambiar S. Intravenous ceftriaxone and calcium in the neonate: assessing the risk for cardiopulmonary adverse events. Pediatrics. 2009;123(4):e609-13.
17. LaMattina JC, Golan DE. Farmacocinética. In: Golan DE, Tashjian Jr AH, Armstrong EJ. Princípios de Farmacologia: a base fisiopatológica da farmacologia. Rio de Janeiro: Guanabara Koogan; 2012. p.28-45.

ANEXO

Nutrição parenteral e tabela de compatibilidade em Y

Observe que essa compatibilidade se refere apenas à mistura em uma linha em Y; medicamentos não devem ser adicionados à bolsa de nutrição parenteral.[1]

A coinfusão de drogas e NP deve ser evitada. As soluções de NP são diversas em sua composição, e a compatibilidade com drogas nunca pode ser garantida.[2]

A administração de drogas em pacientes com NP deve ser em outra veia ou outro lúmen do cateter. Se um acesso ou via não está disponível, a droga pode ser infundida através de uma linha separada com uma conexão em Y para a linha da NP o mais próximo possível do paciente.

A NP não deve estar correndo (deve ser interrompida e fechado o lacre do equipo) e a tubulação comum deve ser lavada adequadamente com soro fisiológico, antes e depois da administração.

Para qualquer droga não listada aqui, o médico prescritor deve discutir com o farmacêutico as informações disponíveis sobre o medicamento e os riscos/benefícios da infusão de uma droga em particular com NP.

O médico que decide correr (ou não correr) uma droga simultaneamente com a NP deve documentar essa decisão, como uma ordem do médico, por exemplo: "A droga X pode ser infundida simultaneamente com NP".

Nota: sempre que as drogas são coinfundidas com NP, as linhas devem ser cuidadosamente monitoradas quanto a sinais de incompatibilidade (p. ex., precipitação, mudança de cor). Derivados de sangue não devem ser coinfundidos com NP.

REFERÊNCIAS

1. Robinson CA, Sawyer JE. J Pediatr Pharmacol Ther. 2009;14:48-56.
2. Bouchoud L, Fonzo-Christe C, Klingmüller M, Bonnabry P. Compatibility of Intravenous Medications With Parenteral Nutrition: In Vitro Evaluation. JPEN. 2013;37:416-24.

Medicação	Tipo de mistura		
	2 em 1	Lipídio	3 em 1
Acetazolamida	I	–	–
Aciclovir	I	I	I
Albumina	C	I	I
Aldesleukin	C	C	–
Alprostadil	C	–	–
Amicacina	C	C/I	C/I
Aminofilina	C/I	C	C
Anfotericina b	I	I	I
Ampicilina	C/I	C	C
Ampicilina + sulbactan	C	C	C
Ácido ascórbico	C	–	–
Atracurium	C	–	–
Aztreonan	C	C	C
Bumetanida c	C	C	C
Buprenorphina	C	C	C
Butorphanol	C	C	C
Cafeina citrato	C	–	–
Carboplatina	C	C	C
Cefamandol	C	C	C
Cefazolina	C/I	C	C
Cefepime	C	–	–
Cefoperazona	C	C	C
Cefotaxima	C	C	C
Cefotetan	C	C	C
Cefoxitina	C	C	C
Ceftazidima	C	C	C
Ceftizoxima	C	C	C
Cefotriaxona	C/I	C	C/I
Cefuroxima	C	C	C
Cefalotina	C	–	–
Cloranfenicol	C	C	–
Clorpromazina	C	C	C
Cimetidina	C	C	C
Ciprofloxacino	I	C	C
Clindamicina	C	C	C
Ciclofosfamida	C	C	C

(continua)

(continuação)

Medicação	Tipo de mistura		
	2 em 1	Lipídio	3 em 1
Citarabina	I	C	C
Dexametasona	C	C	C
Diazepam	C	–	–
Digoxina	C	C	C
Difenidramina	C	C	C
Dobutamina	C	C	C
Dopamina	C	C	C
Doxorrubicina	I	I	I
Doxacilina	C	I	I
Droperidol	C	I	I
Enalapril	C	C	C
Epinefrina	C	–	–
Eritopoetina alfa	C	–	–
Eritromicina	C	C	C
Famotidina	C	C	C
Fentanyl	C	C	C
Fluconazol	C	C	C
Fluorouracil	I	C/I	C/I
Folato (acido fólico)	C	–	–
Foscarnet	C	–	–
Furosemida	C/I	C	C
Galium nitrato	C	C	C
Ganciclovir	I/C	I	I
Gentamicina	C	C	C
Acido clorídrico	C	–	–
Bicarbonato de sódio	I	I	I
Granisetrona	C	C	C
Haloperidol	C	I	I
Heparina	C	I	I
Hidromorphone	C	I/C	I/C
Hidroxizina	C	C	C
Ibuprofeno	I	–	–
Idarubicina	C	–	–
Ifosfamida	C	C	C
Imipenem – cilastatina	C	C	C
Imunoglobulina	I	–	–

(continua)

(continuação)

Medicação	Tipo de mistura		
	2 em 1	Lipídio	3 em 1
Insulina regular humana	C	C	C
Ferro dextran	C/I	–	I/C
Isoproterenol	C	C	C
Kanamicina	C	C	C
Leucovorin	C	C	C
Levorfanol	C	I	I
Lidocaína	C	C	C
Linezolida	C	–	–
Lorazepam	C	I	I
Magnésio sulfato	C	C	C
Manitol	C	C	C
Meperidina	C	C	C
Meropenem	–	C	C
Mesna	C	C	C
Metotrexate	I	C	C
Metildopa	C	C/I	C/I
Metilprednisolona	C	C	C
Metoclorpramida	I/C	C	C
Metronidazol	C/I	C/I	C/I
Mezlocilina	C	C	C
Miconazol	C	C	C
Midazolan	I/C	I/C*	I
Milrinona	C	I	I
Minociclina	I	I	I
Mitoxantrona	I	C	C
Morfina	C	C/I	C/I
Nafcilina	C	C	C
Nalbufina	C	I	I
Netilmicina	C	C	C
Nitroglicerina	C	C	C
Norepinefrina	C	C	C
Octreotideo	C	C	C
Ondasetrona	C	I	I
Oxacilina	C	C	C
Paclitaxel	C	C	C
Penicilina g potássica	C	C	C

(continua)

(continuação)

Medicação	Tipo de mistura		
	2 em 1	Lipídio	3 em 1
Penicilina g sódica	C	–	–
Fenobarbital	C	I	I
Fenitoína	I	I	–
Piperacilina/tazobactan	C	C	C
Potássio cloreto	C	C	C
Potássio fosfato	I	I	I
Proclorperazina	C	C	C
Prometazina	C/I	C	C
Propofol	C	–	
Ranitidina	C	C	C
Nitroprussiato sódio	C	C	C
Fosfato de sódio	I	I	I
Tacrolimus	C	C	C
Ticarcilina sódica	C	C	C
Ticarcilina – clavulanato	C	C	C
Tobramicina	C	C	C
Sulfametoxazol – trimetropin	C	C	C
Urokinase	C	–	–
Vancomicina	C	C	C
Vecurônio brometo	C	–	–
Vitamina k1	C	C	–
Zidovudina	C	C	C
Teniposide	I	I	I
Pantoprazol	I	I	I
Desferroxamina	I	I	I

Abreviaturas
C – Compatibilidade foi demonstrada. Quando a compatibilidade em Y não estava disponível, os medicamentos compatíveis em solução por 24 horas foram assumidos como compatíveis em Y. Medicamentos compatíveis com misturas 3 em 1 foram consideradas compatíveis com lipídios isoladamente.
I – Incompatibilidade foi demonstrada ou dados de compatibilidade não disponíveis.
C/I – Compatibilidade conflitante foi demonstrada e a força da evidência suporta compatibilidade.
I/C – Compatibilidade conflitante foi demonstrada e a força da evidência suporta incompatibilidade.
C* Compatível com SMOF.
Fonte: adaptada de Boulata.[15]

SEÇÃO IV

TERAPIA NUTRICIONAL EM SITUAÇÕES CLÍNICAS ESPECÍFICAS

17

Terapia nutricional em crianças com doença oncológica

Ana Paula Aragão
Mônica Chang Wayhs
Denise Bousfield da Silva

DESTAQUES

- Realizar a triagem nutricional das crianças com doença oncológica.
- Realizar a avaliação nutricional das crianças com doença oncológica.
- Calcular as necessidades hídrica, de macro e micronutrientes para as crianças com doença oncológica.
- Planejar e executar a terapia nutricional do paciente oncológico.
- Planejar o acompanhamento nutricional ambulatorial da criança com doença oncológica.

INTRODUÇÃO

A incidência mundial do câncer em crianças e adolescentes até 19 anos é cerca de 300 mil ao ano, segundo a Agência Internacional de Pesquisa em Câncer (Iarc).[1,2] No Brasil, o Instituto Nacional do Câncer (Inca) projetou uma estimativa de 7.930 novos casos anuais de câncer infantojuvenil para o triênio 2023-2025.[2] O câncer representa a principal causa de óbito por doença no Brasil, na faixa etária de 1 a 19 anos. Diferentemente das neoplasias malignas de adultos, nas crianças o período de incubação é mais curto e a disseminação da doença é mais rápida.[2,3]

Os antecedentes socioeconômicos e o tipo de câncer influenciam no prognóstico da doença; contudo, a desnutrição aumenta o risco de complicações no tratamento.[1] As possíveis consequências dos distúrbios nutricionais nas crianças com câncer são as alterações da farmacocinética e distribuição dos quimioterápicos, neutropenia prolongada, toxicidade ao tratamento, aumento de infecções e consequentemente aumento do tempo de tratamento.[4]

A prevalência de desnutrição ao diagnóstico varia de 6 a 25% das crianças e durante o tratamento de 10,5 a 52,4%. Já a prevalência de excesso de peso ao diagnóstico varia de 4,1 a 35 e de 7,2 a 57,9% durante ou após o tratamento.[5]

A terapia antineoplásica pode determinar eventos adversos como náuseas, vômitos, mucosite, tiflite, neutropenia, anemia, plaquetopenia, diarreia e/ou constipação, que podem conduzir ao aumento do risco nutricional dessas crianças, sendo necessária uma rápida intervenção nutricional.[5-7]

Estratégias direcionadas ao fortalecimento dos sistemas de saúde para o diagnóstico precoce, tratamento oportuno e de qualidade devem ser implementadas para aumentar as probabilidades de sobrevida e melhorar a qualidade de vida dessas crianças e adolescentes.[2]

TRIAGEM NUTRICIONAL E AVALIAÇÃO DE RISCO

A triagem nutricional dos pacientes com doença oncológica tem como objetivo reconhecer os pacientes em risco nutricional e, assim, obter ações de intervenção proativas e rápidas. A maioria das crianças com doenças oncológicas apresenta risco nutricional elevado, dependendo do tipo de tumor, localização e sintomas, conforme o Quadro 1.[3,5] Algumas ferramentas de triagem nutricional em crianças estão disponíveis para avaliação de risco nutricional. Deve-se escolher a mais simples e de fácil aplicação, por exemplo, o *Strong Kids* e o *Scan*. O *Scan* (Tabela 1) é a única ferramenta de triagem nutricional validada para crianças com doença oncológica, identificando os pacientes de risco. Essa ferramenta tem pontuação simples, determinada pela ingestão alimentar da criança, perda de peso, tipo e estágio da doença, tratamento e sinais clínicos de desnutrição.[3]

QUADRO 1 Paciente com risco nutricional elevado

Diagnóstico
• Tumores sólidos em estágios avançados: neuroblastoma, tumor de Wilms, rabdomiossarcoma, sarcoma de Ewing. • Tumores de SNC: craniofaringioma, meduloblastoma, astrocitoma, ependimoma. • Leucemia linfocítica aguda de alto risco, linfoma. • Carcinoma de nasofaringe. • Leucemias recidivadas e de alto risco.
Tratamento
• Radiação em local de trato gastrointestinal. • Radiação em altas doses em região de crânio/neuroeixo. • Uso prolongado de corticosteroides em altas doses. • Cirurgia abdominal de grande porte. • Transplante de células-tronco hematopoiéticas (TCTH) ou doença enxerto-hospedeiro.
Sintomas
• Vômito, náuseas. • Diarreia. • Mucosite grave.
Dados demográficos
• Histórico de doenças prévias.
Antropometria
• Peso/estatura ou IMC ≤ 2 ou > +2. • Circunferência do braço < p10 ou > p90. • Perda de peso ou ganho de peso insuficiente nos últimos dias.
Ingestão alimentar
• Incapacidade de atingir necessidade calórica e proteica para a idade.

IMC: índice de massa corporal; SNC: sistema nervoso central.
Fonte: Viani et al.[5]

Também são consideradas de risco:[6,8]

- Crianças com doença oncológica que tenham perda ponderal maior ou igual a 5%.
- Lactentes com doença oncológica com perda ponderal maior ou igual a 2%.
- Crianças menores de 1 ano de idade.
- Crianças com perda de peso recente.
- Crianças com consumo alimentar inferior a 70% das necessidades nutricionais por 3 a 5 dias consecutivos, independentemente do déficit antropométrico.
- Crianças com albumina abaixo de 3,2 mg/dL.

- Crianças com desnutrição presente ao diagnóstico.
- Crianças que apresentem toxicidade do trato gastrointestinal.

TABELA 1 *Scan*

O paciente tem um câncer de alto risco?	1
O paciente está atualmente em tratamento intensivo?	1
O paciente apresenta algum sintoma gastrointestinal?	2
O paciente teve ingestão dietética insuficiente na última semana?	2
O paciente teve alguma perda de peso no último mês?	2
O paciente apresenta sinais de desnutrição?	2
Indicação de pontuação: ≥ 3 – Em risco de desnutrição – encaminhar para especialista para avaliação adicional	

Fonte: Budka-Chrzęszczyk et al.[8]

AVALIAÇÃO NUTRICIONAL

A Organização Mundial de Saúde (OMS) utiliza peso, estatura e índice de massa corporal (IMC) para estabelecer o estado nutricional de uma criança. Esses dados devem ser plotados em gráficos próprios da OMS ou definir percentil e escore Z de peso para a idade, estatura para idade, IMC para a idade e circunferência do braço para a idade.[1,3,6,9] É importante lembrar que utilizar somente as medidas de peso e estatura para a criança com câncer pode não ser o ideal, pois podem ser subestimadas ou superestimadas devido ao edema, massa tumoral e visceromegalias.[1,3,6,8] Assim como deve ser feita a correção do peso para os pacientes amputados pela fórmula publicada no Guia de Atenção Nutricional para o Câncer Pediátrico da Organização Panamericana de Saúde de 2022 (Figura 1).[1]

Pode-se utilizar outras medidas antropométricas para avaliação nutricional das crianças com doença oncológica, como circunferência do braço (CB), prega cutânea tricipital (PCT) e circunferência muscular do braço (CMB), que são de fácil execução, com baixo custo e transmitem avaliação da composição corporal.[6]

A avaliação nutricional dos pacientes com doença oncológica que estejam hospitalizados deverá ser realizada em até no máximo 48 horas de internação. A frequência da avaliação nutricional dessas crianças não deve exceder 15 dias nos eutróficos e 7 dias nos desnutridos ou em risco nutricional quando internados.[6]

Peso ajustado para amputação

Peso atual (kg) × % de amputação/100 + peso atual (kg) = peso ajustado por amputação (kg)

Proporções corporais:

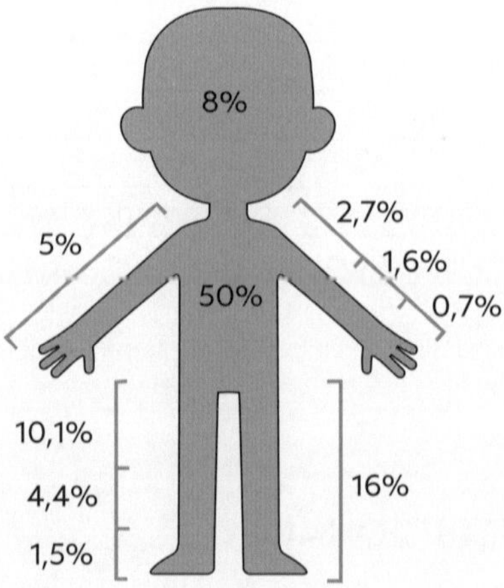

FIGURA 1 Correção de peso para amputados.

Fonte: Opas.[1]

AVALIAÇÃO LABORATORIAL INICIAL

Pode-se utilizar a avaliação bioquímica para complementar a avaliação nutricional da criança com doença oncológica. Alguns exames que podem ser solicitados são:

- Hemograma.
- Albumina.
- Pré-albumina.
- Glicemia.
- Colesterol total e frações.
- Triglicerídeos.
- Creatinina e ureia.
- Eletrólitos.
- Transaminases.
- Dosagem de bilirrubinas.
- Dosagem de vitamina D (25 OH vitamina D).

- Dosagem de vitamina B12.
- Dosagem de zinco sérico.
- Proteína C-reativa.[1,3,6,8]

AVALIAÇÃO DAS NECESSIDADES NUTRICIONAIS (ENERGÉTICAS/PROTEICAS)

As necessidades nutricionais da criança variam de acordo com sexo, idade, peso e estatura, devendo fornecer macro e micronutrientes que permitam adequados crescimento e desenvolvimento. O padrão ouro para avaliação das necessidades nutricionais é a calorimetria indireta, que é um método eficaz, com baixo custo e não invasivo.[6]

Caso não seja possível a realização da calorimetria indireta, pode-se utilizar as equações preditivas, que não são exatas, mas na prática clínica devem ser utilizadas.[1,6] Deve-se utilizar o cálculo da *Dietary Reference Intake* – DRI (Tabela 2) para as crianças estáveis e Schofield (Tabela 3) para os pacientes em fase aguda de doença (primeiras 24 a 72 horas). E para o cálculo das necessidades proteicas utilizar orientações da Aspen, 2002 (Tabela 4). Vale lembrar que não existem equações preditivas específicas para crianças com doença oncológica.[6]

TABELA 2 *Dietary Reference Intake* (DRI)

Para crianças de 0-2 anos: TEE (kcal/dia) = 89 × peso da criança (kg) - 100 EER = TEE + *energy deposition* EER (0-3m) = (89 × peso da criança [kg] - 100) + 175 (kcal para crescimento) EER (4-6m) = (89 × peso da criança [kg] - 100) + 56 (kcal para crescimento) EER (7-12m) = (89 × peso da criança [kg] - 100) + 22 (kcal para crescimento) EER (13-35m) = (89 × peso da criança [kg] - 100) + 20 (kcal para crescimento)
Para meninos de 3-8 anos: EER = TEE + *energy deposition* EER = 88,5 - 61,9 x idade (a) + atividade física x (26,7 × peso [kg] + 903 × altura [m]) + 20 (kcal para crescimento) Coeficiente de atividade física (*physical activity coefficient*): PA = 1 se PAL é estimada como ≥ 1 < 1,4 (sedentário) PA = 1,13 se PAL é estimada como ≥ 1,4 < 1,6 (atividade leve) PA = 1,26 se PAL é estimada como ≥ 1,6 < 1,9 (atividade moderada) PA = 1,42 se PAL é estimada como ≥ 1,9 < 2,5 (atividade intensa)

(continua)

TABELA 2 *Dietary Reference Intake* (DRI) (*continuação*)

Para meninas de 3-8 anos: EER = TEE + *energy deposition* EER = 135,3 – 30,8 × idade (a) + atividade física × (10,0 x peso [kg] + 934 × altura [m]) + 20 (kcal para crescimento) Coeficiente de atividade física (*physical activity coefficient*): PA = 1 se PAL é estimada como ≥ 1 < 1,4 (sedentário) PA = 1,13 se PAL é estimada como ≥ 1,4 < 1,6 (atividade leve) PA = 1,31 se PAL é estimada como ≥ 1,6 < 1,9 (atividade moderada) PA = 1,56 se PAL é estimada como ≥ 1,9 < 2,5 (atividade intensa)
Para meninos de 9-18 anos: EER = TEE + *energy deposition* EER = 88,5 – 61,9 x idade (a) + atividade física × (26,7 × peso [kg] + 903 × altura [m]) + 25 (kcal para crescimento) Coeficiente de atividade física (*physical activity coefficient*): PA = 1 se PAL é estimada como ≥ 1 < 1,4 (sedentário) PA = 1,13 se PAL é estimada como ≥ 1,4 < 1,6 (atividade leve) PA = 1,26 se PAL é estimada como ≥ 1,6 < 1,9 (atividade moderada) PA = 1,42 se PAL é estimada como ≥ 1,9 < 2,5 (atividade intensa)
Para meninas de 9-18 anos: EER = TEE + *energy deposition* EER = 135,3 – 30,8 × idade (a) + atividade física × (10,0 × peso [kg] + 934 × altura [m]) + 25 (kcal para crescimento) Coeficiente de atividade física (*physical activity coefficient*): PA = 1 se PAL é estimada como ≥ 1,0 < 1,4 (sedentário) PA = 1,13 se PAL é estimada como ≥ 1,4 < 1,6 (atividade leve) PA = 1,31 se PAL é estimada como ≥ 1,6 < 1,9 (atividade moderada) PA = 1,56 se PAL é estimada como ≥ 1,9 < 2,5 (atividade intensa)

EER: *estimated energy requirement*; PA: *physical activity coefficient*; PAL: *physical activity level*; TEE: *total energy expenditure*.
Fonte: National Research Council.[10]

TABELA 3 Fórmula de Schofield

Necessidade energética	Schofield	
	Peso (P)	Peso (P) e estatura (E)
Meninos		
0-3 anos	(59,5 x P) – 30,3	(0,17 x P) + (1516,1 x E) – 617
3-10 anos	(22,7 x P) + 504	(19,6 x P) + (130 x E) + 415
10-18 anos	(17,7 x P) + 658	(16,2 x P) + (137,1 x E) + 515
Meninas		
0-3 anos	(58,3 x P) – 31	(16,2 x P) + (1.022,3 x E) – 413
3-10 anos	(20,3 x P) + 486	(16,9 x P) + (161,7 x E) + 370
10-18 anos	(13,4 x P) + 692	(8,4 x P) + (465,2 x E) + 200

Fonte: Schofield.[11]

TABELA 4 Necessidade proteica segundo Aspen

Necessidade proteica
• De neonatos até 2 anos: 2,5-3 g/kg ao dia. • Crianças (2-11 anos): 2 g/kg ao dia. • Adolescentes (> 12 anos): 1,5-2 g/kg ao dia. • Em casos de perda de peso e desnutrição, sugere-se um incremento de 15-50% das recomendações de proteína.

Fonte: Board Aspen et al.[12]

NECESSIDADES DE MICRONUTRIENTES

As deficiências de micronutrientes são mais frequentes em crianças com desnutrição energético-proteica grave, como também em crianças com doença oncológica que não conseguem consumir as necessidades de ingestão diária recomendada (DRI) de micronutrientes.[13] Algumas deficiências de micronutrientes, como zinco, selênio, vitamina D, vitamina C e vitamina B12, são relatadas em pacientes pediátricos com câncer.[8,13,14]

As recomendações de vitaminas e minerais para crianças com doença oncológica baseiam-se nas DRI, com avaliação individualizada para cada paciente de acordo com sua neoplasia, comorbidades e efeitos adversos da terapêutica.[6]

A dosagem de vitamina D deve ser solicitada regularmente para possível suplementação, visto que a deficiência de vitamina D é comum nessas crianças,[8,13] possivelmente explicada pela diminuição da exposição solar, ingestão alimentar inadequada, doenças hepáticas ou renais e má-absorção.[13] Quando diagnosticada, a deficiência da vitamina D deve ser sempre tratada:[15]

- Crianças menores de 1 ano: 2.000 UI/dia por 8 a 12 semanas.
- Crianças de 1 a 12 anos: 2.000 a 6.000 UI/dia por 8 a 12 semanas, ou 50.000 UI/semana por 6 a 8 semanas.
- Crianças maiores de 12 anos: 6.000 UI/dia por 6 a 12 semanas ou 50.000 UI/semana por 6 a 8 semanas.

A vitamina B12 pode estar diminuída em pacientes com doença oncológica. O diagnóstico da deficiência de vitamina B12 em crianças com doenças hematológicas malignas pode ser um desafio, já que os parâmetros hematológicos (índices eritrocitários e de hemoglobina) podem não ser confiáveis, por isso se deve dosar a homocisteína plasmática e o ácido metilmalônico juntamente com a dosagem sérica de vitamina B12 para o diagnóstico de deficiência. Crianças com deficiência de vitamina B12 podem apresentar risco mais alto de neurotoxicidade, principalmente naquelas que utilizam vincristina e metotrexato como quimioterápicos.[13]

A deficiência de zinco e vitamina C pode ocorrer nas crianças com doença oncológica mesmo que os pacientes consigam atingir as recomendações das DRI desses micronutrientes.[14] Não está bem estabelecido o mecanismo para deficiência desses micronutrientes nessa população; contudo, algumas hipóteses para essa deficiência são a má-absorção desses micronutrientes ou a taxa de excreção estar aumentada, ou até mesmo o catabolismo oxidativo do zinco e da vitamina C podem estar aumentados em pacientes com sobrecarga de ferro, comum nessas crianças.[14] O zinco pode auxiliar no aumento da função da barreira epitelial gastrointestinal. A suplementação desse micronutriente poderia levar à redução da incidência e à gravidade de mucosite em crianças com leucemia linfoide aguda.[13]

NECESSIDADE HÍDRICA

A necessidade hídrica para a criança com doença oncológica deve ser calculada pela equação de Holliday e Segar (Tabela 5).[6]

TABELA 5 Necessidade hídrica por Holliday e Segar

Necessidade hídrica	
Peso corporal (kg)	Necessidade hídrica (mL/kg/dia)
< 1,5	130-150 mL/kg
1,5-2,0	110-130 mL/kg
2-10	100 mL/kg
> 10-20	1.000 mL para 10 kg + 50 mL/kg para cada kg > 10 kg
> 20	1.500 mL para 20 kg + 20 mL/kg para cada kg > 20 kg

Fonte: SBNO.[6]

AVALIAÇÃO DA COMPOSIÇÃO CORPORAL

As mudanças na composição corporal da criança com câncer são cada dia mais discutidas. A composição corporal das crianças recentemente diagnosticadas com doença oncológica pouco muda em relação às crianças saudáveis. Contudo, após 3 meses de tratamento observa-se um aumento da quantidade de massa gorda e diminuição da massa livre de gordura nessas crianças.[4]

Para a avaliação da quantidade de massa magra e massa gorda dessas crianças é necessário escolher método sensível e eficaz. Pode-se utilizar a bioimpedância elétrica, que estima quantidade de massa magra, de água e de massa gorda utilizando corrente de impedância elétrica.[4]

Outro método que pode ser utilizado é a antropometria com aferição da circunferência do braço (CB), prega cutânea tricipital (PCT) e circunferência muscular do braço (CMB), que são de fácil execução, com baixo custo e transmitem avaliação da composição corporal.[4,6]

A ressonância magnética e a tomografia computadorizada também podem ser utilizadas como métodos de avaliação de composição corporal, mas devido ao custo e irradiação não são frequentemente utilizadas.[4]

PLANEJAMENTO DA TERAPIA NUTRICIONAL

O tratamento da doença oncológica, o tipo e localização do tumor, podem causar diminuição do apetite, alteração do paladar, mucosite, tiflite, náuseas, vômitos e dor, causando diminuição da aceitação alimentar do paciente e consequente risco nutricional com piora do prognóstico.[3,6]

O planejamento da terapia nutricional (TN) para a criança com doença oncológica deve ser realizado para ofertar macro e micronutrientes de forma a sustentar e promover o adequado crescimento e desenvolvimento para esses pacientes. Isso deverá ser ofertado por terapia oral, enteral e/ou parenteral.[7,8,16]

O primeiro passo para uma TN adequada deve ser explicar para o paciente e sua rede de apoio a importância de um suporte nutricional adequado para estabelecer o estado nutricional adequado e diminuir a morbidade do paciente.[7]

A escolha da TN deve ser feita de forma gradual com o objetivo de ser a mais fisiológica possível. Dependendo do estado nutricional e da clínica do paciente, pode-se iniciar a abordagem nutricional com o aconselhamento da dieta habitual, após a introdução de suplementação oral, seguida de nutrição enteral (NE) e posteriormente parenteral.[8]

A TN para a criança que será submetida a procedimento cirúrgico tem como objetivo minimizar os agravos metabólicos da doença e de seu tratamento, contribuir para a manutenção do estado nutricional ou melhorá-lo. Em adultos, podem ser prescritos nutrientes imunomoduladores; contudo, não há evidências para a prescrição de imunonutrição pré-operatória em crianças.[6]

TERAPIA NUTRICIONAL ORAL

A terapia nutricional oral (TNO) tem como objetivo melhorar o consumo de macro e micronutrientes da criança com doença oncológica, adaptar a alimentação de acordo com os sintomas da criança e prevenir agravos nutricionais.[1] Deve-se levar em consideração o estado geral do paciente, a função gastrointestinal e a adesão do paciente.[8]

Os pacientes que não conseguem manter a ingestão da dieta de forma adequada podem se beneficiar com o aumento da densidade energética da dieta,[1] modificação da consistência e da temperatura da dieta no caso de mucosites. Em crianças com vômitos, pode-se diminuir o volume e aumentar a frequência da alimentação. A introdução de suplementos orais pode ser uma estratégia adequada.[8]

Os suplementos orais podem ser líquidos ou em pó, com densidade calórica de 1 a 1,5 cal/mL, de fonte láctea ou não, saborizados ou não, em formato de *milk-shake*, pudins, e que possam ser adicionados à dieta das crianças. Devem ser introduzidos quando a criança não consegue alcançar suas necessidades com a dieta oral habitual.[8] Com o uso diário regular dos suplementos orais, caseiros ou industrializados, observa-se uma melhora na adequação nutricional desses pacientes, prevenindo agravos nutricionais.[18]

Cabe ressaltar que em pacientes neutropênicos não está indicada a "dieta para neutropenia", pois não há diminuição do risco de infecção nesses pacientes.[8,19,20]

TERAPIA NUTRICIONAL ENTERAL

A NE na criança com câncer deve ser indicada quando as necessidades de energia e nutrientes não são alcançadas por via oral com mudança na dieta habitual ou com o uso de suplementos orais, mas que tenham trato intestinal funcionante.[1,21]

As principais indicações são crianças altamente debilitadas, crianças que não conseguem consumir no mínimo 60% de suas necessidades nutricionais por via oral durante mais que 5 dias consecutivos, diminuição da circunferência do braço maior que 10% desde o diagnóstico.[1,8,21]

As contraindicações absolutas são obstrução intestinal, perfuração intestinal, impossibilidade de acessar o trato gastrointestinal, mucosite grave, vômitos incoercíveis, diarreia grave, tiflite, pancreatite grave ou íleo paralítico.[8,20]

A escolha do tipo de terapia enteral a ser prescrita vai depender de características clínicas, assim como necessidades nutricionais individuais da criança.[20]

Pode-se definir a localização da sonda (nasogástrica, nasoenteral, gastrostomia ou jejunostomia), a forma de administração da dieta (bólus ou contínua) e o tipo de dieta.[1,8,20]

TERAPIA NUTRICIONAL PARENTERAL

O momento de início da nutrição parenteral (NP) depende da idade, do estado nutricional e da condição clínica da criança,[22] seguindo os mesmos protocolos de crianças com outras enfermidades.

A NP deve ser iniciada sempre que o paciente não consiga satisfazer as necessidades nutricionais através da dieta oral ou da nutrição enteral ou tenha trato gastrointestinal não funcionante.[8,23]

As complicações relacionadas à NP em crianças com câncer podem ser divididas em mecânicas, metabólicas ou infecciosas. As mecânicas ou relacionadas ao equipamento utilizado são quebra ou oclusão do acesso venoso central, tromboses, deslocamento do acesso venoso central ou mau funcionamento da bomba de infusão da NP. Já as complicações metabólicas são alterações hidroeletrolíticas, hiperglicemia, hipertrigliceridemia, doença hepática relacionada à NP, incompatibilidade droga/nutriente e síndrome de realimentação. E as principais manifestações infecciosas são infecções de corrente sanguínea, infecções do local de inserção do cateter e infeções de cateter.[8,20,22,24]

ABREVIAÇÃO DO JEJUM PARA PROCEDIMENTOS

O paciente oncológico frequentemente é submetido a vários procedimentos que exigem anestesia ou sedação, com indicação de jejum prévio. O jejum prolongado pode causar irritabilidade e choro, causados pela fome e sede, além de desidratação, hipoglicemia e cetose. É relacionado à maior dificuldade para acesso venoso e, no caso de cirurgias, à instabilidade hemodinâmica durante a cirurgia, além de maior intensidade da dor e aumento da resistência à insulina no pós-operatório.[25,26] Um estudo com crianças submetidas à anestesia para punção de medula óssea demonstrou maior incidência de vômitos no pós-operatório em crianças com jejum superior a 3 horas, quando comparadas com crianças com jejum inferior a 3 horas.[27] O jejum prolongado e repetitivo pode comprometer ainda mais o estado nutricional da criança com câncer. Protocolos internacionais de abreviação do jejum orientam evitar o jejum prolongado para todas as crianças, sempre que possível.[26]

O protocolo brasileiro Acerto de abreviação do jejum preconiza a ingestão de líquidos sem resíduos até 2 horas antes da anestesia, preferencialmente líquidos com carboidratos, como uma solução de maltodextrina a 12,5%, na dose de 10 mL/kg (máximo 200 mL). Recém-nascidos e lactentes podem receber leite materno ou fórmula infantil até 4 horas antes da cirurgia. A ingestão de sólidos pode ser permitida até 6 horas antes da anestesia.[25,26] Crianças com obesidade grave, apneia obstrutiva do sono, alterações anatômicas da via aérea, hiperêmese, enfermidades esofágicas e obstrução intestinal devem fazer um jejum de 6 horas também para fórmulas infantis.[28]

TRANSPLANTE DE CÉLULAS-TRONCO HEMATOPOIÉTICAS

O transplante de células-tronco hematopoiéticas (TCTH) é considerado uma boa estratégia curativa em muitos tipos de doenças hematológicas malignas e congênitas, e o suporte nutricional nessa fase do tratamento é fundamental.[6,29]

As crianças que realizam TCTH têm o estado nutricional bastante afetado, alterando a função imune e aumentando o risco de complicações, com piora da sobrevida.[6,29] No TCTH, os pacientes recebem uma carga alta de quimioterapia e radioterapia em um curto período, causando repercussão clínica significativa, com consequente toxicidade gastrointestinal.[6,29] Alguns pacientes podem ter a doença do enxerto contra hospedeiro como complicação do tratamento do TCTH, condição que piora o estado nutricional da criança.

O suporte nutricional na criança que faz TCTH inclui o período de quimioterapia condicionante, durante a fase neutropênica e a fase pós-transplante.[26] No período pós-TCTH o objetivo nutricional é a manutenção do estado nutricional para garantir crescimento e desenvolvimento adequados, assim como garantir oferta de micronutrientes.[6] A necessidade de micronutrientes não está definida para as crianças pós-TCTH, mas sugere-se utilizar a DRI.[6]

No período de condicionamento quimioterápico a criança recebe altas doses de quimioterapia, concomitantemente à radioterapia ou não, causando aplasia e consequente toxicidade gastrointestinal. Apresenta náuseas, vômitos, anorexia, mucosite e diarreia.[6,29]

A TNO com suplementos orais deve ser utilizada quando a criança não consegue ingerir 70% das necessidades nutricionais por 3 a 5 dias. Contudo, caso o paciente não consiga ingerir 50% das necessidades nutricionais, a terapia nutricional enteral (TNE) pode ser indicada. Quando o paciente apresenta toxicidade gastrointestinal elevada com mucosite grave, íleo paralítico e doença do enxerto contra o hospedeiro, deve ser indicada a NP.[6]

TERMINALIDADE/CUIDADOS PALIATIVOS

No paciente em cuidados paliativos, o planejamento nutricional é voltado para a recuperação ou manutenção do estado nutricional, o alívio dos sintomas, o bem-estar e o conforto da criança e seu cuidador. Deve-se considerar a idade, neoplasia de base, sintomatologia, efeitos adversos da terapêutica, a anamnese alimentar e as preferências alimentares da criança, o estado nutricional e a capacidade da criança de se alimentar.[30]

Sempre considerar a relação risco-benefício da TN, seus possíveis efeitos adversos e sua duração, definindo-a em conjunto com o paciente e sua família.[30]

Antes de indicar uma via alternativa, pode-se pensar em intervenções para melhorar a anorexia e caquexia, como o uso de orexígenos, o controle das náuseas e vômitos, o tratamento da constipação e o controle de outros sintomas que possam estar atrapalhando a alimentação do paciente.[30]

Deve-se diferenciar o paciente paliativo fora de possibilidade de cura atual do paciente em cuidados ao fim da vida. Em um paciente em cuidados paliativos que não esteja em fim de vida, os objetivos são melhorar a qualidade de vida, prevenir ou minimizar os déficits nutricionais, reduzir as complicações da desnutrição e manter um adequado estado nutricional ou retardar a progressão da desnutrição. No paciente em fim de vida, o objetivo é a tolerância do paciente à terapia instituída, evitando causar mais desconforto, tanto para nutrição quanto hidratação, promovendo o alívio dos sintomas, o conforto e bem-estar. Para esses pacientes, as necessidades calórica, proteica e hídrica são de acordo com a aceitação e a tolerância do paciente. A TN invasiva não é indicada, mas pode ser mantida de acordo com a vontade da criança e da família.

É importante lembrar a família de que a redução da aceitação e a menor tolerância à dieta são processos naturais em um estágio de terminalidade. Em pacientes em fim de vida, a NP não é indicada e não deve ser mantida.[30,31]

É fundamental conversar e preparar a família de pacientes em fim de vida, explicando o processo natural da redução da aceitação e tolerância à nutrição, conversando sobre a possibilidade da descontinuidade da TN, sempre evitando o sofrimento extra e priorizando o conforto do paciente. Em caso de sede ou fome, em que a nutrição traga mais desconforto ou sofrimento, considera-se sedação extra ao paciente. Quando suspensa a TN, deve-se preparar a família para a mudança na aparência da criança.[32]

PLANEJAMENTO DA ALTA HOSPITALAR/ ACOMPANHAMENTO AMBULATORIAL

O planejamento da alta hospitalar dependerá da TN instituída durante a internação e a perspectiva/prognóstico nutricional relacionados ao diagnóstico nutricional, efeitos adversos do tratamento e comorbidades do paciente. Além da orientação da alimentação habitual, pode ser necessária a prescrição de suplementos orais ou a orientação da TN por meio de uma via alternativa, como o uso de sondas nasoenterais ou da gastrostomia.

O acompanhamento ambulatorial do estado nutricional dessas crianças torna-se importante para tratamento ou prevenção da desnutrição durante o tratamento oncológico.[6] Idealmente, o paciente deve ser avaliado por pediatra nutrólogo no ambulatório ao diagnóstico, após 30 dias da primeira avaliação e cada 2 meses durante o tratamento, caso esteja eutrófico. No momento em que o paciente está fora de tratamento deverá ser avaliado a cada 4 meses. Após a estabilização do quadro nutricional deverá ser avaliado a cada 6 meses. Caso o paciente esteja em risco nutricional, deverá ser avaliado a cada 15 dias inicialmente e as próximas avaliações deverão acontecer conforme a condição clínica/nutricional do paciente.

CONSIDERAÇÕES FINAIS

A interação complexa de fatores que contribuem para as desigualdades nas taxas mundiais de sobrevida das crianças e adolescentes com câncer é decorrente da mortalidade associada a infecções, da falta de diagnóstico precoce, da dificuldade de acesso a tratamentos oportunos e de qualidade, além da fraca priorização de políticas para o câncer infantojuvenil.

A criança em tratamento oncológico que apresente distúrbio nutricional pode ter como consequências as alterações da farmacocinética e a distribuição dos quimioterápicos, neutropenia prolongada, toxicidade ao tratamento, aumento das infecções e consequentemente aumento do tempo de tratamento oncológico.

A terapia nutricional na criança com doença oncológica impacta a melhor resposta ao tratamento e a qualidade de vida, com consequente redução da morbimortalidade.

REFERÊNCIAS

1. Guía de atención nutricional para el cáncer pediátrico. Pan American Health Organization (Opas); 2022.
2. da Silva DB, Dudeque Pianovski MA, Fonseca da Costa MT. Childhood and adolescent cancer: early diagnosis challenges. Rev Ass Med Bras. 2024;70:01-05.
3. Viani K, Trehan A, Manzoli B, Schoeman J. Assessment of nutritional status in children with cancer: a narrative review. Pediatr Blood Cancer. 2020;67(S3):423-32.
4. Schab M, Skoczen S. Nutritional status, body composition and diet quality in children with cancer. Front Oncology. 2024;14:01-18.
5. Viani K, Albuquerque L, Barr RD, ChB M, Ladas EJ. Nutrition of children with cancer in Brazil: a systematic review. JCO Global Oncol. 2020;6:242-59.
6. Sociedade Brasileira de Nutrição Oncológica (SBNO). I Consenso Brasileiro de Nutrição Oncológica da SBNO/Sociedade Brasileira de Nutrição Oncológica. Organizado por Nivaldo Barroso de Pinho. Rio de Janeiro: Edite; 2021.
7. Ladas EJ, Sacks N, Meacham L, Henry D, Enriquez L, Lowry G, et al. Invited review: a multidisciplinary review of nutrition considerations in the pediatric oncology population: a perspective from Children's Oncology Group. 2005:377-393.
8. Budka-Chrzęszczyk A, Szlagatys-Sidorkiewicz A, Bień E, Irga-Jaworska N, Borkowska A, Krawczyk MA, et al. Managing undernutrition in pediatric oncology: a consensus statement developed using the Delphi Method by the Polish Society for Clinical Nutrition of Children and the Polish Society of Pediatric Oncology and Hematology. Nutrients. 2024;16(9):01-20.
9. De Onis M. WHO Child Growth Standards – length/height-for-age, weight-for-age, weight-for-length, weight-for-height and body mass index-for age : methods and development. World Health Organization; 2006.
10. National Research Council. Dietary Reference Intakes: the essential guide to nutrient requirements. The National Academies Press; 2006.
11. Schofield WN. Predicting basal metabolic rate, new standards and review of previous work. Hum Nutr Clin Nutr. 1985;39(Suppl 1):5-41.
12. Board Aspen, Albina J, Bothe A, Guenter P, Heitkemper M, Ireton-Jones C, et al. Guidelines for the use of parenteral and enteral nutrition in adult and pediatric patients. The Clinical Guidelines Task Force. Supplement. v.26.
13. Podpeskar A, Crazzolara R, Kropshofer G, Hetzer B, Rabensteiner E, Meister B, et al. Recommendations for nutritional supplementation in pediatric oncology: a compilation of the facts. Nutrients. 2023;15:01-15.

14. Morrell MBG, Baker R, Johnson A, Santizo R, Liu D, Moody K. Dietary intake and micronutrient deficiency in children with cancer. Pediatr Blood Cancer. 2019;66(10):01-04.
15. Sociedade Brasileira de Pediatria (SBP). Hipovitaminose D em pediatria: recomendações para o diagnóstico, tratamento e prevenção. Documento científico. 2016.
16. Holliday MA, Segar WE. The maintenance need for water in parenteral fluid therapy. Pediatrics. 1957;19(5):823.
17. Selwood K, Ward E, Gibson F. Assessment and management of nutritional challenges in children's cancer care: a survey of current practice in the United Kingdom. Eur J Oncol Nursing. 2010;14(5):439-46.
18. Maia PS, Tsutsumi RC, São Pedro BMO, et al. Suplementação oral em pacientes pediátricos com câncer. 2010.
19. Phillips R, Fisher BT, Ladas EJ, et al. Use of food restrictions to prevent infections in paediatric patients with cancer and haematopoietic cell transplantation recipients: a systematic review and clinical practice guideline. EClinicalMedicine. 2025;81.
20. Pedretti L, Leardini D, Muratore E, et al. Managing the Risk of Foodborne Infections in Pediatric Patients with Cancer: Is the Neutropenic Diet Still an Option? In Nutrients. 2024;16(Issue 7).
21. Tripodi SI, Bergami E, Panigari A, Caissutti V, Brovia C, De Cicco M, et al. The role of nutrition in children with cancer. Tumori. 2023;109:19-27.
22. McGrath KH. Parenteral nutrition use in children with cancer. Pediatr Blood Cancer. 2019;66.
23. Pedretti L, Massa S, Leardini D, Muratore E, Rahman S, Pession A, et al. Role of nutrition in pediatric patients with cancer. Nutrients. 2023;15.
24. Board A. S. P. E. N., Albina J, Bothe A, et al. Guidelines for the Use of Parenteral and Enteral Nutrition in Adult and Pediatric. JPEN. 2002.;26.
25. Nogueira PLB, Carvalho CAL de B. Projeto Acerto em cirurgia pediátrica. In: Acerto: acelerando a recuperação total pós-operatória. 4.ed. Rio de Janeiro; 2020. p.425-38.
26. Frykholm P, Disma N, Andersson H, Beck C, Bouvet L, Cercueil E, et al. Pre-operative fasting in children: a guideline from the European Society of Anaesthesiology and Intensive Care. Eur J Anaesthesiol. 2022;39(1):4-25.
27. Jayasinghe V, Buddhika Mahesh PK, Sooriaarachchi CMD, Jayalath J, Karunarathne W, Liyanage SN. Evaluation of the effect of pre-operative over-fasting on post-operative vomiting in children undergoing bone marrow aspiration at a tertiary care setting in Sri Lanka: a prospective cohort study. Indian J Anaesth. 2018;62(5):366-70.
28. Green SM, Leroy PL, Roback MG, Irwin MG, Andolfatto G, Babl FE, et al. An international multidisciplinary consensus statement on fasting before procedural sedation in adults and children. Anaesthesia. 2020;75(3):374-85.
29. Muratore E, Leardini D, Baccelli F, Venturelli F, Cerasi S, Zanaroli A, et al. The emerging role of nutritional support in the supportive care of pediatric patients undergoing hematopoietic stem cell transplantation. Front Nutr. 2023;10.
30. Sociedade Brasileira de Pediatria (SBP). Nutrição no paciente em cuidados paliativos. Documento Científico da SBP. 2019.
31. Orrevall Y. Nutritional support at the end of life. Nutrition. 2015;31(4):615-6.
32. van Teunenbroek KC, Mulder RL, Ahout IML, Bindels-de Heus KGCB, Delsman-van Gelder CM, Galimont-Collen AFS, et al. A Dutch paediatric palliative care guideline: a systematic review and evidence-based recommendations for symptom treatment. BMC Palliat Care. 2024;23(1).

18

Terapia nutricional da criança com fibrose cística

Jocemara Gurmini
Carlos Antonio Riedi

DESTAQUES

- Definição e reconhecimento do desequilíbrio energético da doença fibrose cística.
- Qual o papel do estado nutricional na função pulmonar.
- Quais são os distúrbios absortivos desencadeados pela doença.
- Quais as consequências da doença sobre os eletrólitos, vitaminas e minerais.
- Como efetuar a reposição de nutrientes e restaurar o estado nutricional.

INTRODUÇÃO

A fibrose cística (FC) é uma doença genética autossômica recessiva com apresentação multissistêmica, podendo afetar os pulmões, pâncreas, fígado, intestinos, glândulas sudoríparas e aparelho reprodutor, sendo a doença pulmonar a maior causa de morbidade e mortalidade.[1]

Nas últimas décadas ocorreram avanços para o entendimento da doença, com importantes descobertas a respeito das variantes no gene *Cystic fibrosis transmembrane conductance regulator* (CFTR), levando à maior sobrevida dos pacientes.[2] A média de expectativa de vida passou de poucos anos, quando a doença foi inicialmente descrita em 1938, a mais de 45 anos recentemente.[1,2] Muitos são os fatores que contribuíram para melhores resultados, incluindo inovações terapêuticas, identificação e tratamento das infecções de forma precoce, tratamento multidisciplinar em centros especializados e a instituição da triagem neonatal.[3]

Entre os anos 1960 e 1980, para controlar os sintomas gastrintestinais secundários à insuficiência pancreática, muitos centros de atendimento à FC orientavam o uso de uma dieta pobre em lipídios, resultando em pacientes desnutridos e com atraso no crescimento por baixa ingestão energética. Com uma orientação divergente, o centro de Toronto orientava uma dieta rica em gorduras e com maior densidade calórica, levando a melhor estado nutricional e com desfechos superiores aos dos centros norte-americanos, impactando na sobrevida dos pacientes.[4]

Desde então, estudos têm confirmado a importância do estado nutricional na fibrose cística e o impacto sobre a função pulmonar e sobrevida. É sabido que pacientes com fibrose cística, desnutrição crônica e a falência no crescimento apresentam maior morbidade e mortalidade.[1-3]

A identificação de indivíduos com a doença com a triagem neonatal permite um cuidado nutricional desde as fases precoces da vida, visando à adequação do estado nutricional, do crescimento e a redução das exacerbações pulmonares e internações.[5]

Com a orientação de uma dieta hipercalórica e hiperproteica sem a restrição de lipídios e adequação das enzimas pancreáticas nos pacientes insuficientes, uma melhora do estado nutricional pode ser observada, principalmente entre crianças e adultos jovens com FC. Entretanto, a desnutrição ainda afeta uma parcela significativa da população.[1-4]

Alguns desafios referentes a nutrição, digestão e absorção na fibrose cística ainda precisam ser entendidos e superados e vão além de uma dieta qualitativa e quantitativamente adequada. Como se trata de uma doença multissistêmica, novidades no tratamento dos quadros pulmonares, uma terapia de reposição da enzima pancreática mais eficiente e, mais recentemente, os tratamentos farmacológicos inovadores na correção/modulação do CFTR podem contribuir, direta ou indiretamente, com o estado nutricional.[6]

DESEQUILÍBRIO ENERGÉTICO NA FIBROSE CÍSTICA

A desnutrição na FC é resultado do desequilíbrio entre gasto energético, menor ingestão e aumento das perdas. A Figura 1 mostra os efeitos do desequilíbrio energético, que, se não compensado, leva a piora cada vez maior da condição nutricional e, consequentemente, à deterioração da função pulmonar.[6,7]

Como consequências da desnutrição ocorre prejuízo na imunidade, piora do estado nutricional e qualidade de vida, influência sobre a musculatura que atua na respiração, falência no crescimento, alteração no desenvolvimento cognitivo e menor expectativa de vida.[6]

Parece existir aumento no gasto energético de repouso na FC, e alguns estudos sugerem que o aumento é maior no sexo feminino. A doença pulmonar na FC pode explicar parcialmente o aumento do gasto energético, mas outros mecanismos, incluindo a insuficiência pancreática e alterações na CFTR, devem ser considerados.[7] A doença pulmonar leva ao aumento da demanda energética por vários mecanismos: ciclo contínuo de inflamação crônica, colonização

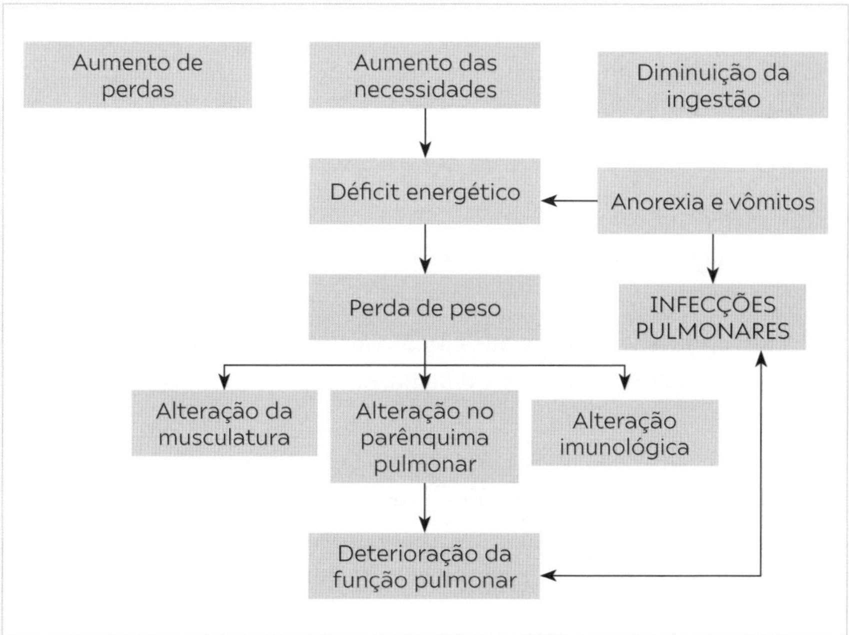

FIGURA 1 Desequilíbrio energético na fibrose cística.
Fonte: adaptada de Durie e Pencharz.[8]

bacteriana, infecção recorrente, hipermetabolismo com a liberação de citocinas pró-inflamatórias (fator de necrose tumoral, interleucinas IL-1 e IL1-6), aumento da obstrução brônquica, hiperinsulflação pulmonar e aumento do gasto de oxigênio para ventilação[7,9]

O apetite é mediado por hormônios que agem no hipotálamo. Leptina, grelina e insulina são os principais hormônios envolvidos na regulação do apetite. Estudos nos níveis séricos na FC são poucos e inconsistentes e ainda não está claro se uma alteração na secreção pode contribuir para a perda do apetite e do peso.[7] A etiologia da redução da ingestão é multifatorial e envolve fatores como anorexia, geralmente associada ao uso de antibióticos e a infecção, dificuldade na limpeza das vias aéreas, levando o muco a ser deglutido, doença do refluxo gastroesofágico e esofagite, sobrecrescimento bacteriano intestinal, que interfere na absorção e indiretamente causa anorexia e dor abdominal, e as alterações na motilidade intestinal e constipação. Somando-se a esses fatores estão questões psiquiátricas, como depressão, ansiedade, estresse e distúrbios do apetite.[7,9,10]

Cerca de 85% dos pacientes com FC apresentam insuficiência pancreática, que ocasiona dificuldade na absorção de macronutrientes, principalmente lipídios. Apesar do uso da suplementação de enzimas pancreáticas, as dificuldades na digestão e absorção não ficam completamente corrigidas. Também contribui para a má-absorção de gorduras a precipitação de sais biliares em um intestino delgado proximal ácido pela falta do bicarbonato secretado pelo pâncreas.[9,10] O diabetes relacionado à FC, presente em 2% das crianças, 19% dos adolescentes e 50% dos adultos, contribui para a perda energética através da glicosúria.[6]

NUTRIÇÃO E FUNÇÃO PULMONAR

Alguns estudos têm comparado parâmetros nutricionais com a função pulmonar, mostrando a importância do cuidado nutricional desde os primeiros anos de vida.[11]

Konstan et al. avaliaram 931 crianças entre 3 e 6 anos e verificaram que os pacientes com menores índices nutricionais, principalmente peso para a idade (P/I) e estatura para a idade (E/I) aos 3 anos, tinham função pulmonar inferior aos 6 anos.[12] No mesmo ano, Peterson et al. examinaram dados de crianças de 6 a 8 anos para avaliar como o padrão de ganho de peso influenciou a função pulmonar.[13] As crianças com ganho de peso constante tiveram os melhores resultados no volume expiratório forçado de 1 segundo (VEF1). Yen et al., em um estudo prospectivo multicêntrico, concluíram que os melhores resultados de P/I aos 4 anos estavam associados a maior estatura, melhor função pulmonar, menos complicações e maior sobrevida aos 18 anos.[14] Mais recentemente, um estudo prospectivo envolvendo 6.805 pacientes do registro de pacientes da Cystic Fibrosis Foundation (CFF) teve como objetivo verificar as trajetórias de crescimento e associá-las ao VEF1. O peso para a estatura (P/E) e o índice de massa corporal para a idade (IMC/I), que sempre foram acima do percentil 50, foram associados a maior VEF1 aos 6-7 anos.[15]

As diretrizes da European Society for Clinical Nutrition and Metabolism (Espen) discutiram as limitações do uso dos índices antropométricos como única avaliação nutricional, sugerindo métodos para a análise da composição corporal com a bioimpedância elétrica (BIA) e a densitometria por dupla emissão de raio X (Dexa), esta destinada a pacientes maiores de 8 anos.[6]

Uma revisão sistemática de 2018 sobre composição corporal e desfechos de saúde na FC selecionou 39 artigos para análise e observou que pacientes com FC têm menos massa magra e menor densidade mineral óssea em relação aos controles. Apesar da falta de uniformidade nos métodos para a avaliação da composição corporal, houve uma forte correlação entre baixa massa magra e pior função pulmonar.[16]

Gomes et al. analisaram trabalhos que tratavam da associação entre massa magra e função pulmonar e verificaram que a massa magra se encontrava reduzida em crianças e adultos com FC, mesmo naqueles com IMC considerado adequado.[17]

AVALIAÇÃO NUTRICIONAL

Em todas as idades pode haver risco nutricional para pacientes com FC. A avaliação nutricional completa e periódica é essencial para identificar de forma precoce e tratar as questões deficitárias. Nos lactentes provenientes da triagem neonatal a atenção nutricional e a promoção do crescimento devem receber especial atenção mesmo antes dos sintomas da doença se manifestarem.[5] A CFF recomenda que as medidas antropométricas sejam feitas mensalmente no primeiro ano de vida e depois a cada 3 meses (Quadro 1).[18] A frequência das avaliações pode aumentar dependendo do cenário nutricional, passando para cada 2 semanas nos lactentes e a cada 6 a 8 semanas nos maiores de 2 anos e adultos. Atenção especial deve ser dada a pacientes nos primeiros 12 meses após o diagnóstico; nos primeiros 12 meses de vida até o crescimento adequado e no período peripuberdade (feminino: 9-16 anos; masculino: 12-18 anos).[18,19]

Para os pacientes maiores de 8 a 10 anos está recomendada a avaliação da massa óssea por meio da absorciometria de raios X de dupla energia (Dexa) a cada 1 a 5 anos dependendo da idade, resultado de exame anterior e presença de fatores de risco para baixa massa óssea. Considerar a avaliação da composição corporal com base nas pregas e circunferências, Dexa e bioimpedância. Sugerem-se exames séricos anuais (hemograma, ferro, vitaminas lipossolúveis, função hepática, perfil lipídico e eletrólitos) e, diante da falência do estado nutricional, a avaliação da função pulmonar e a elastase fecal em suficientes pancreáticos podem auxiliar na identificação de possíveis causas.[18-20] É recomendado o teste de sobrecarga de glicose anualmente nos maiores de 10 anos com o objetivo de afastar o diabetes relacionado à FC, complicação de caráter insidioso e que também pode comprometer a condição nutricional.[18,20] Quanto à utilização das enzimas pancreáticas, no paciente com aumento das perdas fecais verifica-se a adesão ao tratamento, a forma de uso e a dose. Uma revisão qualitativa e quantitativa da ingestão alimentar e da adesão às orientações deve ser feita a cada 3 meses em crianças e a cada 6 meses em adultos.[18-20]

A avaliação dos índices antropométricos (peso e comprimento/estatura para a idade, peso para a estatura, IMC para a idade) é um importante parâmetro na avaliação do estado nutricional de lactentes, crianças e adolescentes. No Brasil o referencial adotado para seguimento do crescimento são as curvas da Organização Mundial da Saúde (OMS 2006/2007).[21] No Quadro 2 são exibidos alguns critérios importantes a serem considerados na avaliação da condição nutricional.

DISTÚRBIO DE ABSORÇÃO NA FIBROSE CÍSTICA

A insuficiência pancreática ocorre em 85 a 90% dos pacientes com FC e é um fator de risco para a desnutrição.[1] Ela ocorre quando a quantidade de enzima para a digestão, principalmente das gorduras provenientes da dieta, é menor que 10% do normal. Na suficiência pancreática o funcionamento do pâncreas exócrino fornece enzimas suficientes sem que haja a necessidade da terapia medicamentosa.[22] As enzimas pancreáticas são oferecidas na forma de microesferas recobertas por uma resina ácido-resistente e agrupadas em cápsulas gelatinosas. Quando expostas ao conteúdo duodenal com pH de 5,5 a 6 as enzimas são liberadas.[23]

QUADRO 1 Frequência das medidas antropométricas e informações adicionais para a avaliação e seguimento nutricional

	Diagnóstico	Cada 3 meses	Anualmente
Perímetro cefálico	X	X	
Peso	X	X	
Comprimento/estatura	X	X	
Circunferência do braço	X		X
Prega cutânea tricipital	X		X
Estadiamento-puberdade	X		X
Estatura dos pais para estatura alvo	X		
Registro alimentar	X	X (adultos 6 meses)	X

Obs.: no primeiro ano de vida as visitas devem ser a cada 1-2 semanas, até que a avaliação nutricional esteja adequada, e depois mensalmente até completar 1 ano.
Fonte: Borowitz et al.[18]

QUADRO 2 Critérios que indicam estado nutricional adequado

Critérios
Lactentes e crianças menores de 2 anos: Percentil 50 de peso e comprimento para a idade (Z escore 0)
Crianças entre 2-18 anos: Percentil 50 IMC/I (escore Z 0). Considerar E/I e estatura alvo a partir da estatura dos pais.
Adultos > 18 anos: IMC > 22 kg/m (M) e IMC > 23 kg/m (M)
Avaliação da composição corporal (massa magra) e conteúdo mineral ósseo: • Indicadores mais sensíveis de déficit nutricional se comparado ao IMC. • Valores baixos estão relacionados à falência pulmonar.

E/I: estatura para a idade; F: feminino; IMC: índice de massa corporal; IMC/I: índice de massa corporal para a idade; M: masculino.
Fonte: Wilschanski et al.[22]

Entre os métodos indiretos para o diagnóstico da insuficiência pancreática a elastase fecal tem alta sensibilidade e especificidade, relativamente fácil de ser executada e os resultados não são afetados pelo uso da enzima pancreática.[6,23] Valores de elastase inferiores a 100 mcg/g de fezes indicam insuficiência pancreática grave, e entre 100-200 mcg/g, moderada. Lactentes com elastase fecal abaixo de 200 mcg/g de fezes devem receber enzimas pancreáticas e fazer reavaliação dentro do primeiro ano de vida.[23] Alguns pacientes, principalmente lactentes e pré-escolares que inicialmente são suficientes, podem se tornar insuficientes com a progressão da lesão no órgão. Nessas condições é recomendada a avaliação anual do pâncreas exócrino pela determinação da elastase fecal.[6]

O íleo meconial está associado à insuficiência pancreática, e o exame pode ser realizado para confirmação posterior, mas as enzimas orais devem ser iniciadas assim que instituída alimentação oral ou enteral.[5] A Tabela 1 apresenta as recomendações para a terapia de reposição das enzimas pancreáticas.[6,24]

TABELA 1 Recomendações para a terapia de reposição das enzimas pancreáticas

Idade	Suplementação sugerida
Lactentes até 12 meses	2.000-4.000 UI de lipase/120 mL de fórmula ou leite materno ou 2.000 UI de lipase/grama de gordura ingerida. • Abrir a cápsula e misturar as esferas em pequena porção de leite ou papa ácida (maçã) para servir de veículo. Certificar-se de que a enzima foi toda deglutida antes de ir ao seio materno, pelo risco de lesão na boca da criança ou seio materno.
Crianças 1-4 anos*	1.000 UI de lipase/kg/refeição ou 2.000-4.000 UI de lipase/grama de gordura ingerida
Crianças > 4 anos e adultos*	500 UI/kg/refeição ou 2.000-4.000 UI de lipase/g de gordura/refeição • Oferecer as cápsulas inteiras sem mastigação antes de cada refeição e lanche; caso refeições prolongadas (festas), distribuir ao longo da alimentação.

* Dose máxima 10.000 UI/kg/dia ou 2.500 UI de lipase/kg/dia.
Fonte: Turck et al.;[6] Littlewood et al.[24]

Doses de enzima pancreática acima de 10.000 UI/kg/dia são associadas a uma complicação conhecida como colonopatia fibrosante.[24] Diante de altas doses, considerar a adesão ao tratamento, reavaliar a dose da enzima, o método e a hora da ingestão, confirmar se as perdas fecais são esteatorreia, reavaliar a dose de enzima utilizando a quantidade de gordura ingerida, verificar a data de validade do medicamento, utilizar medicamentos para reduzir o ácido gástrico (p. ex., bloqueador H2 e inibidor de bomba de próton), utilizar a taurina para tentar aumentar a conjugação de sais biliares com esse aminoácido e assim melhorar a solubilização dos lipídios.[6,18]

NUTRIÇÃO E FIBROSE CÍSTICA

O cuidado nutricional é de extrema importância no paciente com FC, e uma abordagem dietética é importante desde o diagnóstico. Os pré-escolares podem apresentar certo grau de seletividade e neofobia, gerando interações familiares negativas e situações de estresse. Questões comportamentais relacionadas à alimentação podem surgir, interferindo no ganho de peso em todas as idades, e desde cedo precisam ser identificadas, acompanhadas e os pais, orientados.[10]

Os pacientes com FC necessitam de uma taxa calórica maior em relação a indivíduos sem a enfermidade. Os protocolos internacionais recomendam uma ingestão energética de 110 a 200% das necessidades para a idade para o ganho de peso.[25] As necessidades aumentam dependendo do grau de má-absorção, função pulmonar, inflamação crônica e exacerbações pulmonares agudas.[6] Recomenda-se que a criança com FC consuma cerca de 35 a 40% da energia na forma de lipídios, 20% da proteína e 40 a 45% dos carboidratos.[6,18,20]

A necessidade proteica também é maior no paciente com FC. A doença e o estado inflamatório estão associados à quebra da musculatura esquelética e a aumento na síntese de proteínas de fase rápida. Um aumento de 1,5 a 2 vezes a recomendação diária de proteína para a idade é sugerido nesses pacientes. Assim como os lipídios, existe uma dificuldade na digestão e absorção de proteínas com perda de nitrogênio nas fezes, e o uso medicamentoso das enzimas pancreáticas melhora sua absorção.[2,6]

Apesar de os triglicerídios de cadeia média (TCM) serem de mais fácil digestão por não necessitarem de sais biliares e enzimas pancreáticas para sua absorção, uma dieta formada apenas de TCM na composição de gorduras não fornece ácidos graxos essenciais (AGE). A carência de AGE pode levar ao aumento da suscetibilidade a infecções e a atraso no crescimento. O uso do TCM fica destinado a condições especiais, como ressecções de grandes extensões de intestino delgado ou doença hepática cursando com colestase.[1,3]

ELETRÓLITOS E MINERAIS

Sódio

A perda excessiva de sal no suor resulta em níveis séricos inadequados, o que pode se intensificar em condições ambientais quentes, atividade física, febre, diarreia, vômito e perdas por estomias.[18] Os lactentes são o grupo mais acometido, e a depleção crônica pode ocasionar alteração no crescimento. O sódio presente no leite materno é relativamente baixo (< 7 mmol/L) (e < 15 mmol/L – fórmula infantil), bem como o da alimentação complementar.[2] Dispomos de alguns métodos para detecção de falta de sódio (Figura 2).

O lactente pode desenvolver alcalose metabólica hipoclorêmica com baixos níveis séricos de sódio, cloro e às vezes potássio. Clinicamente, a criança apresenta letargia, recusa alimentar, vômitos, perda de peso e desidratação.[5]

Orientações nutricionais europeias recomendam que a suplementação de sódio no lactente leve em consideração questões individuais como clima e perdas. A necessidade de suplementação pode ser avaliada pela fração de excreção de sódio, que deve ficar entre 0,5 e 1,5%. Na prática clínica, a razão entre sódio urinário:creatinina é um método simples e não invasivo de monitorar a suplementação de sódio.[26,27]

Na maioria dos casos a suplementação de 1-2 mmol/kg/dia de sódio corrige deficiências, podendo a dose ser maior dependendo da situação. A suplementação pode ser feita com pequenas porções de sal adicionado a líquidos ou na forma de ampolas de cloreto de sódio via oral[6,26] (Tabela 2).

Nas crianças maiores e nos adultos as dietas com comida processada fornecem o sódio necessário para evitar os distúrbios metabólicos.[6]

Métodos para detectar deficiência de sódio

1. Fração de excreção de sódio – FENa (normal 0,5-1,5%)

$$\text{FENa (\%)} = \frac{100 \times \text{NaU} \times \text{CrS}}{\text{NaS} \times \text{CrU}}$$

2. Prática diária: sódio urinário (depleção Na < 10 mmol/L)
3. Razão UNa:Cr (relação com a fração de excreção) 17-52 mmol/mmol

FIGURA 2 Métodos para detectar deficiência de sódio no paciente com fibrose cística.

CrS: creatinina sérica; NaU: sódio urinário.

Fonte: Coates et al.[27]

TABELA 2 Suplementação de sódio (como cloreto de sódio) na fibrose cística

Lactentes em aleitamento materno (0-6 meses)	1-2 mmol/kg/dia	Para lactentes em risco de deficiência de sódio, dividir o sal em iguais proporções durante o dia, diluído em água ou suco de frutas.
Lactentes com considerações especiais	> 4 mmol/kg/dia	Aumento em lactentes em ambiente com temperatura elevada, ou para pacientes com aumento de perda de líquidos por vômito, febre, diarreia, taquipneia ou ostomias.
Crianças mais velhas, adultos	Comida salgada ou cápsulas de cloreto de sódio	Situações de estresse e sudorese aumentada (p. ex., febre, exercícios, esportes, altas temperaturas).

Para converter mmol para mg de sódio, cloro ou cloreto de sódio, multiplicar mmol por 23, 35 ou 58 (peso molecular do sódio, cloro e cloreto de sódio, respectivamente). ¼ colher de chá de sal = 25 mmol ou 575 mg de sódio.
Fonte: Turck et al.[6]

Cálcio

Importante mineral para a formação da massa óssea. Na FC pode sofrer influência pela deficiência de vitamina D, baixa ingestão ou alteração na absorção, uma vez que a esteatorreia leva ao aumento das perdas fecais.[28] A avaliação da ingestão deve ser ao menos anual, principalmente nos casos de perda de peso, falência no crescimento e baixa ingestão, e a dosagem sérica pode auxiliar na avaliação. As necessidades diárias na FC são iguais às da população em geral; nos indivíduos com baixa ingestão, orientar alimentos ricos em cálcio, produtos lácteos e suplementação medicamentosa quando a taxa diária não for alcançada.[29]

Ferro

A deficiência de ferro na FC fica em cerca de 11% nas crianças, sendo maior nos adultos estáveis.[18] São muitos os fatores que contribuem para níveis baixos de ferro, como má-absorção, infecções de repetição, inflamação, ingestão inadequada.[20] Caso o ferro esteja baixo (Quadro 3), outro parâmetro deve ser utilizado para diferenciar entre anemia por deficiência do mineral e inflamação crônica.[6] Os níveis de ferritina, capacidade de ligação ao ferro ou saturação de transferrina auxiliam na diferenciação. Na anemia por deficiência de ferro, além do ferro diminuído, a ferritina também está, enquanto a capacidade de ligação do ferro está aumentada.[6]

QUADRO 3 Avaliações sugeridas na deficiência de ferro para diferenciar entre as formas de anemia

	Anemia por deficiência de ferro	Anemia na inflamação crônica	Ambas as formas de anemia
Ferro sérico	Diminuído	Diminuído	Diminuído
Ferritina sérica	**Diminuído**	**Aumentado**	Variável
Capacidade de ligação do ferro	**Aumentado**	**Diminuído** ou **normal**	Variável
% saturação da transferrina	Diminuído	Diminuído	Diminuído

Fonte: Turck et al.[6]

Zinco

Na FC a deficiência de zinco pode levar a atraso no crescimento, aumento da suscetibilidade a infecções, atraso na maturação sexual e anorexia associada a perda no paladar (hipogeusia).[18,20] O zinco plasmático não é o marcador mais seguro para a avaliação, uma vez que não reflete a condição real do mineral no corpo.

A deficiência de zinco deve ser cogitada diante do crescimento insuficiente em lactentes e crianças, deficiência de vitamina A e esteatorreia em qualquer idade.[10] Em tais circunstâncias orienta-se a suplementação por 6 meses (Tabela 3).

TABELA 3 Suplementação de zinco na fibrose cística

Faixa etária	Dose	Tempo
Lactentes e crianças < 2 anos e em risco de deficiência	1 mg/k/dia (máx. 15 mg/dia)	6 meses
Crianças 2-18 anos e em risco de deficiência	15 mg/dia	6 meses
Adulto > 18 anos e em risco de deficiência	25 mg/dia	6 meses

Fonte: elaborada pelos autores.

VITAMINAS

As alterações na absorção de lipídios podem levar à perda de vitaminas agregadas a gordura. Pacientes com fibrose cística, mesmo em uso de enzimas pancreáticas, continuam a apresentar alterações relacionadas às vitaminas lipossolúveis.[2] O risco de deficiência de vitamina A, D, E e K aumenta na presença de doença hepática, diagnóstico tardio, interrupção da circulação êntero-hepática secundária à ressecção do íleo terminal e baixa adesão ao tratamento.[18,20] Apesar de o consenso norte-americano de nutrição do paciente pediátrico com FC não colocar como obrigatória a coleta de vitaminas lipossolúveis para os pacientes identificados na triagem neonatal, alterações bioquímicas podem ser encontradas aos 2 meses de vida, antes de ser iniciada a suplementação oral.[23]

De acordo com o manejo nutricional na FC publicada pelo Cystic Fibrosis Trust (2002), a suplementação vitamínica deve ser iniciada no diagnóstico da insuficiência pancreática.[20] Já os pacientes com suficiência pancreática devem ter seus níveis séricos dosados anualmente e a suplementação deve ser iniciada quando os resultados estiverem alterados.[18,20] A vitamina K deve ser suplementada em pacientes com doença hepática ou com o tempo de protrombina aumentado. Nos pacientes com insuficiência pancreática as vitaminas devem ser ingeridas no horário de refeição e com enzimas pancreáticas.[6,18,20]

Vitamina A

Tem sido relatada deficiência de vitamina A em 10 a 40% da população com FC, e seu baixo nível está associado a piora da função pulmonar e a aumento das exacerbações pulmonares. Já os sintomas clássicos da deficiência, como xeroftalmia e cegueira noturna, são extremamente raros.[23]

Nem sempre os níveis séricos de vitamina A estão relacionados à concentração da vitamina nos tecidos. As alterações no retinol sérico durante a piora pulmonar, com posterior normalização, poderiam estar associadas ao consumo e/ou à produção de proteína de fase rápida em resposta à infecção.[30] Na doença hepática avançada, desnutrição ou deficiência de zinco, os níveis séricos de vitamina A podem estar baixos devido à dificuldade na mobilização dos estoques hepáticos pela falta de proteína transportadora do retinol (*retinol binding protein* – RBP).

Algumas pesquisas mostram que a maioria dos pacientes com FC e quadros estáveis excede a dose de vitamina A diária somando suplementos e dieta.[31,32]

O fornecimento adequado de vitamina A é importante sobretudo na gestação, uma vez que o excesso pode causar problemas à mãe e ao feto. É sugerida a ingestão abaixo de 10.000 UI/dia somando dieta e medicação logo antes e início da gestação.[6]

Recomenda-se a dosagem anual de vitamina A ou a cada 3 a 6 meses no caso de deficiência com suplementação.[6]

Vitamina E

A deficiência clínica de vitamina E pode levar a consequências como anemia hemolítica, degeneração muscular e déficit cognitivo, sendo encontrada em cerca de 23% dos lactentes recém-diagnosticados e 14% em crianças mais velhas.[6]

O estudo retrospectivo examinando níveis de retinol e alfa-tocoferol nas infecções pulmonares de 102 pacientes com FC, comentado anteriormente, verificou que os níveis de alfa-tocoferol foram menores na piora da infecção pulmonar, mas que, ao contrário do retinol, não houve correlação entre a redução do alfa-tocoferol sérico e o VEF1.[30]

Avaliações séricas são sugeridas anualmente ou a cada 3 a 6 meses no caso de deficiência. Tradicionalmente, níveis séricos abaixo de 300 mcg/dL indicam deficiência, porém, como a vitamina E acompanha os lipídios séricos, a razão de alfa-tocoferol:lipídios totais parece traduzir melhor os níveis corporais.[6,18,20]

Vitamina K

Os pacientes com FC estão sujeitos a alterações relacionadas à coagulação sanguínea secundária à deficiência de vitamina K. Níveis séricos inadequados dessa vitamina também têm sido associados à redução da massa óssea e a alterações em marcadores ósseos; o uso frequente de antibióticos como parte do tratamento contribui para a redução da flora bacteriana produtora de vitamina K. Atenção especial deve ser dada a pacientes com insuficiência pancreática, doença hepática e desnutrição.[33] A monitorização dos níveis da vitamina pode ser feita com o tempo de protrombina e, mais recentemente, com o PIVKA II (*protein induced by vitamin K absence*) e marcadores ósseos.[34]

Vitamina D

Estudos comparando a concentração sérica de 25-hidroxivitamina D [25(OH) D], considerada o melhor indicador dos níveis de vitamina D, têm demonstrado valores abaixo do esperado tanto em pacientes com FC quanto em indivíduos saudáveis.[35]

Vários estudos tentam correlacionar os achados na densitometria óssea com os valores séricos de 25(OH)D, porém essa associação é difícil de ser encontrada em avaliações transversais ou de seguimento curto.[36,37] Os níveis séricos baixos de vitamina D referem-se a alterações de curto prazo; já a redução da massa óssea na densitometria é o reflexo acumulativo de vários fatores sobre a mineralização óssea durante um período de tempo.[37]

Sugere-se uma suplementação extra de vitamina D para manter os níveis séricos acima de 20 ng/mL com dosagens séricas anuais e a cada 3 a 6 meses no caso de mudanças. Na Tabela 4 são apresentadas as recomendações de vitamina D em pacientes com FC.[38]

TABELA 4 Recomendações de vitamina D na fibrose cística

	Lactentes (0-12 meses)*	12 meses a 10 anos	Maiores de 10 meses e adultos
Dose inicial	400-500 UI vitamina D3/dia	800-1.000 UI vitamina D3/dia	800-2.000 UI vitamina D3/dia
25(OH)D > 20 ng/mL e < 30 ng/mL	800-1.000 UI/dia de vitamina D3	1.600-3.000 UI/dia de vitamina D3	1.600-6.000 UI/dia de vitamina D3
25(OH)D > 20 ng/mL ou níveis persistentes entre 20-30 ng/mL	Dose máxima 2.000 UI/dia vitamina D3	Dose máxima 4.000 UI/dia vitamina D3	Dose máxima 10.000 UI/dia vitamina D3
Encaminhar para especialista	2.000 UI/dia e sem níveis séricos > 30 ng/mg	4.000 UI/dia e sem níveis séricos > 30 ng/mg	10.000 UI/dia e sem níveis séricos > 30 ng/mg

* Lactentes (0-12 meses) com 25 (OH)D < 10 ng/mL: necessidade de investigação de raquitismo com manejo por especialista.
Fonte: Tangpricha et al.[38]

Vitaminas hidrossolúveis

A deficiência das vitaminas hidrossolúveis é rara em pacientes estáveis. Deve-se dar atenção ao ácido fólico no caso de pré-concepção e início da gestação pelos riscos de defeito na formação do tubo neural e vitamina B12 em pacientes que tiveram ressecções intestinais com perda do íleo terminal como complicação do íleo meconial.[3,23]

TABELA 5 Suplementação das vitaminas na insuficiência pancreática

Vitaminas	Suplementação	Valores de referência e monitorização
Vitaminas lipossolúveis		
Vitamina A	**Retinol** Iniciar com dose baixa com progressão até chegar a níveis desejados. **Betacaroteno (provitamina A)** • 1 mg/kg/dia (máx. 50 mg/dia) por 12 meses. • Seguido dose de manutenção (máx. 10 mg/dia).	• Avaliação anual, dosagem a cada 3-6 meses se alterado. • Avaliar quando gravidez considerada.
Vitamina D	**Colecalciferol (D3)** • Lactente 400 UI/dia (máx. 1.000 UI/dia). • Outros 800 UI (máx. 2.000 UI/dia crianças 1-10 anos e 4.000 UI/dia para maiores).	• 25 OHD mínimo 20 ng/Ml. • Avaliação anual, dosagem a cada 3-6 meses se alterado.
Vitamina E	**Dosagem de alfa-tocoferol** • 100-400 UI/dia. • 50 UI/dia para < 12 meses (1 mg = 1,49 UI).	• Razão alfa-tocoferol/ colesterol > 5,4 mg/g. • Avaliação anual, dosagem a cada 3-6 meses se alterado.
Vitamina K	**Vitamina K** • Lactentes 0,3-1 mg/dia • Crianças mais velhas e adultos: 1-10 mg/dia	• Avaliações bioquímicas de rotina nem sempre disponíveis.
Vitaminas hidrossolúveis		
Ácido fólico	Quando a mulher estiver programando gestação e no primeiro trimestre: 400 mg/dia.	
Vitamina B12	Após ressecção ileal: 100 mg/mês IM.	
Vitamina C	Quando ingestão oral insuficiente.	

IM: intramuscular.
Fonte: Turck et al.[6]

TERAPIA NUTRICIONAL

Pacientes com FC precisam de acompanhamento nutricional frequente, com monitoramento do crescimento e identificação precoce das deficiências. Na tentativa de orientar as condutas nutricionais do paciente com FC, as principais associações criaram algumas estratégias de prevenção e tratamento da desnutrição.[18,20] Na Tabela 6 são apresentadas as recomendações do consenso norte-americano.[18]

TABELA 6 Cuidado nutricional do paciente com fibrose cística e desnutrição

Situação nutricional e intervenção	< 2 anos	2-18 anos	> 18 anos
Estado nutricional adequado: **cuidados de prevenção**	P e E > p50	IMC/I > p50	IMC F 18,5-22 M 18,5-23 Sem perda de peso
Cuidados nutricionais para melhorar estado nutricional: **modificação dietética e/ou suplementação**	*Failure to thrive*: peso e comprimento p10-p50	• IMC p10 – p50. • Perda de peso nos 2-4 meses anteriores. Sem ganho de peso 2 meses anteriores.	• IMC < 18,5 ou • Perda de 5% de peso nos 2 meses anteriores
Desnutrição persistente: **terapia nutricional enteral**	*Failure to thrive* persistente: peso e comprimento < p10	• IMC < p10 ou • Perda de peso de 2 percentis desde a última avaliação	• Peso persistentemente baixo (IMC < 18,5) ou • Mantém perda de peso > 5%

E: estatura; F: feminino; IMC: índice de massa corporal; IMC/I: IMC para a idade; M: masculino; P: peso.
Fonte: Borowitz et al.[18]

Diante da identificação de risco nutricional e falha de crescimento, é importante uma avaliação dos principais fatores de risco para a falta de ganho de peso, como a aderência ao tratamento, incluindo as enzimas pancreáticas, e comorbidades como doença do refluxo gastroesofágico, diabetes relacionada à FC, causas não pancreáticas de má-absorção, erros alimentares e distúrbio de comportamento nas refeições (Figura 3).[20]

Os pré-escolares e os escolares podem apresentar recusa e outros problemas relacionados à alimentação, prejudicando o ganho de peso e gerando situações de estresse para os pais, principalmente porque a condição nutricional caminha junto com a saúde pulmonar. O aconselhamento nutricional associado à abordagem comportamental tem se mostrado mais efetivo que a educação nutricional isolada na melhora da adesão às recomendações nutricionais, ganho de peso e de estatura.[10,25]

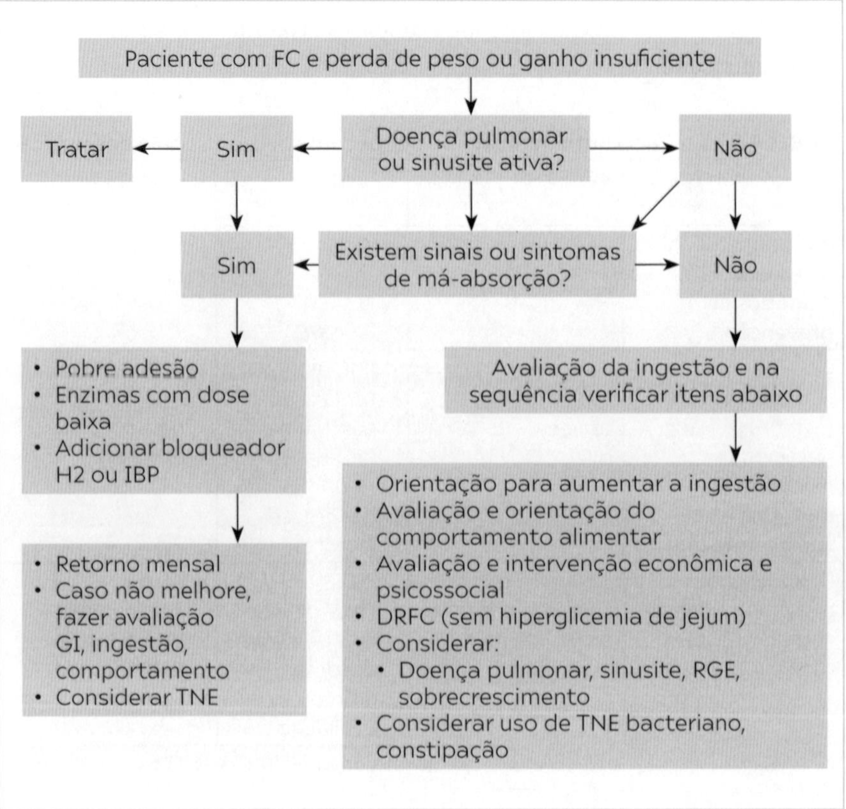

FIGURA 3 Algoritmo de ações diante de um paciente com fibrose cística e dificuldade em ganhar peso.
BBP: bloqueador de bomba de prótons; DRFC: diabetes relacionada à fibrose cística; FC: fibrose cística; GI: gastrointestinal; RGE: refluxo gastroesofágico; TNE: terapia nutricional enteral.
Fonte: Sinaasappel.[20]

O uso de suplementos orais no intervalo de refeições, nunca em substituição a estas, atua como coadjuvante no fornecimento de calorias e proteínas e auxilia no ganho de peso de crianças e adultos.[2,10]

Quando a alimentação oral e o uso de suplementos falham, a terapia nutricional enteral é a modalidade de tratamento sugerida. Ela permite maior consumo de calorias e proteínas e auxilia na melhora dos índices antropométricos.[39]

Em 2016 uma revisão foi publicada com recomendações sobre terapia nutricional enteral na FC.[39] Para pacientes com expectativa de uso da via alternativa de alimentação por menos de 6 meses, a sugestão é de uma sonda nasoenteral, ficando a gastrostomia para os que necessitarem da terapia por mais tempo. Antes do procedimento sugere-se afastar doença do refluxo, otimizar o quadro pulmonar para o procedimento e preferir a gastrostomia endoscópica ou por laparoscopia ao procedimento cirúrgico.[39] A dieta pode ser infundida continuamente à noite, em bolo durante o dia ou ambos. Com a dieta noturna o paciente pode ser encorajado a se alimentar durante o dia. Uma fórmula polimérica hipercalórica (1,52 kcal/mL) é bem tolerada na maior parte dos pacientes, e, caso necessário, pode ser trocada por uma fórmula semielementar.[6] O objetivo é a infusão de 30 a 65% das calorias diárias na forma de nutrição enteral.[39]

A enzima pancreática na dieta noturna contínua geralmente é oferecida no início e no final da alimentação e eventualmente doses no meio da infusão. A dieta em bolo pode necessitar de uma dose maior devido à infusão maior de gordura.[24] A dose da enzima é de 1.000 a 4.000 UI lipase/g de gordura (média de 1.800 UI lipase/g de gordura) e 500 a 2.500 UI lipase/kg/refeição). Os pacientes devem ser monitorados quanto à intolerância à glicose, e às vezes o uso de insulina pode ser necessário.[18,20]

A terapia nutricional parenteral está reservada para casos especiais em que o uso do tubo digestivo não é possível.

CONSIDERAÇÕES FINAIS

O tratamento da fibrose cística deve ser iniciado o mais precocemente possível, e a triagem neonatal veio colaborar com a prevenção e identificação precoce das deficiências nutricionais. É sabido que a desnutrição piora a doença, podendo contribuir para a falência do quadro pulmonar, aumento da suscetibilidade a infecções, internações prolongadas, aumento da morbidade e mortalidade. Assim, são necessárias avaliações periódicas feitas por uma equipe multidisciplinar para identificar as situações de risco e tratar as complicações. Diante da falta de ganho de peso com suplementação oral, a terapia nutricional enteral deve ser instituída.

REFERÊNCIAS

1. Cardoso AL, Gurmini J, Spolidoro JVN, Nogueira RJN. Nutrição e fibrose cística. Rev Bras Nutr Clin. 2007;22(2):146-54.
2. Colombo C, Nobili RM, Alicandro G. Challenges with optimizing nutrition in cystic fibrosis. Expert Rev Respir Med. 2019;13(6):533-544.

3. Schindler T, Michel S, Wilson AW. Nutrition Management of Cystic Fibrosis in the 21st Century. Nutr Clin Pract. 2015;30(4):488-500.
4. Corey M, McLaughlin FJ, Williams M, et al. A comparison of survival, growth, and pulmonar function in patients with cystic fibrosis in Boston and Toronto. J Clin Epidemiol. 1988;41:583-91.
5. Watling RM, Smith C. Nutrition in the first year of life-foundations for the future. In: De Boeck K, Southern KW. The early cystic fibrosis years. Karup, Denmark: European Cystic Fibrosis Society; 2018. p.76-100.
6. Turck D, Braegger CP, Colombo C, et al. Espen-ESPGHAN-ECFS guidelines on nutrition care for infants, children, and adults with cystic fibrosis. Clin Nutr. 2016;35(3):557-77.
7. Solomon M, Bozic M, Mascarenhas MR. Nutritional Issues in Cystic Fibrosis. Clin Chest Med. 2016;37(1):97-107.
8. Durie PR, Pencharz PB. Cystic fibrosis: nutrition. Br Med Bull. 1992;48(4):823-46.
9. Hollander FM, de Roos NM, Heijerman HGM. The optimal approach to nutrition and cystic fibrosis: latest evidence and recommendations. Curr Opin Pulm Med. 2017;23(6):556-561.
10. Sullivan JS, Mascarenhas MR. Nutrition: Prevention and management of nutritional failure in Cystic Fibrosis. J Cyst Fibros. 2017;16 Suppl 2:S87-S93.
11. Altman K, McDonald CM, Michel SH, Maguiness K. Nutrition in cystic fibrosis: from the past to the present and into the future. Pediatr Pulmonol. 2019;54 Suppl 3:S56-S73.
12. Konstan MW, Butler SM, Wohl MEB, Stoddard M, Matousek R, Wagener SJ, et al. Growth and nutritional indexes in early life predict pulmonary function in cystic fibrosis. J Pediatr. 2003;142:624-30.
13. Peterson ML, Jacobs DR, Milla CE. Longitudinal changes in growth parameters are correlated with changes in pulmonary function in children with cystic fibrosis. Pediatrics. 2003; 12:588-92.
14. Yen EH, Quinton H, Borowitz D. Better nutritional status in early childhood is associated with improved clinical outcomes and survival in patients with cystic fibrosis. J Pediatr. 2013;162:530-5.
15. Sanders DB, Fink A, Mayer-Hamblett N, Schechter MS, Sawicki GS, Rosenfeld M, et al. Early life growth trajectories in cystic fibrosis are associated with pulmonary function at age 6 years. J Pediatr. 2015;167:1081-8.
16. Calella P, Valerio G, Brodlie M, Donini LM, Siervo M. Cystic fibrosis, body composition, and health outcomes: a systematic review. Nutrition. 2018;55-56:131-9.
17. Gomes A, Hutcheon D, Ziegler J. Association between fat-free mass and pulmonary function in patients with cystic fibrosis: a narrative review. Nutr Clin Pract. 2019:34(5):715-27.
18. Borowitz D, Baker RD, Stallings V. Consensus report on nutrition for pediatric patients with cystic fibrosis. J Pediatr Gastroenterol Nutr. 2002;35(3):246-59.
19. Lusman S, Sullivan J. Nutrition and growth in cystic fibrosis. Pediatr Clin North Am. 2016;63(4):661-78.
20. Sinaasappel M, Stern M, Littlewood J, Wolfe S, Steinkamp G, Heijerman HG, et al. Nutrition in patients with cystic fibrosis: a European Consensus. J Cyst Fibros. 2002;1:51e75.
21. Athanazio RA, Silva Filho LVRF, Vergara AA , Ribeiro AF, Riedi CA, Procianoy EFA, et al. Diretrizes brasileiras de diagnóstico e tratamento da fibrose cística. Jornal Brasileiro de Pneumologia. 2017;43(3):219-45.
22. Wilschanski M, Braegger CP, Colombo C, et al. Highlights of the Espen-ESPGHAN-ECFS guidelines on nutrition care for infants and children with cystic fibrosis. J Pediatr Gastroenterol Nutr. 2016;63(6):671-75.
23. Mauch RM, Kmit AHP, Marson FAL, Levy CE, Barros-Filho AA, Ribeiro JD. Associação dos parâmetros de crescimento e nutricionais com função pulmonar na fibrose cística: revisão da literatura. Rev Paul Pediatr. 2016;34(4):503-9.
24. Littlewood JM, Wolfe SP, Conway SP. Diagnosis and treatment of intestinal malabsorption in cystic fibrosis. Pediatr Pulmonol. 2006;41(1):35-49.

25. Stallings VA, Stark LJ, Robinson KA, Feranchak AP, Quinton H. Evidence-based practice recommendations for nutrition-related management of children and adults with cystic fibrosis and pancreatic insufficiency: results of a systematic review. J Am Diet Assoc. 2008;108:832e9.
26. Sermet-Gaudelus I, Mayell SJ, Southern KW, et al. Guidelines on the early management of infants diagnosed with cystic fibrosis following newborn screening. J Cyst Fibros. 2010;9:323-9.
27. Coates AJ, Crofton PM, Marshall T. Evaluation of salt supplementation in CF infants. J Cyst Fibros. 2009;8(6):382-5.
28. Cystic Fibrosis Trust. Bone Mineralisation Working Group, Bone mineralization in cystic fibrosis. Bromley, UK: Cystic Fibrosis Trust; 2007.
29. Sermet-Gaudelus I, Bianchi ML, Garabedian M, Aris RM, Morton A, Hardin DS, et al. European cystic fibrosis bone mineralisation guidelines. J Cyst Fibros. 2011;10(Suppl. 2):S16e23.
30. Hakim F, Kerem E, Rivlin J, Bentur L, Stankiewicz H, Bdolach-Abram T, et al. Vitamins A and E and pulmonary exacerbations in patients with cystic fibrosis. J Pediatr Gastroenterol Nutr. 2007;45:347-53.
31. Graham-Maar RC, Schall JI, Stettler N, Zemel BS, Stallings VA. Elevated vitamin A intake and serum retinol in preadolescent children with cystic fibrosis. Am J Clin Nutr. 2006;84:174-82.
32. Maqbool A, Graham-Maar RC, Schall JI, Zemel BS, Stallings VA. Vitamin A intake and elevated serum retinol levels in children and young adults with cystic fibrosis. J Cyst Fibros. 2008;7:137-41.
33. Durie PR. Vitamin K and the management of patients with cystic fibrosis. CMAJ. 1994;151:933-6.
34. De MM, Lenoir G, Saint-Raymond A, Rey J, Lefrère JJ. Increased PIVKA-II concentrations in patients with cystic fibrosis. J Clin Pathol. 1992;45:180-1.
35. Rovner AJ, Stallings VA, Schall JI, Leonard MB, Zemel BS. Vitamin D insufficiency in children, adolescents, and young adults with cystic fibrosis despite routine oral supplementation. Am J Clin Nutr. 2007;86:1694-9.
36. Neri AS, Lori I, Festini F, Brandi ML, Galici V, Braggion C, et al. Bone mineral density in cystic fibrosis patients under the age of 18 years. Minerva Pediatr. 2008;60:147-54.
37. Wolfenden LL, Judd SE, Shah R, Sanyal R, Ziegler TR, Tangpricha V, et al. Vitamin D and bone health in adults with cystic fibrosis. Clin Endocrinol (Oxf). 2008;69:374-81.
38. Tangpricha V, Kelly A, Stephenson A, Maguiness K, Enders J, Robinson KA, et al. An update on the screening, diagnosis, management, and treatment of vitamin D deficiency in individuals with cystic fibrosis: evidence based recommendations from the Cystic Fibrosis Foundation. J Clin Endocrinol Metab. 2012;97(4):1082-93.
39. Schwarzenberg SJ, Hempstead SE, McDonald CM, Powers SW, Wooldridge J, Blair S, et al. Enteral tube feeding for individuals with cystic fibrosis: Cystic Fibrosis Foundation evidence-informed guidelines. J Cyst Fibros. 2016;15(6):724-35.

19

Suporte nutricional na criança com cardiopatia congênita

Cira Ferreira Antunes Costa
Izaura Merola Faria

DESTAQUES

- Reconhecer a prevalência de desnutrição e o risco nutricional da criança com cardiopatia congênita.
- Estar apto a reconhecer as doenças congênitas que necessitam de maior cuidado e participação multidisciplinar.
- Compreender as diferentes abordagens nutricionais possíveis.

INTRODUÇÃO

A cardiopatia congênita (CC) é um dos defeitos congênitos mais comuns em crianças e apresenta uma das maiores taxas de mortalidade, representando 0,4 a 1% de todos os nascidos vivos.[1] A triagem, avaliação e intervenção nutricional para crianças com CC permanecem desafiadoras na prática clínica, justificando um olhar mais atento para o cuidado dessas crianças.

A desnutrição tem prevalência elevada entre as crianças portadoras de cardiopatia congênita, aproximadamente entre 15 e 64%,[2,3] a depender do tipo de cardiopatia e do grau de comprometimento hemodinâmico.[2] Definida como um desequilíbrio entre a necessidade e a ingestão de nutrientes, a desnutrição resulta em um déficit cumulativo de energia, proteínas e micronutrientes, podendo afetar crescimento, desenvolvimento e outros resultados relevantes como morbidade e mortalidade.[2] A desnutrição nesses pacientes pode levar a maior tempo de internação hospitalar e em unidades de terapia intensiva (UTI), maior tempo de ventilação mecânica, maior incidência de infecções, aumento da mortalidade pós-operatória e elevada taxa de complicações.[3,4] A identificação precoce do risco nutricional e uma abordagem adequada da equipe multidisciplinar responsável pelos cuidados desses pacientes podem impactar diretamente sua evolução e prognóstico.[2]

EFEITOS DA DOENÇA CARDÍACA NO ESTADO NUTRICIONAL

As causas da desnutrição nas crianças portadoras de doença cardíaca são multifatoriais. O comprometimento mais severo do estado nutricional é identificado nos pacientes com insuficiência cardíaca congestiva. O trabalho cardiorrespiratório aumentado pode resultar em um gasto energético elevado, que, associado a uma baixa ingesta calórica (devido à necessidade de restrição hídrica, dificuldade de alimentação, desconforto respiratório), tem como consequência o déficit nutricional.[1,2,5,6] Outros fatores contribuem para a desnutrição, como hipóxia celular, hipertensão pulmonar, estado inflamatório, ocorrência frequente de infecções respiratórias, comprometimento da mucosa gastrointestinal (malabsorção e isquemia), outras anomalias congênitas e síndromes genéticas associadas, deficiências específicas de nutrientes, alterações hormonais.[2-6] Complicações como enterocolite necrosante, quilotórax, disfunção de cordas vocais e enteropatia perdedora de proteínas também podem contribuir para a ocorrência de malnutrição nessa população.[3]

Anormalidades hemodinâmicas podem levar a reservas corporais insuficientes, esgotamento da oferta e aumento da demanda, particularmente associadas à presença de insuficiência cardíaca, hipertensão pulmonar e infecção, pois esses fatores afetam significativamente o tempo cirúrgico, os resultados clínicos e o crescimento e desenvolvimento da criança.[7,8]

De acordo com o tipo de cardiopatia, a criança pode ter maior ou menor risco nutricional:[2]

1. Maior risco nutricional:
   - Atresia pulmonar.
   - Transposição das grandes artérias.
   - Tetralogia de Fallot.
   - Defeitos do septo interventricular.
   - Defeitos do septo atrioventricular.
   - Síndrome de hipoplasia do coração esquerdo.
   - *Truncus* arterioso.
   - Janela aortopulmonar.
   - Atresia tricúspide.
   - Anomalia de Ebstein.
   - Dupla via de saída do ventrículo direito.
2. Menor risco nutricional:
   - Persistência do canal arterial.
   - Defeitos do septo interatrial.
   - Estenose pulmonar.

TRIAGEM DO RISCO NUTRICIONAL

Recomenda-se que a triagem do risco de desnutrição seja realizada por profissionais de saúde dentro de 24 horas após a admissão, usando ferramentas de triagem nutricional como *Strong Kids*. Aqueles hospitalizados por mais de 2 semanas devem ser rastreados semanalmente, e uma avaliação nutricional mais abrangente por um nutricionista é recomendada para crianças rastreadas e definidas como risco moderado ou alto nessa ferramenta.

AVALIAÇÃO NUTRICIONAL

A avaliação do estado nutricional é fundamental para identificação dos déficits e do risco nutricional, assim como para o planejamento da terapia a ser instituída. Uma anamnese direcionada e cuidadosa deve ser realizada, associando os principais fatores relacionados à ingesta alimentar e ao crescimento da criança, assim como suas deficiências e complicações.

Medidas antropométricas como peso, estatura e perímetro cefálico (nas crianças abaixo de 36 meses) devem ser realizadas nas crianças internadas na admissão e semanalmente, considerando o score Z dos indicadores peso/idade;

peso/estatura e IMC/idade.[2,9] As medidas das pregas cutâneas tricipital e subescapular e a circunferência do braço podem auxiliar na avaliação da composição corpórea. Outros métodos de avaliação da composição corpórea, como a bioimpedância e a ultrassonografia muscular, podem auxiliar na avaliação nutricional.[2,4]

A bioimpedância tem maior valor nos pacientes com muitas variações de volemia e retenção hídrica.[3,4] Avaliação laboratorial deve incluir gasometria, hemograma, avaliação da função renal e hepática, perfil do ferro, hormônios tireoidianos, albumina, pré-albumina e eletrólitos. Outros testes em casos elegíveis podem ser considerados, como dosagem de imunoglobulinas, vitaminas e micronutrientes.[2]

TERAPIA NUTRICIONAL

Promover uma intervenção nutricional ideal na criança cardiopata é um grande desafio para a equipe assistente. A nutrição enteral (NE) é a primeira escolha para a alimentação da criança portadora de cardiopatia congênita e não deve ser retardada. O leite humano é a melhor opção e tem papel importante na prevenção da enterocolite necrosante, complicação de alto risco nessa população. A via oral é a via de escolha; porém, quando esta não for possível devido às condições clínicas, deve ser iniciada a alimentação por sonda. Aproximadamente 60% dos pacientes portadores de cardiopatia congênita necessitam de alimentação por sonda.[3]

Se não houver possibilidade de leite materno, deve ser iniciada fórmula padrão polimérica, sendo reservado o uso de fórmulas oligoméricas nos casos de intolerância ou má-absorção. Devido à necessidade de restrição hídrica associada a oferta calórica elevada, o uso de fórmulas hipercalóricas (1 kcal/mL) tem indicação nesses pacientes, e também pode ser necessário o uso de módulos de carboidrato e/ou gordura visando ao aumento da densidade calórica.[2] A primeira opção do posicionamento da sonda é gástrica, sendo indicado o uso de sonda pós-pilórica nos casos com grande risco de aspiração.[4,9]

A terapia nutricional adequada no período pré-operatório pode exercer importante papel na evolução pós-operatória do paciente.[3] No período pré-operatório a preocupação de melhorar o estado nutricional pode requerer cerca de pelo menos 10 dias para melhor efetividade da terapia nutricional.[2] O uso de prostaglandina não contraindica a alimentação enteral no pré-operatório.[4,10]

No período pós-operatório o início da NE não deve ser retardado.[2,4] A nutrição parenteral (NP) tem sua indicação quando a dieta enteral não for possível ou for insuficiente para atender às necessidades nutricionais do paciente. Ainda não está definido o melhor momento para início da NP na criança portadora de cardiopatia congênita, sendo objeto de vários estudos; porém, quando não atingir 60% das necessidades calóricas em 3 dias, deve ser considerado o início da NP.[11,12] Nos pacientes em oxigenação por membrana extracorpórea (Ecmo) pode ser necessário o uso de NP inicialmente, com possibilidade de NE quando houver maior estabilidade clínica,[4] porém estudos têm mostrado tolerância da NE nesses pacientes, sem aumento de complicações gastrointestinais, devendo ser encorajada.[13] Os pacientes portadores de cardiopatia congênita com internação prolongada têm alto risco de deficiência de ferro e vitamina D.[4]

O padrão ouro para estimativa do gasto energético de repouso na criança criticamente enferma é a calorimetria indireta; porém, não sendo disponível, as equações para estimativa podem ser utilizadas (Schofield ou OMS).[2,9,14] Contudo, trabalhos sugerem que essas equações preditivas não são ideais para a estimativa do gasto energético de repouso nos pacientes portadores de cardiopatia congênita.[3]

A meta calórica a ser atingida vai variar de acordo com a fase da doença. Considerando o pós-operatório imediato como uma fase de estresse metabólico, na primeira semana após a cirurgia a meta calórica a ser atingida é o gasto energético de repouso.[9] Mas na fase pré-operatória e após 1 semana da cirurgia a meta calórica deve ser plena.[2] A correção cirúrgica da cardiopatia pode melhorar significativamente o estado nutricional, podendo ter normalização dos indicadores antropométricos em 6 a 12 meses após a cirurgia.[11]

As necessidades calórico-proteicas devem ser estimadas de acordo com o risco nutricional, definido pela ferramenta de triagem:[2,15]

1. Baixo risco nutricional:
   89-100 kcal/kg/dia e proteína 1,5 g/kg/dia.
2. Moderado risco nutricional:
   99-120 kcal/kg/dia e proteína 2,5 g/kg/dia.
3. Alto risco nutricional:
   119-150 kcal/kg/dia e proteína até 4 g/kg/dia.

- Pacientes com comprometimento hemodinâmico e malnutridos: 3 vezes a taxa metabólica basal (TMB) (175-180 kcal/kg/dia).
- A oferta hídrica não deve exceder 165 mL/kg/dia.

ABORDAGEM NUTRICIONAL NAS COMPLICAÇÕES

Enterocolite necrosante

A enterocolite necrosante (ECN) é uma complicação grave no bebê portador de cardiopatia congênita, chegando a ser 10 a 100 vezes mais frequente nesses pacientes do que nos bebês sem cardiopatia congênita, com incidência de 1,6 a 9% e mortalidade de 6,8 a 24%.[10] A presença de insuficiência cardíaca, redução do débito cardíaco, choque e cirurgia cardíaca contribui para a redução da perfusão intestinal e oferta de oxigênio. A ECN é mais frequente nos pacientes portadores de cardiopatias canal-dependentes. Apesar disso, não foi encontrada forte associação da ocorrência de ECN com o uso de prostaglandina.[4,10] O alto risco de ECN nessa população dificulta o estabelecimento de diretrizes em relação ao início da alimentação nesses bebês, progressão da dieta e densidade do leite. O uso de leite materno teve impacto na redução da ocorrência de ECN.[2,10]

Quilotórax

Pode ocorrer em 1,3 a 3,8% dos pacientes como complicação da cirurgia cardíaca, sendo associado com significativa morbidade, como maior tempo de ventilação mecânica, maior tempo de internação, custos elevados e aumento da mortalidade.[4] Essa complicação constitui um grande desafio para a nutrição adequada do paciente, com grandes chances do desenvolvimento de deficiências nutricionais.

No caso de quilotórax pós-operatório, quando a produção de quilo é de ≤ 20 mL/kg/dia, deve-se administrar dieta com alto teor de triglicerídeos de cadeia média (TCM) e baixo teor de triglicerídeos de cadeia longa (TCL) por 1 semana. Se a produção de quilo permanecer ≤ 10 mL/kg/dia, a dieta rica em TCM e baixa em TCE deve ser continuada por 6 semanas a partir da ocorrência inicial de quilotórax após a cirurgia.

Em situações em que o débito pós-operatório do quilotórax é de ≥ 20 mL/kg/dia, a NP total (NPT), combinada com o tratamento medicamentoso (octreotida), deve ser administrada por 7 a 10 dias. Se não houver redução no débito de quilo, a intervenção cirúrgica seguida de NPT combinada com octreotida deve ser realizada por mais 7 dias.[14] Atualmente há fórmulas poliméricas completas para lactentes e crianças com quilotórax, que podem auxiliar no manejo clínico dessa condição.

Disfunção das cordas vocais

Resulta da lesão do nervo laríngeo recorrente durante a cirurgia cardíaca devido a sua proximidade com o arco aórtico. Essa complicação pode ser responsável por dificuldade de alimentação e ocorrência de malnutrição, implicando a necessidade de alimentação por sonda por tempo prolongado.[4]

Enteropatia perdedora de proteínas (EPP)

Pode ocorrer como complicação após cirurgia de Fontan e é caracterizada como perda anormal de proteínas como albumina, imunoglobulinas e fatores de coagulação pelo trato gastrointestinal. Pode ocorrer em 5 a 15% dos pacientes após a cirurgia de Fontan, com mortalidade de 50% até 5 anos após o diagnóstico.[16] A fisiopatologia ainda não está muito clara e é multifatorial, incluindo elevada pressão venosa sistêmica, baixo débito cardíaco, comprometimento da circulação mesentérica, associado a um estado inflamatório e alteração da permeabilidade da membrana do enterócito.[16] É uma complicação grave e que pode comprometer seriamente o estado nutricional.

O manejo nutricional da EPP deve levar em consideração o impacto do distúrbio na função gastrointestinal, diarreia e má-absorção. Uma dieta rica em proteínas (≥ 2 g/kg/dia) e uma dieta com baixo teor de gordura (≤ 25% da ingestão calórica) com suplementação de TCM são recomendadas para minimizar a quantidade de proteína intestinal. Além disso, uma dieta pobre em fibras e com baixo teor de sal deve ser considerada. Em casos de diarreia grave, pode ser necessário jejum e/ou dieta trófica associados ao fornecimento de NP para reduzir o fluxo linfático, facilitando assim o reparo da mucosa.[14]

Ecmo (*extra corporeal membrane oxigenation*)

A oxigenação por membrana extracorpórea (Ecmo) é uma terapia de suporte que salva vidas e está em uso há mais de 50 anos. Em pediatria, a Ecmo é utilizada como resgate da insuficiência cardiopulmonar reversível e como ponte para o transplante ou um dispositivo de suporte circulatório mecânico mais durável.

Neonatos de alto risco e crianças que necessitam de Ecmo podem incorrer em complicações secundárias antes ou durante a Ecmo, incluindo lesão renal aguda (LRA) e distúrbios do equilíbrio hídrico, levando à sobrecarga hídrica (SH).

LRA e SH podem precisar ser tratadas com substituição renal contínua.[15] Recém-nascidos e crianças com doença cardíaca subjacente representam 30% (40% neonatais, 60% pediátricos) de todos os casos de Ecmo pediátrica desde 1989 e correm um risco extremamente alto de desenvolver LRA e ter maiores escores de avaliação sequencial de falência de órgãos pediátricos (pSofa). Em estudo pediátrico recente,[17] a mediana de fornecimento de energia foi de 26,1 [8,4, 45,9] kcal/kg/dia com 58,3 [19,8, 94,6]%, de adequação, e a mediana de fornecimento proteico foi de 0,98 [0,36, 1,64] g/kg/dia, com adequação de 35,7 [13,4, 60,3]%; não relacionados ao pSofa.

A maior adequação calórico-proteica foi associada ao uso concomitante de NP, porém a NP se associou à maior taxa de infecção. As práticas ideais de entrega de nutrientes ainda precisam ser determinadas em pacientes pediátricos com Ecmo. Pesquisas adicionais são necessárias para elucidar o momento ideal de iniciação, via de administração e necessidade nutricional de pacientes pediátricos com suporte em Ecmo.[17,18]

CONSIDERAÇÕES FINAIS

A nutrição no paciente portador de cardiopatia congênita é um grande desafio para a equipe assistente. O uso de protocolos e uma terapia direcionada pode ter bons resultados e melhorar a evolução e o prognóstico do paciente. O trabalho multidisciplinar é fundamental e deve ser individualizado considerando as particularidades de cada caso. A cirurgia cardíaca tem impacto importante na evolução nutricional dessas crianças.

Uma abordagem adequada no pré-operatório pode melhorar a evolução no pós-operatório, uma vez que a presença de desnutrição tem imenso potencial de complicações. Os consensos disponíveis[2,14] demonstram que mais estudos são necessários para o estabelecimento de uma terapia nutricional ideal para a criança portadora de cardiopatia congênita.

REFERÊNCIAS

1. Boyd R, Johnson A, Smith C, Williams D. Environmental exposures and congenital heart disease. Pediatrics. 2022;149(1):1098-104.
2. Centeno-Malfaz F, Moráis-López A, Caro-Barri A, et al. Nutrition in congenital heart disease: consensus document. Anales de Pediatría. 2023;98:373-83.
3. Larson-Nath C, Goday P. Malnutrition in children with cronic disease. Nutr Clin Pract. 2019;34(3):349-58.
4. Kerstein JS, Klepper CM, Finnan EG, Millsbb KI. Nutrition for critically ill children with congenital heart disease. Nutr Clin Pract. 2023;38:S1 58-S1 73.
5. Mehta NM, Corkins NR, Lyman B, Malone A, Goday PS, Carney LN, et al. Defining pediatric malnutrition: a paradigm shift towardetiology-related definitions. JPEN J Parenter Enteral Nutr. 2013;37(4):460-81.
6. Leitch CA. Growth, nutrition and energy expenditure in pediatric heart failure. Progress in Pediatric Cardiology. 2000;2(3):195-202.
7. Diao J, Chen L, Wei J, Shu J, Li Y, et al. Prevalence of malnutrition in children with congenital heart disease: a systematic review and meta-analysis. Journal of Pediatrics. 2022;242:39-47.e4.
8. Capra ME, Pederiva C, Viggiano C, de Santis R, Banderali G, et al. Nutritional approach to prevention and treatment of cardiovascular disease in childhood. Nutrients. 2021;13(7):2359.
9. Mehta NM, Skillman HE, Irving SY, Coss-Bu JA, Vermilyea S, Farrington EA, et al. Guidelines for the provision and assessment of nutrition support therapy in the Pediatric Critically Ill Patient: Society of Critical Care Medicine and American Society for Parenteral and Enteral Nutrition. JPEN J Parenter Enteral Nutr. 2017;41(5):706-42.
10. Martini S, Beghetti I, Annunziatta M, Aceti A, Galetti S, Ragni L, et al. Enteral nutrition in term infants with congenital heart disease: knowledge gaps and future directions to improve clinical pratice. Nutrients. 2021;13:932.
11. Argent AC, Balachandran R, Vaidyanathan B, Khan A, Kumar RK. Management of undernutrition and failure to thrive in children with congenital heart disease in low- and middle-income countries. Cardiol Young. 2017;27(S6):S22-S30.
12. Berger MM, Pichard C. When is parenteral nutrition indicated? J Intensive Med. 2022;2(1):22-8.
13. Mills KI, Kim JH, Fogg K, Goldshtrom N, Graham EM, Kataria-Hale J, et al. Nutritional considerations for the neonate with congenital heart disease. Pediatrics. 2022;150(S2).
14. Mo X, Cai W, Qi J, Xu Z, Wang Y, Yan W, et al. Expert consensus on nutritional support for children with congenital heart disease (2023 edition). Congeni Heart Dis. 2023;18(6):571-93. https://doi.org/10.32604/chd.2024.048939.
15. Lee AE, Munoz E, Al Dabbous T, Harris E, O'Callaghan M, et al. Extracorporeal life support organization guidelines for the provision and assessment of nutritional support in the neonatal and pediatric ECMO patient. ASAIO Journal. 2022;68(7):875-80.
16. Yoon JK, Kim GB, Song MK, Lee SY, Kim SH, Jang SI, et al. Long-term outcome of Fontan-associated protein-losing enteropathy: treatment modality and predictive factor of mortality. Korean Circ J. 2022;52(8):606-20.
17. Kerstein JS, Pane CR, Sleeper LA, Finnan E, Thiagarajan RR, et al. Nutrition provision in children with heart disease on extracorporeal membrane oxygenation (Ecmo). Pediatr Cardiol. 2024. doi:10.1007/s00246-024-03628-0.
18. Toh TSW, Ong C, Mok YH, Mallory P, Cheifetz IM, Lee JH. Nutrition in pediatric extracorporeal membrane oxygenation: a narrative review. Front Nutr. 2021;8:666464. doi:10.3389/fnut.2021.666464.

20

Obesidade sarcopênica

Rosana Tumas
Ary Lopes Cardoso

DESTAQUES

- Para melhor entendimento do significado do termo "obesidade sarcopênica", é necessário entender primeiro a definição atual de obesidade e de sarcopenia:
  - **Obesidade:** "doença crônica complexa, definida por excesso de massa gorda que pode comprometer a saúde, aumentando o risco para diabetes *mellitus* tipo 2, doenças cardiovasculares, saúde óssea, problemas reprodutivos e alguns tipos de câncer. Também influencia negativamente a qualidade de vida, comprometendo a mobilidade e qualidade do sono".[1]
  - **Sarcopenia:** classicamente definida como o declínio da massa muscular esquelética secundária ao envelhecimento, de etiologia ainda desconhecida, relacionada ao aumento do risco de perda de força e função musculares.[2,3] Outros efeitos negativos associados à sarcopenia incluem vulnerabilidade, limitações de mobilidade, doenças crônicas e mortalidade prematura.[2]

INTRODUÇÃO

Em 2010, o Grupo de Trabalho Europeu para Sarcopenia em Idosos expandiu essa definição, classificando-a como sarcopenia primária (aquela relacionada à redução da massa, função e força musculares em idade avançada) e sarcopenia secundária (secundária a doenças crônicas, inclusive a obesidade, independente da faixa-etária).[4]

OBESIDADE SARCOPÊNICA

A obesidade sarcopênica (OS) caracteriza-se pela combinação de obesidade (excesso de massa gorda)[1,5] e sarcopenia (déficit de massa magra).[2,5]

Trata-se de uma condição clínica diferente da obesidade e sarcopenia isoladas, pois existe uma interação patológica de sinergia entre o acúmulo da massa gorda (MG), composta pelo tecido adiposo, e a perda da massa magra (MM), que corresponde ao peso corporal total menos a MG, com efeitos negativos para ambas, levando a um risco aumentado de síndrome metabólica (SM) e perda funcional, quando comparado ao risco cumulativo de ambas as situações em separado.[5]

A identificação de ambas as situações se dá isoladamente, uma vez que ainda não há dados suficientes para a elaboração de critérios de definição para a OS que considere quantitativamente MG e MM ao mesmo tempo.[5]

Estudos recentes mostram que a sarcopenia não é um problema exclusivo do envelhecimento, mas pode acometer crianças e adolescentes. Apesar de as crianças não possuírem grande quantidade de músculo esquelético, a ocorrência da obesidade nessa faixa etária muda completamente a importância desse fato.[6]

O mecanismo envolvido no desenvolvimento da sarcopenia infantil ainda não é bem compreendido, porém parece estar relacionado à ingestão inadequada de alimentos, inatividade física e hipermetabolismo.[3] Young B et al. observaram que a OS esteve associada à substituição da ingestão de carboidratos por gordura.[7]

Ainda não se sabe se a sarcopenia resulta em obesidade ou vice-versa, mas as pesquisas vêm demonstrando que a obesidade pode, sim, contribuir com o aparecimento da sarcopenia.[6]

O MÚSCULO ESQUELÉTICO

O músculo esquelético compõe a massa muscular esquelética (MME), que é parte da MM. Compreende uma grande porcentagem da massa corporal, e tem por função ser o principal responsável pelo movimento e pela sustentação da postura. É responsável pela maior parte da utilização da glicose mediada pela insulina; portanto, manter a sensibilidade à insulina é essencial para utilizar bem os estoques de energia.[8]

Recentemente, vêm sendo atribuídas ao músculo esquelético algumas funções endócrinas, de maneira semelhante ao tecido adiposo, responsável pela produção de adipocinas.

A suspeita de que o músculo esquelético tenha uma ação importante no metabolismo origina-se no fato de que a atividade física regular desempenha função relevante na reversão e controle de diversas alterações metabólicas, ajudando no controle da hipertensão arterial, das dislipidemias e da resistência à insulina, todos implicados na fisiopatologia da SM.[9]

Estudos indicam que o músculo esquelético produz miocinas, cuja função seria contrabalancear o efeito pró-inflamatório das adipocinas.[9,10] Além disso, as miocinas estão envolvidas no aumento do gasto energético, no aumento da formação óssea e na melhora da função endotelial.[9]

O músculo esquelético também é o tecido mais sensível à ação da insulina, e lida com 75 a 95% de toda a glicose recebida por sua mediação.[8] O declínio na sensibilidade à insulina aumenta a perda muscular e o ganho de peso, aumenta o estresse oxidativo e favorece a inflamação, diminuindo ainda mais essa sensibilidade.[10]

Portanto, conclui-se que o músculo esquelético está intimamente ligado à regulação do metabolismo, e seu déficit contribui diretamente com o aparecimento da SM.

O aumento do risco das alterações metabólicas decorrentes do sedentarismo faz que a manutenção da atividade física regular ao longo da vida seja fundamental para a saúde global do ser humano.[9]

O ÍNDICE DE MASSA CORPORAL

O índice de massa corporal (IMC) é uma medida simples, comumente usada para definir obesidade, determinada por medidas de peso e estatura.

Considerando que o peso corporal é a medida da soma da MG e da MM, a falta dessa distinção compromete a eficácia dessa medida na avaliação de obesidade, já que o excesso de peso pode estar relacionado ao aumento da MM.

Em crianças e adolescentes, o processo de crescimento somático causa uma grande variabilidade na composição corporal, e nesse contexto o IMC pode não detectar corretamente o aumento da MG.[11] Deve-se ressaltar que, quando há déficit da MM, o peso dará uma compreensão bastante limitada sobre a composição corporal.[10]

Alguns indivíduos podem apresentar um IMC normal e ter a composição corporal alterada, com excesso de MG e déficit de MM – os "falsos magros" ou "obesos de peso normal". Isso dificulta a identificação de indivíduos com OS.[6,11] Esses pacientes podem apresentar alterações metabólicas, independentemente da classificação do IMC. Em geral, apresentam déficits de aptidão, parcialmente secundários a um baixo nível de atividade física.[11]

Os indivíduos com OS e IMC normal podem ser identificados com base no cálculo da relação MM/MG, esta sim usada para determinar a gravidade da OS. Essa relação é considerada um indicador cardiometabólico em adultos, e também pode ser utilizada para avaliar a saúde cardiometabólica em crianças,[12] pois o músculo esquelético participa de maneira significativa no metabolismo dos lipídios e da glicose.[11]

DIAGNÓSTICO

O diagnóstico da sarcopenia, acompanhada ou não por obesidade, é dado pela avaliação da composição corporal, medindo a relação entre MME e MG – avaliação quantitativa.[6,12] Essa relação, porém, não leva em consideração a qualidade e o desempenho muscular,[11] sendo necessário associar a avaliação da funcionalidade muscular (avaliação qualitativa), geralmente realizada pela medida da força de preensão palmar, com o uso de um dinamômetro manual.

A relação MME/MG é considerada atualmente o principal indicador de sarcopenia. O cálculo dessa relação depende de medidas antropométricas e estimativas da MG, obtidas por avaliações específicas, por meio de métodos especializados, como a dupla emissão de raios X (DXA) ou a bioimpedância elétrica (BIA).[6]

Em pediatria ainda há poucos dados para uma definição diagnóstica de sarcopenia, dificultada pelo crescimento, que promove uma variabilidade constante na composição corporal dessa faixa etária. Além disso, a avaliação da funcionalidade muscular é complicada, já que o uso do dinamômetro manual necessita da compreensão e colaboração do paciente, limitando a idade de início para realização desse teste.

A avaliação da composição corporal das crianças deve sempre incluir uma avaliação criteriosa do crescimento global, que pode sofrer um impacto negativo quando da instalação do desenvolvimento da sarcopenia.[3]

OBESIDADE SARCOPÊNICA E DOENÇAS CRÔNICAS

Qualquer doença crônica pode afetar o crescimento e o gasto energético e levar a um atraso puberal, comprometendo a composição corporal tanto de crianças como de adolescentes. Além disso, durante a puberdade ocorrem grandes mudanças na relação MME/MG, na ocasião do estirão puberal, e de maneiras diferentes em ambos os sexos, conforme a estimulação dos hormônios sexuais. A observação contínua da velocidade de crescimento, associada a dados de idade, sexo e estadiamento puberal, é fundamental e deve sempre ser considerada para evitar a classificação incorreta da sarcopenia em crianças.[3]

A etiologia da sarcopenia pediátrica em doenças crônicas é multifatorial, relacionada a alterações no hormônio do crescimento, resistência insulínica, mediadores inflamatórios, redução da ingestão alimentar, desnutrição e inatividade física, que podem contribuir para alterações na composição e função muscular.[13]

A OS também foi descrita em pacientes pediátricos que têm doenças crônicas, por exemplo, receptores de transplante de medula óssea e órgãos sólidos, crianças com doença hepática crônica e sobreviventes de doenças oncológicas (fora de terapia). As terapias imunossupressoras contínuas, incluindo uso crônico de corticosteroides, podem promover alterações na composição e metabolismo do músculo esquelético. Esse tipo de tratamento contribui para resistência insulínica, insulinopenia e aumento da síntese de gordura.[13]

CONSIDERAÇÕES FINAIS

Sarcopenia e OS na infância estão associadas a mudanças na morfologia e função fisiológica do músculo esquelético. Isso pode contribuir com alterações significativas da composição corporal, aptidão física, crescimento e desenvolvimento. As consequências são sérias implicações na saúde das crianças a longo prazo, aumentando o risco de doenças na vida adulta.

REFERÊNCIAS

1. World Health Organization (WHO). Obesity and overweight. Disponível em: https://www.who.int/news-room/fact-sheets/detail/obesity-and-overweight. Acesso em: ago. 2024.
2. Coletta G, Phillips SM. An elusive consensus definition of sarcopenia impedes research and clinical treatment: a narrative review. Ageing Res Rev. 2023;86(101883):101883.
3. Ooi PH, Thompson-Hodgetts S, Pritchard-Wiart L, Gilmour SM, Mager DR. Pediatric sarcopenia: a paradigm in the overall definition of malnutrition in children? J Parent Ent Nutr. 2020;44(3):407-18.
4. Cruz-Jentoft AJ, Baeyens JP, Bauer JM, Boirie Y, Cederholm T, Landi F, et al. Sarcopenia: European consensus on definition and diagnosis. Report of the European Working Group on Sarcopenia in Older People. Age Ageing. 2010;39(4):412-23.
5. Donini LM, Busetto L, Bischoff SC, Cederholm T, Ballesteros-Pomar MD, Batsis JA, et al. Definition and diagnostic criteria for sarcopenic obesity: Espen and Easo consensus statement. Obes Facts. 2022;15(3):321-35.
6. Steffl M, Chrudimsky J, Tufano JJ. Using relative handgrip strength to identify children at risk of sarcopenic obesity. PloS One. 2017;12(5):e0177006.
7. Yang B, Tang C, Shi Z, Gao L. Association of macronutrients intake with body composition and sarcopenic obesity in children and adolescents: a population-based analysis of the national health and nutrition examination survey (Nhanes) 2011-2018. Nutrients. 2023;15(10):15102307.
8. Stump CS, Henriksen EJ, Wei Y, Sowers JR. The metabolic syndrome: role of skeletal muscle metabolism. Ann Med. 2006;38(6):389-402.
9. Trovão E. O músculo esquelético também é um órgão endócrino. Disponível em: https://papers.afya.com.br/blog/musculo-esqueletico. Acesso em: ago. 2024.
10. Hunter GR, Singh H, Carter SJ, Bryan DR, Fisher G. Sarcopenia and its implications for metabolic health. J Obesity. 2019;2019:8031705.
11. Park H, Choi JE, Jun S, Lee H, Kim HS, Lee HA, et al. Metabolic complications of obesity in children and adolescents. Clin Exp Pediatr. 2024;67(7):347-55.
12. Sack C, Ferrari N, Friesen D, Haas F, Klaudius M, Schmidt L, et al. Health risks of sarcopenic obesity in overweight children and adolescents: data from the CHILT III programme (cologne). J Clin Med. 2022;11(1):277.
13. Mager DR, Hager A, Gilmour S. Challenges and physiological implications of sarcopenia in children and youth in health and disease. Curr Opin Clin Nutr Met Care. 2023;26(6):528-33.

21

Tratamento cirúrgico da obesidade grave e acompanhamento do estado nutricional

Manoel Carlos Prieto Velhote
Adriana Servilha Gandolfo
Rosana Tumas
Ruth Rocha Franco

DESTAQUES

- O tratamento cirúrgico da obesidade em adolescentes visa reduzir o peso corpóreo e intervir antes que as comorbidades se tornem irreversíveis.
- A progressão da alimentação e hidratação após a cirurgia bariátrica (CB) é importante para miniminizar os efeitos gastrointestinais, maximizar a perda de peso, preservar a massa muscular e prevenir deficiências nutricionais.

INTRODUÇÃO

A obesidade infantil tornou-se uma epidemia com o número de crianças com sobrepeso e obesidade crescendo globalmente. De acordo com a Organização Mundial da Saúde (OMS), a previsão é que esse número chegue a 70 milhões até 2025.[1] Diversas complicações podem ser observadas nesse grupo de pacientes, tais como resistência insulínica (RI), diabetes *mellitus* tipo 2 (DM2), apneia obstrutiva do sono (AOS), esteatose hepática (EH), dislipidemia, hipertrofia ventricular esquerda (HVE), hipertensão arterial sistêmica (HAS), incontinência urinária, síndrome dos ovários policísticos, problemas ortopédicos, pseudotumor cerebri, além de distúrbios psicosocioeducacionais, como baixa autoestima, mau rendimento escolar, déficit cognitivo e exclusão social.[2] Tudo isso leva à mortalidade precoce e torna a perda de peso nesses pacientes uma prioridade.[3]

A perda de peso pode prevenir o desenvolvimento de DM2 em adolescentes obesos com pré-diabetes, melhorar o controle glicêmico dos diabéticos, reduzir o risco cardiovascular e melhorar a qualidade de vida.[4,5] No entanto, tratamentos clínicos, farmacológicos e comportamentais têm apresentado resultados limitados, e na obesidade grave o tratamento clínico é ainda menos eficaz e as complicações mais frequentes.[6,7]

A cirurgia bariátrica (CB) surge nesse cenário de alta morbimortalidade, sendo já considerada a melhor opção terapêutica para obesidade mórbida em adultos.[8]

CIRURGIA BARIÁTRICA EM ADOLESCENTES

A CB em adolescentes foi primeiramente relatada há mais de 30 anos, e desde então o número dos procedimentos bariátricos entre os pacientes com idade entre 10 e 19 anos aumentou rapidamente nos Estados Unidos.[9]

Durante muito tempo, a indicação da CB na faixa etária pediátrica foi desaconselhada devido ao desconhecimento dos comportamentos fisiológico e emocional no pós-operatório dos pacientes com idade inferior a 18 anos. Em 2004, em reunião de consenso da ASMBS (American Society for Metabolic and Bariatric Surgery), foi aceita a inclusão de adolescentes como pacientes que também poderiam se beneficiar do tratamento cirúrgico da obesidade.[3]

Atualmente as diretrizes do International Pediatric Endosurgery Group (Ipeg) preconizam que em adolescentes obesos a intervenção cirúrgica deva ser considerada como tratamento, caso eles já estejam próximos da estatura final.[10]

Os critérios mais comuns de índice de massa corpórea (IMC) para a consideração da CB em adolescentes são: IMC > 35 kg/m^2 com comorbidades maiores ou IMC > 40 kg/m^2 com comorbidades menores, conforme descrito no Quadro 1.

PRÉ-REQUISITOS PARA CIRURGIA BARIÁTRICA EM ADOLESCENTES

- Falha na obtenção de um peso saudável pelo menos por 6 meses de tratamento convencional/medicamentoso.
- Comorbidades médicas e psiquiátricas estão controladas.

QUADRO 1 Indicações para cirurgia bariátrica

IMC > 35 e 1 ou + critérios maiores • DM2. • Apneia obstrutiva do sono moderada ou grave (IAH > 15 eventos/hora). • Pseudotumor cerebral. • Esteatose hepática grave.
IMC > 40 e 1 ou + critérios menores • Apneia obstrutiva do sono leve (IAH > 5 eventos/hora). • Hipertensão. • Resistência à insulina. • Intolerância oral à glicose. • Dislipidemia. • Qualidade de vida comprometida. • Habilidade de realizar atividades diárias comprometida.

DM2: diabetes *mellitus* tipo 2; IAH: índice de apneia e hipopneia; IMC: índice de massa corporal.
Fonte: elaborado pelos autores.

- O paciente não possui uma causa médica reversível de obesidade.
- O paciente atingiu ou quase atingiu a maturidade fisiológica como determinado por um dos seguintes critério:
  - Idade óssea de 13 anos de idade (meninas) e 15 anos de idade nos meninos ou estádio puberal 5 de Tanner.
  - O paciente demonstra capacidade decisória e concorda com a cirurgia.
- Presença de um ambiente familiar de apoio e envolvido.
- O paciente está disposto e capaz de fazer as avaliações médicas e psicológicas completas antes e depois da cirurgia, evitar gravidez por 1 a 2 anos no pós-operatório e aderir às diretrizes nutricionais e de exercícios no pós-operatório.

TIPOS DE CIRURGIA BARIÁTRICA

Para fins didáticos, a CB pode ser dividida em restritiva, malabsortiva e combinada.

Tipo restritivo

- **Banda gástrica ajustável:** a diminuição do volume do estômago leva à perda de peso e à resolução de comorbidades. Demonstrou ser viável e segura em adultos e pode ser uma opção razoável em adolescentes.[11]

- **Gastrectomia vertical laparoscópica (GVL):** é geralmente restritiva; no entanto, pensa-se que, excitando o fundo gástrico e reduzindo a massa endócrina do corpo gástrico, esse procedimento pode envolver mecanismos hormonais adicionais para controlar o peso.[12,13] Tornou-se um procedimento popular entre adultos pela relativa simplicidade, minimização da síndrome de *dumping* (preserva o piloro) e por permitir a opção de avançar para derivação Y-Roux, caso a perda de peso seja insuficiente ou o refluxo gástrico seja persistente.[14] Por essas razões, mais a segurança e perfil de eficácia do procedimento, tornou-se uma técnica popular para indicação em adolescentes.[15]
- **Banda gástrica ajustável por via laparoscópica:** por ser um procedimento puramente restritivo sem má-absorção e totalmente reversível, tem defensores de seu uso em adolescentes.

Tipo disabsortivo

- ***Bypass* gástrico Roux-Y (RYGB):** desvia os nutrientes do duodeno e comprimentos variados do jejuno. É o procedimento mais comum e mais bem estudado em adolescentes, e demonstrou-se capaz de produzir perda de peso superior e resolução de comorbidades.

Atualmente houve uma mudança na escolha dos tipos de procedimentos cirúrgicos, deixando de lado os procedimentos abertos para utilizar técnicas minimamente invasivas. A GVL é uma opção atraente devido à simplicidade do procedimento combinado com bons resultados, dando-lhe o potencial de em breve ultrapassar o RYGB como o procedimento de perda de peso mais comumente realizado.[16-18]

FISIOLOGIA DA CIRURGIA BARIÁTRICA

Com o aumento do número de pacientes submetidos à CB, o desenvolvimento de modelos animais para os vários tipos de cirurgia tem aberto campo para entendimento dos mecanismos que induzem à perda de peso e melhora metabólica, que ainda não estão bem esclarecidos. A CB não tem só efeito na redução da gordura corporal, mas também melhora os parâmetros metabólicos como os níveis de lípidios plasmáticos, por exemplo. Esses efeitos benéficos têm sido documentados em vários estudos após RYGB.[19-21]

Operar adolescentes precocemente seria o mesmo que intervir antes que as comorbidades se tornem irreversíveis. Estudos sugerem que ocorre a remissão completa do DM2 em adolescentes que foram submetidos à CB.[22] O ganho de peso posterior em adultos pós-CB é descrito, mas em adolescentes isso ainda é desconhecido.[23,24]

ASPECTOS NUTRICIONAIS

A participação da equipe multiprofissional e de suporte nutricional no tratamento do adolescente com obesidade mórbida é fundamental, tanto antes como depois da CB. Os riscos dos distúrbios nutricionais crônicos nesses pacientes são grandes, independentemente da técnica cirúrgica que venha a ser empregada.[25] O objetivo da CB é reduzir o peso corpóreo, e isso pode ser alcançado com a adoção de hábitos alimentares saudáveis, aumento de atividade física, melhora da autoestima e readaptação social.[26]

GASTRECTOMIA VERTICAL LAPAROSCÓPICA

A alteração mais importante que ocorre do ponto de vista alimentar é referente ao tamanho da porção. O estômago consegue tolerar menores volumes no início, mas ao longo do tempo ocorre uma adaptação. É descrito que após 3 meses da CB, em média, os pacientes conseguem ingerir até 1.000 kcal/dia, divididos em 3 a 6 refeições. Nessa fase é importante enfatizar a aquisição de bons hábitos alimentares. Inicia-se com pequenos volumes distribuídos em 6 refeições e gradativamente se deve buscar o hábito de 3 refeições por dia (ingestões maiores em menos refeições por dia). O objetivo é chegar aos 12 meses de pós-operatório mantendo uma ingestão diária adequada para o novo peso e atividade física.

Recomenda-se que a progressão da dieta minimize os efeitos gastrointestinais, maximize a perda de peso e preserve a massa muscular. No período pós-operatório imediato a hidratação é muito importante, e os pacientes devem ingerir líquidos claros em goles pequenos, lentamente e de preferência com canudo para evitar a ingestão de ar.[27]

ALIMENTAÇÃO NO PÓS-OPERATÓRIO

A progressão da alimentação nesse período gera grande ansiedade ao adolescente. É importante que antes da cirurgia o paciente e os cuidadores recebam orientações e receitas para o preparo das refeições em casa, garantindo a segurança e aceitação da dieta nessa primeira fase.

- Fase imediata: liberados líquidos claros para testar a passagem apropriada na via digestiva. Em geral, inicia-se com 50 mL a cada 30 minutos no período em que o paciente está acordado.
- Nos primeiros 10 dias após a cirurgia: para não correr o risco da impactação do alimento sólido usa-se dieta líquida hiperproteica.
- Em seguida, aumenta gradualmente o volume e a densidade da dieta, introduzindo alimentos sólidos em pequenas porções até que, em média, aos 6 meses de pós-operatório, o paciente esteja ingerindo uma alimentação normal e saudável.
- Regras que devem ser seguidas:
  - Parar de comer quando se sentir "cheio".
  - Nunca comer e beber ao mesmo tempo.
  - Medir tanto alimentos como bebidas antes de começar a comer.
  - Mastigar muito até que os alimentos estejam praticamente pastosos.
  - Fazer de 4 a 6 refeições ao dia.
  - Evitar doces e alimentos gordurosos.
  - Vegetais e frutas devem ser sempre incluídos nas refeições.

Etapas da alimentação após a cirurgia (Anexo)

Fase 1: 1º dia após a cirurgia

Recomendam-se líquidos claros de baixa caloria, não alcoólicos e sem açúcar, descafeinados.[25,26]

- Água: incentivar o consumo no decorrer do dia, conforme a tolerância (em torno de 50 mL a cada 30 minutos). Recomendados 600 a 900 mL de água por dia.[25]

  O paciente deverá ingerir chá de ervas e água aos poucos, conforme a tolerância. Tomar líquidos em goles pequenos, se necessário com auxílio de canudo.

Fase 2: 2º ao 9º dia após a cirurgia

- Líquidos com alto teor de proteína.
- Calorias: 500 a 600 kcal/dia.
- Proteínas: 50 a 60 g/dia.
- Novos alimentos devem ser introduzidos: leite desnatado, bebidas com alto teor proteico, iogurte desnatado.
- Padrão da refeição: 3 a 6 refeições/dia.
- Volume: meio copo por refeição (alimentos sólidos).
- Água e demais líquidos seguem a mesma recomendação da fase anterior.[25,26]

Fase 3: 10º ao 45º dia após cirurgia

- Consistência pastosa, alimentos com alta concentração proteica.
- Calorias: 500 a 700 kcal/dia.
- Proteínas: 60 g/dia.
- Novos alimentos devem ser introduzidos: ovo mexido, peixe, frango, peru desfiado/triturado, queijo com baixo teor de gordura (*cottage*/ricota).
- Oferecer alimentos novos, um de cada vez (1/4 de copo) por 2 a 3 dias.
- Padrão da refeição: 3 a 4 refeições/dia.
- Volume: meio copo por refeição de alimentos sólidos ou 150 mL de bebida proteica por refeição.
- Água e demais líquidos seguem a mesma recomendação da fase anterior.

Recomendações:

- Comer primeiro os alimentos ricos em proteína (suplemento hiperproteico ou clara de ovo ou carnes).
- Comer em prato pequeno, usar talheres pequenos.
- Mastigar bem o alimento e engolir quando estiver bem pastoso.
- Bebidas sem adição de açúcar; se for necessário, usar adoçantes.[26]

Fase 4: a partir do 45º dia

- Consumir alimentos macios, frutas, vegetais e grãos.
- Novos alimentos a serem introduzidos: feijão, aveia, arroz, macarrão, batata, grãos integrais.
- Calorias: 700 a 900 kcal/dia.
- Proteínas: 60 g/dia.

- Padrão da refeição: 3 a 6 refeições/dia.
- Volume: meio copo por refeição de alimentos sólidos e evoluir para 3/4 de copo até um copo e meio ou 240 mL de bebida proteica por refeição.
- Água e demais líquidos seguem a mesma recomendação das fases anteriores.

COMPLICAÇÕES MAIS COMUNS

Diarreia

Pode estar relacionada à ingestão excessiva de gorduras e doces, ou bebidas alcoólicas e líquidos em grandes volumes.

Vômitos

Associados à ingestão de alimentos gordurosos ou doces concentrados, mastigação insuficiente, ingestão de grande quantidade de alimentos ou alimentação realizada muito rapidamente.

Queda de cabelo

Relacionada às situações de estresse, dietas restritivas, anemia, desnutrição e deficiências de micronutrientes. Com a alimentação rica em proteínas e suplementação adequada de vitaminas e minerais, esse problema deve ser resolvido em 6 a 9 meses após o procedimento.

Intolerâncias alimentares

A carne vermelha é o alimento que com mais frequência causa queixa de intolerância. Pode estar relacionada à mastigação inadequada ou à diminuição da secreção gástrica.

O leite de vaca e derivados, devido à presença de lactose, também pode gerar desconforto. Se houver queixa, recomenda-se o uso de leite com baixo teor de lactose.[28]

ACOMPANHAMENTO DO ESTADO NUTRICIONAL

Peso

A CB pode resultar em perda de 58 a 73% do peso corpóreo, reduzindo a progressão e piora de comorbidades na vida adulta. Cerca de 10 a 15% dos pacientes voltam a ganhar peso, geralmente a partir dos 18 a 24 meses após a cirurgia, em decorrência de falta de aderência às orientações e dificuldades na mudança do estilo de vida.[29]

Outros marcadores

Consultas regulares de acompanhamento devem ser realizadas pelo menos 2 semanas, e posteriormente com 1, 3, 6, 12 e 18 meses após a alta. A partir daí, recomenda-se retorno anual pelo resto da vida.[29]

Em cada consulta se avalia a antropometria (peso, estatura e circunferência abdominal). A composição corpórea pode ser avaliada a partir do exame de bioimpedância. Essas medidas indicam qual território está se depletando em maior velocidade, auxiliando uma orientação nutricional mais adequada.

A avaliação laboratorial inicia-se no pré-operatório, e mantém-se no seguimento pós-CB. Hemograma, eletrólitos, glicemia, ureia, creatinina, proteínas totais e frações, insulina, transaminases, enzimas canaliculares, perfil lipídico, perfil de ferro, minerais (cálcio, fósforo, magnésio, zinco), leptina, cortisol sérico, hormônios tireoidianos, 25-hidroxivitamina D, paratormônio, folato, tiamina, vitamina B12, ultrassonografia de abdome (para avaliar EH e litíase vesicular) e densitometria óssea.

Quando houver perda mensal superior a 10 kg, deve-se também avaliar níveis de magnésio, fósforo, zinco, cobre, selênio, vitamina B12 e perfil de ferro.[29-31]

Um suplemento polivitamínico e mineral deve ser prescrito, preferencialmente em pó, líquido ou goma mastigável.

Recomenda-se diariamente[26,29] a suplementação de vitaminas, minerais e proteínas para adolescentes após cirurgia bariátrica, conforme apresenta o Quadro 2. A periodicidade de avaliação nutricional antes e após cirurgia bariátrica encontra-se no Quadro 3.

QUADRO 2 Suplementação de vitaminas, minerais e proteínas para adolescentes após cirurgia bariátrica

Nutriente	Recomendação diária
Ferro	45-60 mg (ferro elementar)/dia
Vitamina B12	350 mcg/dia (oral), 500-1.000 mcg intramuscular por 2-3 meses
Ácido fólico	400-1.000 mcg/dia
Vitamina D	600-2.000 UI/dia para manutenção, se deficiência: 1.000-5.000 UI/dia
Cálcio	1.300 mg/dia (citrato de cálcio)
Vitamina A	DRI 700 mcg/dia para meninas e 900 mcg para meninos (em multivitamínicos)
Vitamina E	15 mg/dia (oral). Doses maiores podem ser necessárias para manter o estado nutricional em pacientes com história prévia de deficiência
Vitamina K	90-120 mcg/dia (oral)
Zinco	DRI 9 mg/dia para meninas e 11 mg/dia para meninos
Cobre	DRI 890 mcg/dia para meninas e meninos
Tiamina	50 mg/dia (em complexo B)
Selênio	40 mcg/dia (9-13 anos) e 55 mcg/dia (14-18 anos) (multivitamínico contendo a recomendação conforme RDA)
Proteína	60-90 g/dia (1-1,5 g/kg/dia)

DRI: *Dietary Reference Intakes*; RDA: *Recommended Dieatry Allowance*.
Fonte: Pereira et al.[30]

Quando a suplementação por via oral não é suficiente, usa-se a via intramuscular ou a endovenosa, principalmente quando se trata da reposição de ferro e vitamina B12.

Estes são os 10 passos para manutenção de peso, segundo o Guia Brasileiro de Nutrição em Cirurgia Bariátrica e Metabólica (2023):

1. Realizar acompanhamento nutricional mensalmente ou a cada 2 meses para manter a perda de peso (por 6 meses).
2. Seguir as recomendações nutricionais (perda de peso insuficiente está associada à não adesão às recomendações e ao não cumprimento das orientações dietéticas).
3. Comer 3 refeições e 2 pequenos "lanches inteligentes" ao longo do dia.
4. Comer devagar e mastigar bem a comida.

5. Evitar alimentos ricos em açúcar e carboidratos simples e limitar o consumo de álcool a 1 a 2 bebidas/semana.
6. A ingestão de líquidos deve ser de 8 a 10 copos de água/dia.
7. Ingerir proteínas de alto valor biológico em todas as refeições.
8. Monitorar o peso 1 vez por semana.
9. Praticar exercícios físicos regularmente (pelo menos 3 vezes por semana), atingindo o objetivo de 10 mil passos/dia.
10. Substituir alimentos ultraprocessados (batata frita, barra de cereais e biscoitos) por alimentos naturais, pois a maioria desses alimentos contém ingredientes que estimulam o apetite e são ricos em sódio, gordura, carboidratos e aditivos químicos. Procurar comer pouco antes de dormir.

QUADRO 3 Periodicidade de avaliação nutricional antes e após cirurgia bariátrica

Métodos	Período de avaliação	Adolescente
Antropométrico	**Mensal** até o sexto mês, **trimestral** até o final do primeiro ano, **semestral** até o final do segundo ano e anual a partir do terceiro ano	Peso, altura, IMC, % redução de peso e circunferências (cintura, pescoço e panturrilha)
Bioquímico	**Trimestral** até o final do primeiro ano e **anual** a partir do segundo ano	Hemograma completo, ferritina, índice de saturação de transferrina, transferrina, capacidade total de ligação da transferrina, ácido fólico B9, vitamina B12, ácido acetil malônico (AAM), vitamina B1, vitamina C, vitamina A (betacaroteno), vitamina D, vitamina E, vitamina K, cálcio, fósforo, magnésio, paratormônio, cobre celuroplasmina, zinco, selênio, proteínas totais e frações, peptídeo C e funções hepáticas e renais

(continua)

QUADRO 3 Periodicidade de avaliação nutricional antes e após cirurgia bariátrica (*continuação*)

Métodos	Período de avaliação	Adolescente
Consumo alimentar	**Mensal** até o sexto mês, **trimestral** até o final do primeiro ano, semestral até o final do segundo ano e anual a partir do terceiro ano	Registro alimentar 3 dias (RA3), alimentos semiquantitativos e questionário de frequência de consumo alimentar (QFCA)
Composição corporal	**Semestral** até o final do segundo ano e **anual** a partir do terceiro ano	Bioimpedância elétrica, tetrapolar, segmentado e Dexa (quando possível)
Exame físico	Mensal até o sexto mês, trimestral até o final do primeiro ano, semestral até o final do segundo ano e anual a partir do terceiro ano	Cabelo (brilho, textura, queda), pele (seca), olhos (conjuntiva), boca (feridas nos cantos), glossite, unhas frágeis e quebradiças, edema em membros inferiores, sinais de deficiências nutricionais (cólicas, formigamento, dor no pé), alterações sensoriais (paladar e olfato) e memória

Dexa: densitometria óssea; IMC: índice de massa corporal.
Fonte: Pereira et al.[30]

CONSIDERAÇÕES FINAIS

A CB em pacientes pediátricos com obesidade mórbida leva à perda de peso e à melhora de complicações clínicas.[31] A GVL atualmente é a técnica de primeira escolha para adolescentes, pela vantagem de reverter o peso com poucas complicações. A equipe multidisciplinar responsável pelo acompanhamento desses pacientes deve ser cuidadosa, monitorando adequadamente os aspectos físicos e psicossociais, para garantir o sucesso do tratamento.

REFERÊNCIAS

1. Nishtar S, Gluckman P, Armstrong T. Ending childhood obesity: a time for action. Lancet. 2016;387(10021):825-7.
2. Segal ACM, Cordas TA. Aspectos psicossociais e psiquiátricos da obesidade. Rev Psiquiatr Clin. 2002;29(2):81-4.
3. Train AT, Dorman RM, Harmon CM. Adolescent bariatric surgery: quality outcomes, and debates. Curr Surg Rep. 2017;5:2.

4. Karamanakos SN, Vagenas K, Kalfarentzos F, Alexandrides TK. Weight loss, appetite suppression, and changes in fasting and postprandial ghrelin and peptide-YY levels after Roux-en-Y gastric bypass and sleeve gastrectomy: a prospective, double blind study. Ann Surg. 2008;247(3):401-7.
5. Ramon JM, Salvans S, Crous X, Puig S, Goday A, Benaiges D, et al. Effect of Roux-en-Y gastric bypass vs sleeve gastrectomy on glucose and gut hormones: a prospective randomised trial. Journal of gastrointestinal surgery: official. J Gastrointest Surg. 2012;(6):1116-22.
6. Connelly JB, Duaso MJ, Butler G. A systematic review of controlled trials of interventions to prevent childhood obesity and overweight: a realistic synthesis of the evidence. Pub Health. 2007;121(7):510-7.
7. Shi X, Karmali S, Sharma AM, Birch DW. A review of laparoscopic sleeve gastrectomy for morbid obesity. Obes Surg. 2010;20(8):1171-7.
8. Sjostrom L, Lindroos AK, Peltonen M, Torgerson J, Bouchard C, Carlsson B, et al. Lifestyle, diabetes, and cardiovascular risk factors 10 years after bariatric surgery. N Engl J Med. 2004;351(26):2683-93.
9. Kelleher DC, Merrill CT, Cottrell LT, Nadler EP, Burd RS. Recent national trends in the use of adolescent inpatient bariatric surgery: 2000 through 2009. JAMA Pediatr. 2013;167(2):126-32.
10. Treadwell JR, Sun F, Schoelles K. Systematic review and meta-analysis of bariatric surgery for pediatric obesity. Ann Surg. 2008;248(5):763-76.
11. Patel AG, Murgatroyd B, Ashton WD. Single incision laparoscopic adjustable gastric banding: 111 cases. Surg Obes Relat Dis. 2012;8(6):747-51.
12. Cummings DE, Weigle DS, Frayo RS, Breen PA, Ma MK, Dellinger EP, et al. Plasma ghrelin levels after diet-induced weight loss or gastric bypass surgery. N Engl J Med. 2002;346(21):1623-30.
13. Anderson B, Switzer NJ, Almamar A, Shi X, Birch DW, Karmali S. The impact of laparoscopic sleeve gastrectomy on plasma ghrelin levels: a systematic review. Obes Surg. 2013;23(9):1476-80.
14. Nguyen NT, Nguyen B, Gebhart A, Hohmann S. Changes in the makeup of bariatric surgery: a national increase in use of laparoscopic sleeve gastrectomy. J Am Coll Surg. 2013;216(2):252-7.
15. Pourcher G, De Filippo G, Ferretti S, Piquard C, Dagher I, Bougnères P. Short-term results of single-port sleeve gastrectomy in adolescents with severe obesity. Surg Obes Relat Dis. 2015;11(1):65-9.
16. Zwintscher NP, Azarow KS, Horton JD, Newton CR, Martin MJ. The increasing incidence of adolescent bariatric surgery. J Pediatr Surg. 2013;48(12):2401-7.
17. Pallati P, Buettner S, Simorov A, Meyer A, Shaligram A, Oleynikov D. Trends in adolescent bariatric surgery evaluated by UHC database collection. Surg Endosc. 2012;26(11):3077-81.
18. Inge TH, Zeller MH, Jenkins TM, Helmrath M, Brandt ML, Michalsky MP, et al. Perioperative outcomes of adolescents undergoing bariatric surgery: the Teen-longitudinal assessment of bariatric surgery (Teen-Labs) study. JAMA Pediatr. 2014;168(1):47-53.
19. Nguyen NT, Varela E, Sabio A, Tran CL, Stamos M, Wilson SE. Resolution of hyperlipidemia after laparoscopic Roux-en-Y gastric bypass. J Am Coll Surg. 2006;203(1):24-9.
20. Dixon JB, O'Brien PE. Health outcomes of severely obese type 2 diabetic subjects 1 year after laparoscopic adjustable gastric banding. Diabetes Care. 2002;25(2):358-63.
21. Zlabek JA, Grimm MS, Larson CJ, Mathiason MA, Lambert PJ, Kothari SN. The effect of laparoscopic gastric bypass surgery on dyslipidemia in severely obese patients. Surg Obes Relat Dis. 2005;1(6):537-42.
22. Inge TH, Miyano G, Bean J, Helmrath M, Courcoulas A, Harmon CM, et al. Reversal of type 2 diabetes mellitus and improvements in cardiovascular risk factors after surgical weight loss in adolescents. Pediatrics. 2009;123(1):214-22.
23. Sjostrom L, Napbro K, Sjostrom D, Karason K, Larsson B, Wedel H, et al. Effects of bariatric surgery on mortality in Swedish obese subjects. N Engl J Med. 2007;357(8):741-52.
24. Heber D, Greenway FL, Kaplan LM, Livingston E, Salvador J, Still C; Endocrine Society. Endocrine and nutritional management of the post-bariatric surgery patient: an Endocrine Society Clinical Practice Guideline. J Clin Endocrinol Metab. 2010 ;95(11):4823-43.

25. Nogueira I, Hrovat K. Adolescent bariatric surgery: review on nutrition considerations. Nutr Clin Pract. 2014;29(6):740-6.
26. Fullmer MA, Abrams SH, Hrovat K, Mooney L, Scheimann AO, Hillman JB, et al. Nutritional strategy for adolescents undergoing bariatric surgery: report of a working group of the Nutrition Committee of NASPGHAN/NACHRI. J Pediatr Gastroenterol Nutr. 2012;54(1):125-35.
27. Leahy CR, Luning A. Review of nutritional guidelines for patients undergoing bariatric surgery. AORN J. 2015;102(2):153-60.
28. Scabim VM. Educação nutricional para pacientes em programa de cirurgia bariátrica. In: Trecco S. Guia prático de educação nutricional. Barueri: Manole; 2016. p.53-64.
29. Weiss AL, Mooney A, Gonzalvo JP. Bariatric surgery: the future of obesity management in adolescents. Adv Pediatr. 2017;64(1):269-83.
30. Pereira SE, Rossoni C, Cambi MPC, Faria SL, Mattos FCC, Campos TBF de, et al. Brazilian guide to nutrition in bariatric and metabolic surgery. Langenbeck's Arch Surg. 2023;408:143.
31. Ledoux S, Msika S, Moussa F, Larger E, Boudou P, Salomon L, et al. Comparison of nutritional consequences of conventional therapy of obesity, adjustable gastric banding, and gastric bypass. Obes Surg. 2006;16(8):1041-9.

ANEXO – EXEMPLO DE ESQUEMA ALIMENTAR APÓS CIRURGIA BARIÁTRICA

Fase 1 – 1º dia após a cirurgia

Alimento	Quantidade	Horário
Chá de ervas com adoçante	200 mL	3 em 3 horas

Água: incentivar o consumo no decorrer do dia conforme a tolerância (± 50 mL a cada 30 minutos). Recomenda-se 600 a 900 mL de água por dia.

O paciente deverá ingerir chá aos poucos, conforme a tolerância. Tomar líquidos em goles pequenos, se necessário com auxílio de canudo.

Fase 2 – 2º ao 9º dia após a cirurgia

Alimentos	Quantidade
Leite desnatado acrescido de leite desnatado em pó ou proteína em pó	100 mL 1 colher de sopa
Fruta com acréscimo de alimento fonte de fibra*	1 unidade pequena 1 colher de sopa
Sopa liquidificada Ovo cozido ou pochê ou mexido Fruta em pedaços pequenos	100 mL 1 unidade 1 unidade

* Aveia, *physilium*, banana verde, sementes de mamão, chia, linhaça ou módulo de fibra.

Composição da sopa

- Um cereal ou tubérculo (raízes), uma leguminosa (grão/feijão), uma carne, duas hortaliças (verduras e legumes).

- Utilizar **um** alimento de cada grupo. Ver o quadro a seguir:

Cereal ou tubérculo	Leguminosas	Carnes	Legumes e verduras	
Arroz			Abóbora Abobrinha	Acelga
Batata		Frango	Berinjela	Agrião
Cará	Feijão	Peixe	Beterraba	Alface
Inhame	Ervilha	Porco	Cenoura	Almeirão
Macarrão	Grão-de-bico	Proteína de soja	Chuchu	Brócolis
Mandioca	Lentilha	Ovos	Pepino	Couve-flor
Mandioquinha		Carne de boi	Tomate	Escarola
Milho				Espinafre
			Vagem	

Acrescentar à sopa: 1 colher de sopa de proteína em pó + 1 clara de ovo cozida. A sopa pode ser liquidificada ou amassada.

Fase 3 – 10º ao 45º dia após a cirurgia

Refeição	Alimento/preparação	Quantidade
Café da manhã	Leite desnatado acrescido de leite desnatado em pó ou proteína em pó	100 mL 1 colher de sopa
Lanche da manhã	Fruta com acréscimo de farelo de aveia	100 mL 1 colher de sopa
Almoço e jantar	Ovo cozido ou pochê ou mexido Carne (frango, peixe, porco, proteína de soja ou carne bovina) Purê de legumes ou legumes bem cozidos refogado Fruta em pedaços	1 unidade 2 colheres de sopa 2 colheres de sopa 1 porção pequena
Lanche da tarde	Leite desnatado acrescido de leite desnatado em pó ou proteína em pó	100 mL 1 colher de sopa
Lanche da noite	Leite desnatado acrescido de leite desnatado em pó ou proteína em pó	100 mL 1 colher de sopa

Fase 4 – a partir do 45º dia

Alimentação hipocalórica

REFEIÇÃO	ALIMENTO	PORÇÃO
Café da manhã	Leite desnatado acrescido de leite desnatado em pó ou proteína em pó Crepioca	100 mL 1 unidade pequena
Lanche da manhã	Banana amassada com Farelo de aveia	1 unidade pequena 1 colher de sopa
Almoço e jantar	Carne de frango, peixe, porco, bovina, proteína de soja Clara de ovo cozida Arroz integral Feijão Salada de alface Abobrinha refogada	2 colheres de sopa 1 unidade 2 colheres de sopa 2 colheres de sopa 1 pires 2 colheres de sopa
Lanche da tarde	Leite desnatado acrescido de leite desnatado em pó ou proteína em pó Milho cozido Queijo branco	100 mL 1 unidade pequena 1 fatia fina
Lanche da noite	Leite desnatado acrescido de leite desnatado em pó ou proteína em pó Mamão	100 mL 1 fatia fina

RECEITAS

Sopa de legumes com carne

Ingredientes

- 100 g de carne (frango, peixe, porco ou bovina)
- ½ xícara (chá) de cenoura picada
- ½ batata picada
- 1 colher (sopa) de couve-manteiga picada
- 1 colher (sopa) de feijão previamente cozido, com caldo
- 1 colher (café), nivelada, de sal
- 1 colher (sobremesa) de óleo de soja

Preparo

Cozinhar a carne, a cenoura e a batata em 500 mL de água, até que os alimentos estejam bem macios. Em seguida, acrescentar a couve e cozinhar por mais 5 minutos. Passar o conteúdo da panela sem a carne, com a água do cozimento e o feijão em uma peneira de malha grossa. Voltar à panela e reservar.

Levar a carne ao liquidificador e bater até desmanchá-la por completo. Levar à panela, junto à mistura reservada. Reaquecer, mexendo por aproximadamente 3 minutos. Temperar com o sal. Acrescentar o óleo.

Rendimento: 1 a 2 porções.

Purê de legumes

Ingredientes

- 1 colher de sopa de óleo
- ½ colher de chá de sal
- 1 dente de alho amassado
- 1 chuchu
- 1 batata grande
- ½ xícara de leite desnatado

Preparo

Descascar a batata e o chuchu e levar para cozinhar; amassar após o cozimento.

Refogar em uma panela o alho com óleo e sal.

Acrescentar a batata e o chuchu e acrescentar o leite aos poucos até que se obtenha a consistência desejada.

Dica: o chuchu pode ser substituído por cenoura, brócolis ou beterraba. Pode-se acrescentar queijo minas padrão ralado.

22

Dieta cetogênica

Maria Carolina de Pinho Porto
Bruna de Siqueira Barros
Roberta Rodrigues da Costa Serra

DESTAQUES

- A dieta cetogênica (DC) é utilizada em pediatria para terapêutica anticonvulsivante.
- A DC é reservada como última opção de tratamento, após o estabelecimento do diagnóstico de epilepsia refratária, definida como persistência na frequência das crises epilépticas.
- Corpos cetônicos produzidos pela DC podem atuar no metabolismo de mediadores do sistema nervoso central.

INTRODUÇÃO

A epilepsia é uma doença crônica que afeta 0,5 a 1% da população. Cerca de 60% dos casos apresentam seu início na infância e 20 a 30% dos pacientes evoluem para uma forma refratária ao tratamento clássico com drogas antiepilépticas (DAE).[1] A chance de uma criança ter suas crises epilépticas controladas com a introdução de uma nova droga é de 5%. A dieta cetogênica (DC) é baseada em gorduras como fonte de energia, produzindo corpos cetônicos; dessa forma, o organismo entra em "cetose", que tem efeito anticonvulsivante.[2]

A DC e suas variações constituem tratamentos não farmacológicos bem estabelecidos para crianças e adultos com epilepsia refratária a medicamentos. A DC tem como característica ser hipoglicídica, normoproteica e hiperlipídica. Atualmente, existem quatro grandes grupos: a DC clássica (DCC), a dieta de Atkins modificada (DAM), a dieta cetogênica com triglicerídeos de cadeia média (DCTCM) e o tratamento com a dieta de baixo índice glicêmico (dieta BIG).[2,3]

HISTÓRICO

Em 1921, Wilder sugeriu que uma dieta rica em gordura e pobre em carboidrato poderia produzir a cetose e a acidose metabólica características do jejum. Esse tratamento foi chamado de "dieta cetogênica", sendo amplamente utilizado ao longo das décadas de 1920 e 1930. Em 1938, a descoberta da difenil-hidantoína marcou o declínio do uso da DC, uma vez que novas DAE começaram a ser pesquisadas e utilizadas. Na década de 1970, para facilitar a adesão à dieta, o acréscimo de maior quantidade de triglicerídeos de cadeia média foi sugerido. Porém, na década de 1990, a DC voltou a ter mais destaque após a história de um paciente, Charlie, que teve seu caso relatado em um programa de televisão nos Estados Unidos.[4]

A dieta de Atkins foi promovida em 1972 pelo cardiologista Robert C. Atkins. A dieta é rica em gordura, tem baixo teor de carboidratos e produz a cetose. O DAM foi introduzido pela primeira vez em 2003 na Universidade Johns Hopkins. Essa dieta alternativa induz a cetose de forma mais palatável e menos restritiva. A dieta BIG foi usada no tratamento da epilepsia pela primeira vez em 2005. A hipótese é que a estabilização da glicemia pode ser um dos mecanismos de ação desta variante da DC.[4]

MECANISMO DE AÇÃO

O mecanismo de ação da DC e de suas variantes ainda não está completamente esclarecido. Estudos experimentais sugerem uma complexidade de mecanismos envolvendo alterações na função mitocondrial, efeitos dos corpos cetônicos na função neuronal e na liberação de neurotransmissores.[4] Acredita-se que os corpos cetônicos possam atuar no metabolismo do Gaba e do glutamato, estando associados também à produção de mediadores inibitórios e conferindo um efeito protetor no controle das crises.[5]

Além dos estudos experimentais, até o momento foram realizados quatro ensaios randomizados controlados (três com nível de evidência III e um com nível de evidência II), com foco na eficácia da DC em comparação a medicamentos de uso contínuo ou a um braço placebo. Esses estudos reconheceram a DC como tratamento válido, com base em evidências.[6-9]

SELEÇÃO DE PACIENTES

Faixa etária

As DC podem tratar a epilepsia em indivíduos desde a infância até a idade adulta. Durante anos, pensava-se que as crianças tinham dificuldade em manter a cetose enquanto atendiam suas necessidades de crescimento. Assim, historicamente, as DC não eram recomendadas para os lactentes. No entanto, há agora evidências preliminares de que crianças com menos de 2 anos podem ser uma população de idade ideal para iniciar a DC.[10,11] Um relato de caso recente demonstra que as DC são seguras e eficazes até mesmo para um lactente jovem, com seis semanas de vida.[12]

Quando iniciar?

Tradicionalmente, as DC são reservadas como última opção de tratamento, após o estabelecimento do diagnóstico de epilepsia refratária, definida como persistência na frequência das crises epilépticas após o uso de pelo menos duas DAE devidamente indicadas para o tipo de epilepsia (focal ou generalizada), utilizadas em associação ou não com outras. No entanto, existem algumas condições específicas para as quais a DC poderia ser considerada precocemente no curso do tratamento da epilepsia, uma vez que dois terços ou mais de seus portadores apresentam satisfatória resposta à DC. Isso é uma redução de 50% ou mais do número de crises (Quadro 1). As situações clínicas que em cerca da metade dos casos apresentam resposta satisfatória estão apresentadas no Quadro 2.[3]

QUADRO 1 Síndromes epiléticas e condições clínicas* para as quais a DC tem sido consistentemente relatada como mais benéfica do que a média (> 70%) em relação à resposta à DC**

• Complexo esclerose tuberosa
• Crianças ou bebês alimentados exclusivamente por fórmulas
• Deficiência de GLUT-1
• Deficiência de piruvato desidrogenase
• Desordens mitocondriais do complexo I
• Espasmos infantis
• Estado epilético super-refratário
• Síndrome de Angelman
• Síndrome de Doose
• Síndrome de Dravet
• Síndrome de deficiência de proteína transportadora de glicose 1 (GLUT -1) (Glut1DS)
• Síndrome de epilepsia relacionada à infecção febril (Fires)
• Síndrome de Ohtahara

* Listadas em ordem alfabética.
** Definida como > 50% de redução de convulsões.
DC: dieta cetogênica.
Fonte: elaborado pelas autoras.

QUADRO 2 Síndromes epiléticas e condições clínicas* para as quais a DC tem sido benéfica em cerca de 50%

Deficiência de adenilosuccinatolíase
Deficiência de fosfofrutoquinase
Doença do corpo de Lafora
Encefalopatia CDKL5
Encefalopatia epiléptica com pico contínuo e onda durante o sono
Epilepsia da infância com convulsões focais migratórias
Epilepsia de ausência na criança
Epilepsia juvenil mioclônica
Glicogenose tipo V
Malformação cortical
Panencefalite subaguda esclerosante (SSPE)
Síndrome de Landau-Kleffner
Síndrome de Lennox-Gastaut
Síndrome de Rett

* Listadas em ordem alfabética.
DC: dieta cetogênica.
Fonte: elaborado pelas autoras.

As DC constituem o tratamento de primeira escolha para duas situações clínicas: deficiência de GLUT-1, quando o transporte de glicose através da barreira hematoencefálica é prejudicado, resultando em crises epiléticas, frequentemente associadas com atraso no desenvolvimento e distúrbio do movimento; e deficiência de piruvato desidrogenase, situação na qual o piruvato não pode ser metabolizado em acetil-CoA, resultando em um distúrbio mitocondrial com acidose láctica, convulsões e encefalopatia grave. Em ambos os casos, a DC fornece um combustível alternativo para o cérebro em desenvolvimento.[3]

Quando não começar?

Existem algumas condições clínicas que contraindicam o uso da DC (Quadro 3). A adaptação metabólica à DC envolve uma mudança do uso de carboidratos para lipídios como fonte primária de energia. Portanto, antes de iniciar a DC, uma criança deve ser rastreada para distúrbios de transporte de ácidos graxos e sua oxidação, se houver suspeita clínica dessas condições, especialmente no contexto de epilepsia sem uma etiologia clara.[3]

QUADRO 3 Contraindicações ao uso da dieta cetogênica

Absolutas
Deficiência primária de carnitina
Deficiência de carnitina palmitoiltransferase (CPT) I ou II
Deficiência de carnitina translocase
Defeito de beta-oxidação
Deficiência de piruvato carboxilase
Porfiria
Relativas
Incapacidade de manter uma nutrição adequada
Foco cirúrgico identificado por neuroimagem e monitoramento de vídeo (EEG)
Inconformidade dos pais ou cuidadores
Uso concomitante de propofol (o risco de síndrome de infusão de propofol pode ser maior)

EEG: eletroencefalograma.
Fonte: elaborado pelas autoras.

AVALIAÇÃO ANTES DE INICIAR A DIETA

Antes do início da DC é importante identificar o(s) tipo(s) convulsivo(s), descartar distúrbios metabólicos que contraindicam tratamento dietético, avaliar a presença de comorbidades (presença de cálculos renais, dificuldade de deglutição, hipercolesterolemia, ingestão, refluxo gastroesofágico, constipação, cardiomiopatia e acidose metabólica crônica) e do estado nutricional. Dessa forma, alguns exames complementares devem ser solicitados (Quadro 4). Além disso, todos os medicamentos devem ser revistos a fim de determinar o teor de carboidratos, buscando opções de preparações sem ou com menor teor de carboidratos.

QUADRO 4 Exames complementares que devem ser realizados antes de iniciar a dieta

• Hemograma completo.
• Sódio, potássio, cloro, gasometria (pode ser venosa), proteína total e frações, TGO, TGP, ureia, creatinina.
• Glicemia e lipidograma de jejum.
• Vitamina D, cálcio, fósforo, magnésio e PTH.
• Carnitina total e livre. Perfil de acilcarnitinas plasmáticas.
• EAS, calciúria e creatinúria.
• Níveis séricos de drogas anticonvulsivantes (se aplicável).
Exames opcionais: • Eletroencefalograma. • Ressonância nuclear magnética, liquor. • Eletrocardiograma e ecocardiograma (realizar, se história de doença cardíaca). • Ultrassonografia de abdome. • Perfil de aminoácidos no plasma e perfil de ácidos orgânicos na urina (realizar se diagnóstico incerto ou suspeita de doença metabólica). • Ferritina, ácido fólico, zinco, selênio, vitaminas A, E, B12 (se paciente com comprometimento nutricional).

EAS: elementos anormais do sedimento; PTH: paratormônio; TGO: transaminase oxalacética; TGP: transaminase glutâmica pirúvica.
Fonte: adaptado de Armeno et al.;[1] Kossof et al.;[3] van der Louw et al.[11]

A informação que a família recebe antes de o paciente iniciar a DC é outro componente-chave. Recursos úteis incluem material escrito, *sites* e vídeos de grupos de apoio. Durante o período pré-dieta, a equipe pode orientar a oferta de alimentos ricos em gordura e a redução de alimentos com alto teor glicêmico a fim de facilitar a adaptação. A expectativa dos pais deve ser discutida com antecedência em relação à redução de crises, à possível redução de medicação e à melhora cognitiva. Em geral, recomenda-se um mínimo de 3 meses para avaliar a resposta em potencial à DC.[3]

Além disso, as dificuldades em curto prazo devem ser discutidas, e é necessário haver orientação quanto ao planejamento de refeições, de seu preparo, da suplementação de micronutrientes e do uso de utensílios como balança com precisão de 1 g, fita para medir cetonúria ou aparelho e fita para verificar cetonemia. E ainda informar sobre como proceder em dias de doença, viagens e comemorações.[3]

SELEÇÃO DO TIPO DE DIETA

Os principais tipos de DC são:

- Dieta cetogênica clássica (DCC).
- Dieta cetogênica com triglicerídeo de cadeia média (DC com TCM).
- Dieta de Atkins modificada (DAM).
- Dieta de baixo índice glicêmico (BIG).

Dieta cetogênica clássica

Este tipo é calculado em uma proporção de gramas de gordura para gramas de carboidrato mais proteína. Varia desde a proporção 1:1 até 4:1. A relação mais comum é 3:1 ou 4:1, o que significa 3 ou 4 partes de gordura, respectivamente, para 1 parte da soma de carboidrato mais proteína. Dessa forma, cerca de 90% da energia vem dos lipídios e 10% dos outros dois macronutrientes combinados.[2] As calorias são normalmente restritas a 80 a 90% das recomendações diárias para a idade. Os eventos adversos mais comumente atribuídos à forma clássica são a desidratação ou acidose, alterações de humor, do trânsito intestinal e vômitos.[4]

A DCC pode ser iniciada ambulatorialmente ou em ambiente hospitalar, com ou sem jejum. Durante a hospitalização, os pais podem receber orientação e participar de aulas sobre a DC, e o paciente pode ser monitorado de perto em relação aos efeitos colaterais que possam ocorrer durante essa fase.[4] O jejum acelera a indução da cetose, porém um estudo publicado em 2005 não encontrou diferença significativa entre o início da DC com jejum e o início gradual em relação à diminuição do número de crises, por isso sugeriu iniciar sem jejum visando a menos eventos adversos, melhor tolerabilidade e, ao mesmo tempo, manutenção da eficácia da DC.[13]

Para os pacientes internados, uma das opções de iniciar gradualmente é oferecer no primeiro dia as refeições ofertando um terço da necessidade energética diária, com uma proporção desejada dos macronutrientes. No segundo dia, o aporte deve ser aumentado para dois terços do requerimento energético e a dieta plena deve ser a meta no terceiro dia, salvo se houver intercorrências clínicas ou laboratoriais.[14]

Todos os lactentes jovens (< 12 meses) devem ser admitidos no hospital, e o início da dieta deve ser realizado sem jejum e gradualmente, porém se iniciando com a taxa calórica final desejada em uma proporção de 1 para 1. Recomenda-se para esses pacientes uma proporção final de 3:1. Porém, a dieta pode ser ajustada para uma proporção menor (2,5 ou 2: 1) ou maior (3,5 ou 4:1), de acordo com o nível de cetose e tolerância.

Dieta cetogênica com triglicerídeo de cadeia média

A DC com TCM foi desenvolvida para permitir que a DC fosse mais palatável, permitindo uma dieta com maior proporção de carboidrato e proteína. Isso porque TCM produzem mais cetonas por kcal de energia do que os de cadeia longa usados na DCC. Dessa forma, na DC com TCM haveria necessidade de menor ingestão de gordura para produzir cetose em comparação à DCC. Porém, efeitos colaterais frequentes incluem diarreia, vômitos, distensão e dor abdominal. Até o momento não há evidências que suportem o uso dessa variante em detrimento da DCC ou DAM.[4]

Dieta de Atkins modificada

Na DAM, os pacientes limitam sua ingestão diária de carboidratos. Essa opção também tem sido cada vez mais usada para adultos, devido à melhor praticidade e tolerabilidade. Em crianças, os carboidratos líquidos são limitados a 10 g ao dia, com um aumento previsto para 20 g ao dia depois de 3 meses. Os adolescentes começam com 15 g ao dia de carboidratos e pode ser aumentada para 20 a 30 g ao dia após um mês. Todos os carboidratos são permitidos e podem ser oferecidos ao longo do dia ou limitados a uma refeição.[4]

Dieta de baixo índice glicêmico

O tratamento com a dieta BIG é menos restritivo em relação à DC, pois permite o consumo de maior teor de carboidratos, desde que estes apresentem baixo índice glicêmico (IG), ao mesmo tempo que incentiva a ingestão de proteína e gordura. O IG descreve a tendência dos alimentos em elevar a glicemia.[15] Na dieta BIG, os alimentos devem ter IG menor do que 50 e os carboidratos totais são limitados a 40 a 60 g ao dia.[2,4] Para melhor compreensão das proporções de macronutrientes recomendadas em diferentes versões da dieta cetogênica, incluindo a BIG, apresenta-se a Tabela 1, que sintetiza essas variações.

TABELA 1 Proporção de macronutrientes por tipo de dieta cetogênica

Tipo de dieta	Gorduras (g) (% do valor calórico)	Proteína (g) (% do valor calórico)	Carboidrato (g) (% do valor calórico)
DC clássica 4:1	100 (90%)	17 (7%)	8 (3%)
DC clássica 3:1	96	18	14
DC clássica 2:1	92	20	26
DC clássica 1:1	77	37	40
DC com TCM	78 (70%)	25 (10%)	50 (20%)
DC de baixo índice glicêmico	67* (45%)	40-60* (28%)	40-60* (27%)
Dieta de Atkins modificada	70* (70%)	60* (25%)	10-20 (5%)

* Valores aproximados.
DC: dieta cetogênica; TCM: triglicerídeo de cadeia média.
Fonte: adaptada de Lee e Kosoff.[2]

SUPLEMENTAÇÃO

Devido às quantidades limitadas de frutas, vegetais, grãos e alimentos contendo cálcio na DC, a suplementação é essencial, especialmente para as vitaminas D e as do complexo B, cálcio e selênio (Quadro 5).[3] Devem ser usados produtos multivitamínicos e minerais sem ou com o mínimo de carboidrato.

QUADRO 5 Recomendações universais

Recomendações universais
Multivitamínico com minerais (incluindo minerais-traço, especialmente selênio)
Cálcio e vitamina D (atendendo à ingestão diária recomendada – IDR)
Recomendações opcionais
Vitamina D (acima da IDR)
Citratos orais
Laxantes: polietilenoglicol 4.000, supositório de glicerina
Suplementação adicional de selênio, magnésio, zinco, fósforo, ferro e cobre
Carnitina
Óleo TCM ou óleo de coco (fonte de TCM)

TCM: triglicerídeo de cadeia média.
Fonte: adaptado de Kossoff et al.[3]

Os citratos orais podem ser usados para reduzir o risco de cálculos renais (nível de evidências III). Além disso, os citratos podem reduzir a acidose e, teoricamente, a perda mineral óssea; no entanto, a absorção de ácido fólico poderia ficar comprometida, acarretando maior risco de anemia megaloblástica.[3]

A dismotilidade gastrointestinal é um efeito colateral comum na DCC, podendo ser necessária a prescrição de bloqueadores H2 ou inibidores da bomba de prótons para o refluxo gastroesofágico e/ou laxantes para constipação.[3]

A suplementação de carnitina ainda não é consenso, ainda que possa haver hipocarnitinemia secundária. Seus sintomas incluem fadiga e fraqueza muscular, e mais raramente pode causar alterações hepáticas e cardíacas. A maioria dos centros de epilepsia recomenda que a carnitina seja suplementada somente se os níveis estiverem baixos ou se as crianças se tornarem sintomáticas.[3]

Não há evidências atuais para a prescrição de probióticos ou suplementação com alta dose de ácidos graxos ômega 3 em combinação com a DC. Além disso, até o momento, embora os suplementos de cetona exógena estejam disponíveis comercialmente, não há evidências de seu papel no tratamento da epilepsia ou como suplementação para crianças que recebem DC. Finalmente, estão disponíveis produtos pré-fabricados cetogênicos (p. ex., misturas para pães, *pizza* e *milk-shakes*). Estes parecem ser seguros para o uso e podem melhorar a aderência, porém não são comercializados no Brasil.[3]

CONSIDERAÇÕES FINAIS

A remoção do DC é feita individualmente. É aconselhável mantê-la, mesmo que não pareça eficaz, por pelo menos 3 meses, exceto se houver piora do quadro neurológico após o início da DC. Nessa situação, é necessário interromper o tratamento dietético imediatamente.

Nas crianças que apresentam redução em mais de 50% no número de crises, a DC é geralmente interrompida após 2 anos. No entanto, quando o controle de crise é atingido em mais de 90%, sem efeitos colaterais significativos, o tratamento pode ser mantido por períodos mais longos. É aconselhável realizar um eletroencefalograma (EEG) de rotina antes da interrupção.[1] Dentre os principais efeitos adversos observados, pacientes podem apresentar alteração do perfil lipídico e da função cardíaca, alterações renais, interferências no metabolismo ósseo e déficit de crescimento.[16] Recomenda-se a avaliação frequente da composição corporal e do crescimento dos pacientes pediátricos.

Das crianças que estão livres da crise, 80% permanecerão sem crise após suspender a DC. A probabilidade de recorrência é maior em pacientes com atividade epileptiforme no EEG, anormalidades de neuroimagem e esclerose tuberosa. A retirada deve ser gradual, diminuindo em um período de 2 a 3 meses a razão cetogênica progressivamente (4 para 1, 3 para 1, 2 para 1 e 1 para 1) até reincorporar os alimentos ricos em carboidratos.[1]

REFERÊNCIAS

1. Armeno M, Caraballo R, Vaccarezza M, Alberti MJ, Ríos V, Galicchio S, et al. Consenso nacional sobre dieta cetogênica. Rev Neurol. 2014;59(5):213-23.
2. Lee PR, Kossoff EH. Dietary treatments for epilepsy: menagement guidelines for the general practitioner. Epilepsy Behav. 2011;21(2):115-21.
3. Kossoff EH, Zupec-kania BA, Auvin S, Ballaban-gil KR, Bergqvist AGC, Blackford R, et al. Optimal clinical management of children receiving dietary therapies for epilepsy: updated recommendations of the International Ketogenic Diet Study Group. Epilepsia Open. 2018;3(2):175-92.
4. Sampaio LPB. Ketogenic diet for epilepsy treatment. Arq Neuropsiquiatr. 2016;74(10):842-8.
5. Rogawski MA, Löscher W, Rho JM. Mechanisms of action of antiseizure drugs and the ketogenic diet. Cold Spring Harb Perspect Med. 2016;6(5):1-28.
6. Neal EG, Chaff H, Schwartz RH, Lawson MS, Edwards N, Fitzsimmons G, et al. The ketogenic diet for the treatment of childhood epilepsy: a randomised controlled trial. Lancet Neurol. 2008;7(6):500-6.
7. Freeman JM, Vining EPG, Kossoff EH, Pyzik PL, Ye X, Goodman SN. A blinded, crossover study of the efficacy of the ketogenic diet. Epilepsia. 2009;50(2):322-5.
8. Sharma S, Sankhyan N, Gulati S, Agarwala A. Use of the modified Atkins diet for treatment of refractory childhood epilepsy: a randomized controlled trial. Epilepsia. 2013;54(3):481-6.

9. Lambrechts DA, de Kinderen RJ, Vles JS, de Louw AJ, Aldenkamp AP, Majoie HJ. A randomized controlled trial of the ketogenic diet in refractory childhood epilepsy. Acta Neurol Scand. 2017;135(2):231-9.
10. Dressler A, Trimmel-schwahofer P, Reithofer E, Gröppel G, Mühlebner A, Samueli S, et al. The ketogenic diet in infants: advantages of early use. Epilepsy Res. 2015;116:53-8.
11. van der Louw E, van den Hurk D, Neal E, Leiendecker B, Fitzsimmon G, Dority L, et al. Ketogenic diet guidelines for infants with refractory epilepsy. Eur J Paediatr Neurol. 2016;20(6):798-809.
12. Thompson L, Fecske E, Salim M, Hall A. Use of the ketogenic diet in the neonatal intensive care unit: dafety and tolerability. Epilepsia. 2017;58(2):e36-e39.
13. Bergqvist AGC, Schall JI, Gallagher PR, Cnaan A, Stallings VA. Fasting versus gradual initiation of the ketogenic diet: a prospective, randomized clinical trial of efficacy. Epilepsia. 2005;46(11):1810-9.
14. Lee E, Kang H, Kim HD. Ketogenic diet for children with epilepsy: a practical meal plan in a hospital. Clin Nutr Res. 2016;5(1):60-3.
15. Jenkins DJA, Wolever TMS, Taylor RH, Barker H, Fielden H, Baldwin JM, et al. Glycemic index of foods: a physiological basis for carbohydrate exchange. Am J Clin Nutr. 1981;34(3):362-6.
16. Vining EPG. Long-term health consequences of epilepsy diet treatments. Epilepsia. 2008;49(8):27-9.

23

Terapia nutricional nos erros inatos do metabolismo

Maria Carolina de Pinho Porto
Roberta Rodrigues da Costa Serra

DESTAQUES

- Erros inatos do metabolismo são condições genéticas que necessitam de diagnóstico e terapêutica específicas.
- Manifestações clínicas podem ter consequências letais e grave comprometimento neurológico se não tratadas.
- A intervenção precoce é crucial para que as sequelas neurológicas sejam evitadas.

INTRODUÇÃO

Os erros inatos do metabolismo (EIM) são uma grande classe de doenças genéticas caracterizadas pelo rompimento de funções bioquímicas celulares. Embora os EIM individualmente sejam raros, coletivamente representam um grupo grande e diverso de condições genéticas cuja incidência provavelmente é de cerca de 1/1.000.[1]

Nos últimos anos, os avanços no entendimento das etiologias moleculares e bioquímicas de muitos EIM por exames como sequenciamento genético e metabolômica levaram a progressos significativos na detecção e tratamento dessas doenças.[2] A melhor compreensão da fisiopatologia da maioria desses distúrbios possibilitou a descoberta de novas terapias que tornaram possível atenuar a gravidade das manifestações clínicas associadas a muitos EIM,[1] porém o reconhecimento de doenças genéticas raras continua sendo um grande desafio.

Diagnósticos equivocados e tardios são muitas vezes devidos à inespecificidade e heterogeneidade de sinais e sintomas, raridade de condições e também ao acesso limitado de informações para o conhecimento e a formação de especialistas.[3]

Pacientes com essas doenças podem apresentar-se em situação de extrema gravidade, e o atraso do médico emergencista em considerar o diagnóstico e iniciar a terapia é capaz de levá-los à morte ou incapacidade permanente. Com os modernos avanços médicos, muitas dessas crianças evoluem bem, e por isso cabe aos médicos ter uma compreensão básica dessas doenças.[4]

Os recentes avanços nos exames de triagem neonatal biológica ("teste do pezinho") têm permitido a possibilidade de um diagnóstico mais precoce de muitas das doenças metabólicas hereditárias (erros inatos do metabolismo), permitindo um início mais precoce do tratamento e acompanhamento dessas crianças.

QUANDO CONSIDERAR A POSSIBILIDADE DE ERRO INATO DO METABOLISMO?

Os EIM devem ser considerados em qualquer recém-nascido doente, crianças em situação de extrema gravidade, sem causa clara e com anormalidades laboratoriais inesperadas. Além disso, deve-se ter em mente que, embora a maioria das crises metabólicas ocorra no período neonatal, existem doenças que se apresentam em períodos mais tardios da vida após o acúmulo de compostos tóxicos, além de haver pacientes com defeitos parciais, que levam a apresentações mais sutis na infância tardia.[4]

MANIFESTAÇÕES CLÍNICAS

Neurológicas

Independentemente do tipo de EIM, a maioria dos pacientes apresenta sintomas neurológicos como irritabilidade, letargia, vômitos, hipotonia e às vezes convulsões. Esses sintomas podem ser secundários a níveis elevados de amônia decorrentes de distúrbios do ciclo da ureia, acidose metabólica grave, causada por acidemias orgânicas ou hipoglicemia causada por distúrbios da oxidação dos ácidos graxos ou distúrbios do metabolismo dos carboidratos. É incomum que um EIM apresente um único sintoma neurológico, porque todas as funções cerebrais são afetadas por distúrbios metabólicos (p. ex., a hipotonia de uma aminoacidopatia é acompanhada de irritabilidade e letargia).[5]

Além da ampla gama de distúrbios metabólicos que acumulam amônia, causando descompensação neurológica aguda, existem formas menos graves dessas doenças que se apresentam com sintomas psiquiátricos episódicos, dificuldades de aprendizagem ou episódios de acidente vascular cerebral.[4]

As crianças com EIM podem também parecer clinicamente como lactentes com sepse, em que o estado mental alterado é secundário à hipoperfusão, hipoglicemia e/ou acidose. Sepse e EIM podem coexistir no mesmo paciente, então a chave para diferenciá-las é não se apegar a um único diagnóstico, observar de perto a resposta às terapias e obter investigações laboratoriais completas.[4,6]

Pacientes com EIM em crise metabólica apresentam taquipneia por uma das duas razões:

1. A acidose metabólica causa taquipneia, e os lactentes jovens têm um sistema de tampão renal imaturo, reduzindo sua capacidade de excretar ácido; a compensação respiratória é um mecanismo essencial para o gerenciamento da acidose. A falta de reserva fisiológica também torna esse mecanismo compensatório menos eficaz, especialmente quando o bebê se torna ainda mais doente.
2. A hiperamonemia pode causar hiperventilação central e taquipneia, embora os achados laboratoriais resultantes sejam mais compatíveis com uma alcalose respiratória primária.[4,6]

Gastrointestinais

O vômito é outro sintoma comum da crise metabólica e pode ser secundário ao estresse neurológico ou à intolerância à nutrição, como pode acontecer nos distúrbios do metabolismo de proteínas e carboidratos.

A doença hepática é encontrada em muitos EIM, especialmente naqueles que envolvem o metabolismo do glicogênio e na tirosinemia. É importante lembrar que a doença hepática primária causa distúrbios metabólicos que podem mimetizar EIM, incluindo galactose na urina, hiperamonemia e ácidos orgânicos plasmáticos e urinários anormais.[4]

Cardíacas

A disfunção cardíaca primária é uma apresentação menos comum na crise metabólica, mas há alguns fatos a serem lembrados. Os defeitos de oxidação dos ácidos graxos podem causar arritmia primária ou anormalidade de condução, e na maioria dos EIM foi relatada em algum momento a arritmia cardíaca.

É mais provável, entretanto, que os profissionais vejam uma disfunção cardíaca global secundária à acidose e ao estresse metabólico. É importante ter em mente que a ressuscitação fluídica pode causar problemas se for feita de forma exagerada.[4]

PRINCÍPIOS PARA O DIAGNÓSTICO CLÍNICO DE ERROS INATOS DO METABOLISMO

Não perca um distúrbio tratável![7]

- Considerar um EIM em paralelo com outras condições mais comuns, por exemplo, a sepse.
- Suspeitar quando os sintomas persistem e ainda são inexplicados após o tratamento inicial e os testes usuais para os distúrbios mais comuns já tiverem sido realizados.
- Lembrar-se de que um EIM pode se apresentar em qualquer idade.
- Pesquisar conexão familiar para um EIM, lembrando-se de que, embora a maioria dos erros metabólicos sejam hereditários, eles são frequentemente transmitidos como distúrbios recessivos.
- Considerar e tentar diagnosticar EIM que são passíveis de tratamento (principalmente aqueles que causam intoxicação).
- Providenciar cuidados ao indivíduo afetado (tratamento de emergência) em situações de emergência e depois à família (aconselhamento genético).

Ao suspeitar de erros inatos do metabolismo (EIM), especialmente em contextos agudos ou inexplicados, é essencial reconhecer padrões clínicos precoces que podem indicar essas condições raras, porém potencialmente tratáveis. O

Quadro 1 apresenta os principais sinais de alerta que devem levar o profissional a considerar a hipótese de EIM e iniciar investigação adequada, muitas vezes ainda na fase neonatal ou pediátrica precoce.

QUADRO 1 EIM de apresentação precoce: sinais de alerta

1. Coma ou alteração da consciência.	7. Acidose metabólica, pancitopenia, hipoglicemia, hiperamonemia, aumento do ácido lático.
2. Convulsão precoce de difícil controle.	8. Hidropsia fetal não imune.
3. Sepse presumida sem marcador infeccioso.	9. Cardiomiopatia hipertrófica ou dilatada.
4. Involução do desenvolvimento.	10. Odor atípico: adocicado, cetótico, de pé suado, de biotério, de peixe.
5. Falência hepática precoce.	11. Óbito precoce ou síndrome da morte súbita na família.
6. Vômitos cíclicos ou déficit ponderal.	12. Consanguinidade ou recorrência familiar.

EIM: erros inatos do metabolismo.
Fonte: adaptado de Piazzon.[8]

INVESTIGAÇÃO INICIAL

Sendo todos os órgãos dependentes do metabolismo celular, pode-se antecipar que os EIM podem potencialmente perturbar todos os órgãos e sistemas celulares em qualquer cenário, em qualquer idade e com qualquer modo de hereditariedade. Mas é claro que isso não significa que investigações metabólicas extensas sejam necessárias em todos os indivíduos com sintomas inexplicados. Apesar do enorme progresso realizado na pesquisa médica e científica que tem a ver com o cérebro, principalmente em neurofisiologia, imagens cerebrais, cariotipagem clássica e molecular e testes moleculares, muitos indivíduos com atraso de desenvolvimento isolado ou deficiência intelectual permanecem sem diagnóstico.[7]

Uma vez que a suspeita clínica de um erro metabólico é despertada, medidas gerais de suporte e investigações laboratoriais devem ser realizadas simultaneamente.

Cabe ressaltar que odores de urina anormais podem ser detectados abrindo-se um recipiente de urina que foi fechado à temperatura ambiente por alguns minutos. Embora os corpos cetônicos do soro atinjam 0,5 a 1 mmol/L na vida neonatal precoce, a cetonúria, se observada em um recém-nascido, é sempre anormal e um sinal importante de doença metabólica.

Hipocalcemia e glicemia elevada ou reduzida estão frequentemente presentes nas doenças metabólicas.[9]

O pH sérico normal não exclui o aumento anormal do ácido lático, pois a neutralidade é geralmente mantida até que os níveis séricos excedam 5 mmol/L. A amônia e o ácido láctico devem ser determinados sistematicamente em recém-nascidos de risco. Um nível elevado de amônia, por si só, pode induzir a alcalose respiratória.

Hiperamonemia com cetoacidose sugere acidemia orgânica subjacente. Níveis elevados de ácido lático na ausência de infecção ou hipóxia tecidual são um achado significativo.[9]

Dada a ampla influência dos erros inatos do metabolismo (EIM) em todos os órgãos e sistemas, sua apresentação clínica pode ser variada, inespecífica e ocorrer em qualquer idade. Embora nem todos os sintomas inexplicados justifiquem uma investigação metabólica extensa, há cenários clínicos em que essa investigação é indispensável. O Quadro 2 destaca situações críticas em que os exames metabólicos devem ser realizados com urgência, visando a identificação precoce de distúrbios potencialmente tratáveis e a tomada de decisões terapêuticas e genéticas adequadas.

QUADRO 2 Circunstâncias para investigação metabólica obrigatória

- Em situações de urgência, devido à descompensação aguda ou à deterioração clínica rápida, é importante excluir todos os distúrbios metabólicos tratáveis. Em tais circunstâncias, deve-se primeiro tratar e depois pensar.
- No caso de gravidez nova e inesperada, investigações metabólicas apropriadas em relação ao contexto clínico do caso índice são obrigatórias para dar aconselhamento genético rápido e preciso e para não perder um diagnóstico pré-natal.
- Quando os sintomas (como a deficiência intelectual e as síndromes neurológicas) são persistentes, progressivos e permanecem inexplicáveis após a realização das investigações habituais para distúrbios mais comuns, a investigação metabólica abrangente também é justificada. Outro cenário neurológico em que os estudos metabólicos são necessários é em encefalopatias inexplicadas de surgimento precoce.

Fonte: Enns.[7]

O Quadro 3 apresenta um protocolo sistematizado de condutas imediatas e armazenamento de amostra que deve ser seguido sempre que houver suspeita clínica de EIM tratável, permitindo o início precoce da investigação laboratorial e facilitando decisões terapêuticas críticas.

QUADRO 3 Protocolo de investigação na emergência

	Investigação imediata	Armazenamento de amostras
Urina	Cheiro (odor especial). Olhar (cor especial). Testes com fita reagente para cetona. Substâncias redutoras. pH. Sulfitos. Eletrólitos (Na, K, Cl). Ureia. Creatinina. Ácido úrico.	• **Coleta de urina:** coletar amostra fresca e colocá-la na geladeira. • **Congelamento:** congelar amostras coletadas antes e após o tratamento. • **Investigação metabólica:** pesquisar ácidos orgânicos, cromatografia de aminoácidos, ácido orótico, porfirias.
Sangue	Contagem de células sanguíneas. Eletrólitos (procurar ânion *gap*) Glicose, cálcio, Na, K, CL. Gasometria (pH, PCO_2, HCO_3, H, PO_2). Ácido úrico. Tempo de protrombina. Transaminases (e outros testes hepáticos), CK. Amônia, ácido lático. Ácidos graxos livres 3-hidroxibutirato.	• Plasma (5 mL) heparinizado a 20°C. • Sangue em papel de filtro: 2 pontos. • Sangue total (10 mL) coletado em EDTA e congelado (para estudos de biologia molecular). **Principais investigações metabólicas:** homocisteína total, pesquisa de ácidos orgânicos, acilcarnitina, perfil de aminoácidos, porfirias, neurotransmissores.
Miscelâneas	Punção lombar. Radiografia de tórax. Ultrassom cardíaco. ECG. Ultrassonografia cerebral. EEG.	• Biópsia de pele (cultura de fibroblastos). • Liquor (1 mL) congelado: avaliar neurotransmissores, aminoácidos. • *Post-mortem*: fígado, biópsias musculares.

CK: creatinoquinase; ECG: eletrocardiograma; EDTA: ácido etinelodiamino tetra-acético; EEG: eletroencefalograma.
Fonte: Enns.[7]

CAUSAS DE DESCOMPENSAÇÃO METABÓLICA AGUDA

Os EIM podem ser agrupados em distúrbios do metabolismo intermediário (EIM clássico), distúrbios da biossíntese e quebra de moléculas complexas e distúrbios do metabolismo de neurotransmissores. Muitos dos distúrbios do metabolismo intermediário podem ser acompanhados de doenças agudas, com risco de vida, particularmente acidúrias orgânicas, distúrbios do ciclo da ureia, doença da urina com xarope de bordo e distúrbios da oxidação dos ácidos graxos. Os defeitos dos neurotransmissores e distúrbios relacionados podem apresentar encefalopatia metabólica severa. Por outro lado, os distúrbios que envolvem moléculas complexas tendem a progredir mais lentamente e normalmente não causam descompensação metabólica aguda.

Crises metabólicas ocorrem quando há acúmulo de metabólitos tóxicos. Os desencadeantes incluem fatores que causam aumento do catabolismo (infecção aguda; cirurgia, trauma ou até mesmo o processo de parto, jejum) ou aumento do consumo de um componente alimentar (p. ex., aumento do consumo de proteína ao trocar do leite materno para o leite de vaca). Descompensação metabólica aguda ocorre tipicamente após um período de aparente bem-estar. A duração do período livre de sintomas pode variar de horas a meses e às vezes anos.

CONDUTAS IMEDIATAS

Bebês e crianças com doença metabólica crítica requerem tratamento imediato para evitar deterioração aguda adicional e sequelas a longo prazo. O tratamento adequado e agressivo, antes da confirmação diagnóstica, pode salvar a vida, prevenir ou reduzir as sequelas neurológicas de longo prazo de algumas dessas condições.[10]

Na pendência da confirmação do diagnóstico, são realizadas intervenções de apoio. Estas incluem fornecimento de suporte ventilatório e ressuscitação fluídica, remoção de metabólitos acumulados e prevenção do catabolismo, promovendo o anabolismo. Além disso, cofatores selecionados podem ser administrados, se indicados, antes da confirmação do diagnóstico e, em alguns casos, para apoiar o diagnóstico, por exemplo, a piridoxina. A terapia específica é geralmente iniciada após a confirmação do diagnóstico. O tratamento deve ser planejado em consulta com um geneticista ou especialista em doença metabólica.

TERAPIA NUTRICIONAL NA EMERGÊNCIA

Qualquer que seja a doença, a nutrição é uma abordagem terapêutica fundamental e deve ser rapidamente considerada em sua composição e modo de administração. Quanto à composição podem ser considerados: dieta normal, dieta pobre em proteínas, dieta com restrição de carboidratos e dieta rica em glicose, com ou sem restrição lipídica.[11]

O modo de administração selecionado depende do distúrbio e do estado clínico. A nutrição oral raramente é possível nos primeiros dias, e a alimentação por sonda enteral contínua pode ser temporariamente útil em pacientes com condições clínicas ruins. Em muitos pacientes gravemente afetados, a nutrição parenteral total (NPT) é o método de escolha.

APRESENTAÇÕES CLÍNICAS

Do ponto de vista clínico e gerencial, e seja qual for o distúrbio metabólico, três situações principais podem ser identificadas:

1. Sofrimento neurológico com cetoacidose.
2. Sofrimento neurológico com hiperamonemia grave.
3. Sofrimento neurológico com hipoglicemia isolado ou associado a envolvimento cardíaco e/ou hepático.

Sofrimento neurológico com cetoacidose

Acidose metabólica com pH baixo urinário e sanguíneo. Nível baixo de bicarbonato sanguíneo e aumento no ânion *gap* devido ao acúmulo de ácidos orgânicos anormais.

A acidose está associada à cetonúria, uma importante chave para o diagnóstico durante o período neonatal.

Essa é uma situação frequente na qual as acidúrias orgânicas de cadeia ramificada são as principais desordens, e o acúmulo de ácidos orgânicos é responsável pela intoxicação endógena. Além disso, alguns recém-nascidos afetados por hiperlactacidemia congênita podem apresentar acidose semelhante devido ao acúmulo de lactato.

Tratamento

- Os pacientes precisam de cuidados de suporte, monitorização, procedimentos de remoção de toxinas (p. ex., hemodiálise), nutrição de alta energia, sem proteínas e terapias adicionais específicas.
- A administração de dextrose intravenosa (IV) (com eletrólitos e lipídios) fornece energia e previne o catabolismo. A taxa de infusão de 8 a 10 mg de dextrose por kg de peso corporal por minuto deve ser adequada para suprimir o catabolismo. Soluções de dextrose contendo até 10% podem ser infundidas através de um cateter IV periférico. O acesso IV central pode ser necessário para administrar concentrações mais altas de dextrose se o início da ingestão oral for retardado por mais de 24 horas.
- A insulina em infusão IV contínua pode ser administrada, se necessário, para promover o anabolismo e manter a glicose sérica entre 100 e 120 mg/dL (5,56 a 6,67 mmol/L). A dose inicial de insulina nessas situações é de 0,05 unidade por kg de peso corporal por hora como infusão IV contínua. A taxa deve ser ajustada com base nos níveis glicêmicos sanguíneos.
- A suplementação de L-carnitina compensa as perdas urinárias e permite alguma excreção urinária na forma de acil-carnitinas. Assim que se suspeitar do diagnóstico de acidúria isovalérica por causa de seu peculiar odor adocicado, o suplemento de L-glicina (250 mg/kg/dia) pode ser adicionado. As vitaminas específicas devem ser sistematicamente testadas em cada caso de doenças potencialmente dependentes de vitaminas.

Sofrimento neurológico com hiperamonemia grave

A apresentação é devida principalmente a defeitos primários do ciclo da ureia. Esses neonatos costumam apresentar deterioração neurológica aguda com instabilidade vasomotora e apneias. Eles têm alcalose respiratória e níveis de amônia plasmática superiores a 400 mcmol/L e não apresentam cetonúria.

Como regra geral, o esquema de tratamento é semelhante ao do grupo anterior.

Tratamento

- Nutrição parenteral de alta energia e livre de proteínas deve ser iniciada de uma vez, tendo em mente que alguns neonatos precisam de restrição de volumes de água se houver sinais de edema cerebral.

- Em caso de emergência, deve ser utilizado um primeiro grupo de compostos que permitam a excreção de nitrogênio através de vias alternativas: benzoato de sódio (500 mg/kg/dia) ou fenilbutirato de sódio (600 mg/kg/dia) por via oral ou IV, se disponível.
- A suplementação com L-arginina é recomendada em 300 mg/kg/dia antes que o diagnóstico seja conhecido e será posteriormente ajustada de acordo com o defeito envolvido.
- A suplementação de L-carnitina pode ser benéfica para esses pacientes, sobretudo durante a terapia com benzoato de sódio.

Sofrimento neurológico com hipoglicemia isolado ou associado a envolvimento cardíaco e/ou hepático

Seja qual for a causa da hipoglicemia, a emergência consiste em corrigir a glicemia com uma administração de glicose (0,5 a 1 g/kg) seguida de manutenção ou fornecimento oral de glicose 120 mL/kg/dia de uma solução de glicose a 8% (com eletrólitos apropriados), que cobre a necessidade normal para um recém-nascido (5 a 7 mg/kg/minuto).

Atenção:

- Os defeitos de oxidação de ácidos graxos podem ser suspeitados em recém-nascidos que apresentam hipoglicemia em jejum, associada a letargia, hepatomegalia, insuficiência hepática, cardiomiopatia ou arritmia cardíaca.
- Nas situações em que, apesar da correção da glicemia, a insuficiência hepática permanece evidente, três doenças devem ser lembradas e receber tratamento urgente e específico: galactosemia, intolerância hereditária à frutose e tirosinemia tipo I.
- Por fim, alguns neonatos apresentam problemas neurológicos sem qualquer outro órgão estar afetado, como nas convulsões responsivas a piridoxina.[11]

DROGAS MAIS UTILIZADAS

- L-carnitina: 50 a 100 mg/kg/dia, por via oral, em 3 a 4 doses ao dia.
- Dicloroacetato/dicloropropionato: 50 mg/kg/dia, IV/via oral, em 1 a 2 doses ao dia (não disponíveis no Brasil).
- Benzoato de sódio: até 500 mg/kg/dia, por via oral.

- Fenilbutirato de sódio: 600 mg/kg/dia, por via IV/oral (não disponível no Brasil).
- L-arginina: 300 mg/kg/dia, IV.
- Carbamil-glutamato: 50 mg/kg/dia, por via oral, em 4 doses/dia.
- NTBC: 1 a 2 mg/kg/dia, por via oral, em 2 doses/dia.
- L-glicina: 250 mg/kg/dia, por via oral, em 2 a 4 doses/dia.
- Sulfato de magnésio: 50 mg/kg/dia (magnésio elementar), por via oral.

A utilização de cofatores como vitaminas e minerais no tratamento dos EIM tem grande importância clínica, porque em vários desses distúrbios a enzima defeituosa ainda pode ter alguma atividade residual – e essa atividade pode ser aumentada com a suplementação do cofator necessário.

Muitas enzimas envolvidas nos EIM necessitam de cofatores (p. ex.: vitaminas do complexo B, zinco, cobre) para funcionar. Quando há uma mutação que reduz, mas não elimina completamente, a atividade enzimática, o aumento da disponibilidade do cofator pode melhorar a função residual da enzima. Isso pode evitar o acúmulo de substratos tóxicos ou a deficiência de produtos essenciais.

O Quadro 4 traz exemplos de alguns cofatores que podem ser utilizados como adjuvantes no tratamento dos EIM.

QUADRO 4 Cofatores utilizados nos erros inatos do metabolismo

Doses de cofatores	Doenças
Biotina (10-20 mg/kg)	Acidemia propiônica Deficiências de carboxilase Acidemia lática
L-carnitina (50-100 mg/kg)	Acidemias orgânicas Acidemia lática Hiperamonemia Defeito no metabolismo dos ácidos graxos
Vitamina B12 (1-2 mg/kg)	Acidemia metilmalônica Hiper-homocisteinemia
Ácido folínico (10-40 mg/kg)	Convulsões que respondem a ácido folínico
Piridoxina (50-100 mg/kg)	Convulsões que respondem a piridoxina
Riboflavina (20-40 mg/kg)	Acidemia glutárica Defeito no metabolismo dos ácidos graxos
Tiamina (10-50 mg/kg)	Leucinoses Acidemias láticas

Fonte: elaborado pelas autoras.

Suplementos vitamínicos e minerais são geralmente acessíveis e bem tolerados, o que facilita a adesão e o seguimento clínico, especialmente em pacientes pediátricos.

CONSIDERAÇÕES FINAIS

O progresso no tratamento de erros inatos tem sido mais lento do que o progresso no entendimento de suas bases bioquímicas e moleculares. No entanto, os resultados estão melhorando com o uso de diálise e de drogas para promover a remoção de metabólitos tóxicos, acoplados a medidas para minimizar o catabolismo.

A intervenção precoce é crucial para que as sequelas neurológicas sejam evitadas; isso requer vigilância constante e uma rotina de avaliação de marcadores bioquímicos, por exemplo, a amônia, em um estágio inicial em pacientes com apresentações suspeitas.[4]

Abordagem nutricional adequada durante o período de investigação e após o diagnóstico estabelecido é fundamental.

É importante que o pediatra **pense, desconfie, colha amostras** de sangue e de urina durante a crise metabólica e **guarde** para futuros exames que ajudarão no diagnóstico.

REFERÊNCIAS

1. Alfadhel M, Al-thihli K, Moubayed H, Eyaid W, Al-jeraisy M. Drug treatment of inborn errors of metabolism: a systematic review. Arch Dis Child. 2013;98(6):454-61.
2. Vernon HJ. Detection E. Inborn errors of metabolism advances in diagnosis and therapy. JAMA Pediatr. 2015;169(8):778-82.
3. Ogier de Baulny H. Management and emergency treatments of neonates with a suspicion of inborn errors of metabolism. Semin Neonatol. 2002;7(1):17-26.
4. Leonard JV, Morris AAM. Diagnosis and early management of inborn errors of metabolism presenting around the time of birth. Acta Paediatr. 2006;95(1):6-14.
5. Macneill EC, Walker CP. Inborn errors of metabolism in the emergency department (undiagnosed and management of the known). Emerg Med Clin North Am. 2018;36(2):369-85.
6. Baumgartner MR, Hörster F, Dionisivici C, Haliloglu G, Karall D, Chapman KA, et al. Proposed guidelines for the diagnosis and management of methylmalonic and propionic acidemia. Orphanet J Rare Dis. 2014;9:130.
7. Enns GM. Neurologic damage and neurocognitive dysfunction in urea cycle disorders. Semin Pediatr Neurol. 2008;15(3):132-9.
8. Piazzon FB. Investigação clínica e citogenética molecular em pacientes com atraso de desenvolvimento neuropsicomotor associado à malformação congênita [tese]. São Paulo: Faculdade de Medicina da Universidade de São Paulo; 2015.

9. Saudubray JM, Garcia-Cazorla A. Inborn errors of metabolism overview: pathophysiology, manifestations, evaluation, and management. Pediatr Clin North Am. 2018;65(2):179-208.
10. Saudubray JM, Nassogne MC, Lonlay P De, Touati G. Clinical approach to inherited metabolic disorders in neonates: an overview. Semin Neonatol. 2002;7(1):3-15.
11. Leonard JV, Morris AAM. Diagnosis and early management of inborn errors of metabolism presenting around the time of birth. Acta Paediatr. 2006;95(1):6-14.

SEÇÃO V

GERENCIAMENTO HOSPITALAR E DOMICILIAR DA TERAPIA NUTRICIONAL

24

Terapia nutricional pediátrica domiciliar

Tania Mara Perini Dillem Rosa
Ana Daniela Izoton de Sadovsky
Roberta Paranhos Fragoso
Marisa Buriche Coutinho Liberato de Macedo Monteiro
José Vicente Noronha Spolidoro

DESTAQUES

- O objetivo da terapia nutricional domiciliar para crianças é melhorar o estado nutricional e obter crescimento adequado.
- As indicações de terapia nutricional enteral domiciliar (TNED) e terapia nutricional parenteral domiciliar (TNPD) são similares às indicações hospitalares, já que no domicílio se dá continuidade ao atendimento já iniciado no hospital.

INTRODUÇÃO

Com o progresso na área da saúde foi possível conceber novos limites à vida. Pacientes com graves doenças e maior sobrevida passaram a se apresentar aos sistemas de saúde.[1]

Acompanhando esse quadro, cresce a assistência domiciliar (AD). Essa modalidade de prestação de serviço tem seus primeiros registros no século XIII a.C. No século XX, principalmente a partir do final da década de 1970, a assistência domiciliar passou a ser bastante difundida e incorporada à cultura de vários países do mundo, como um modelo complementar ou alternativo de atenção à saúde.[2]

O *home care* atualmente tem direcionado sua atenção às crianças portadoras de doenças crônicas, dependentes de tecnologia, assim como àquelas em estado terminal.[1]

A terapia nutricional domiciliar permite que o paciente volte para sua casa e receba tratamento em um ambiente familiar, confortável e seguro, além de reduzir o custo e o tempo de internação.[3]

A grande maioria dos pacientes pediátricos encaminhados à assistência domiciliar é portadora de necessidades nutricionais especiais, quer seja com complementação ou suplementação oral (suplementação de vitaminas e minerais nos casos de depleção pelo uso de anticonvulsivantes, por exemplo), com instituição de sondas ou ostomias (no caso de não ser possível atingir as necessidades nutricionais exclusivamente por via oral).

Otimizar a saúde e o bem-estar de crianças com necessidades nutricionais específicas no domicílio implica o cuidado focado na família, por meio de um trabalho envolvendo membros de uma equipe multidisciplinar de terapia nutricional. A avaliação da dinâmica familiar pode ajudar a guiar intervenções e planejamento terapêutico.

As indicações de terapia nutricional enteral domiciliar (TNED) e terapia nutricional parenteral domiciliar (TNPD) são similares às indicações hospitalares, já que no domicílio se dá continuidade ao atendimento já iniciado no hospital:

- A TNED está indicada para aqueles pacientes que apresentam redução na ingestão oral abaixo das necessidades para manter seu estado nutricional e de hidratação.
- A TNPD está indicada para aqueles pacientes em que a nutrição oral e enteral está temporária ou definitivamente impossibilitada.

O objetivo da TND para crianças é melhorar o estado nutricional e obter crescimento adequado. Para tanto é necessário realizar avaliação multidisciplinar nutricional completa com exame clínico, ingestão dietética, antropometria, composição corporal (quando possível) e exames laboratoriais subsidiários.[4]

A partir dessas avaliações tem-se um diagnóstico da condição clínica e nutricional do paciente, possibilitando a escolha de qual será a via de administração, a oferta hídrica e calórica e a dieta a ser utilizada.

De modo geral os pacientes com função digestivo-absortiva preservada e na ausência de alergias alimentares utilizam preferencialmente fórmulas ou dietas enterais poliméricas. Em crianças sem comprometimento nutricional importante é possível utilizar dietas combinando industrializadas e artesanal. As orientações são transmitidas aos familiares, de modo a torná-los aptos, cooperativos e seguros na assistência alimentar ao paciente.[5] A família faz parte da equipe multiprofissional e deve alcançar autonomia ao final da assistência domiciliar nos casos em que as crianças não demandam assistência de enfermagem 24 horas.

Há necessidade de observar rigoroso cuidado com a higiene dos alimentos e a manipulação da fórmula enteral, seja ela industrializada ou artesanal, com o armazenamento, administração e troca adequada de frascos e equipos conforme protocolos de cada serviço de *home care* e de acordo com a Portaria n. 337, de 1999.[6]

As necessidades nutricionais de crianças e adolescentes em *home care* são semelhantes às hospitalares, porém grande parte da população pediátrica da assistência domiciliar é composta de crianças portadoras de encefalopatia crônica não progressiva (ECNP), doenças neuromusculares, miopatias etc., e suas necessidades energéticas são diferentes, especialmente devido à composição corporal e ao nível de atividade física peculiar.

Em razão disso, ainda há dúvidas sobre o melhor método para calcular as necessidades energéticas para essas crianças (Quadro 1). Nesse sentido, a North American Society For Pediatric Gastroenterology, Hepatology & Nutrition (NASPGHAN) recomenda que o cálculo das necessidades energéticas para as crianças com comprometimento neurológico possa ser estimado com base na *Dietary Reference Intakes* (DRI) para gasto energético basal, calorimetria indireta ou com base na altura.[7] Esses métodos estão descritos na Tabela 1.

TABELA 1 Como estimar a estatura final a partir de segmentos

Medida do segmento	Cálculo estatura estimada	DP
Comprimento de braço	(4,35 × CB) + 21,8	1,7
Comprimento de tíbia	(3,26 × CT) + 30,8	1,4
Altura do joelho	(2,69 × AJ) + 24,2	1,1

AJ: altura do joelho; CB: circunferência do braço; CT: comprimento da tíbia.
Fonte: elaborada pelos autores.

Mesmo considerando uma referência de cálculo, cada paciente necessita ser avaliado de forma individualizada.

Gráficos de crescimento para as crianças portadoras de paralisia cerebral (PC) estão disponíveis; entretanto, eles só descrevem como certas amostras de crianças com PC têm crescido e não são padrões de como todas as crianças com PC devem crescer.[8]

QUADRO 1 Métodos de cálculos das necessidades energéticas

Ingestão diária através do gasto energético basal Consumo de energia = gasto energético* basal × 1,1	• http://www.nal.usda.gov • fnic/etext/000105.html
Calorimetria indireta Consumo energético = [gasto energético basal (BRM) × tônus muscular × fator atividade] + crescimento Em que: • BRM = área da superfície corporal (m) × taxa metabólica padrão (kcal/m2/hora) × 24 horas) × taxa • Tônus muscular = 0,9 se estiver diminuído; 1 se estiver normal e 1,1 se estiver aumentado. • Fator atividade = 1,1 se estiver acamado; 1,2 se depender de cadeiras de rodas ou rastejar e 1,3 se deambular. • Crescimento = 5 kcal/g de ganho de peso desejado.	Krick J, Murphy PE, Markham JF, et al. A proposed formula for calculating energy needs of children with cerebral palsy. Dev Med Child Neurol. 1992;34(6):481-7.
Altura 15 kcal/cm quando não apresentar disfunção motora. 14 kcal/cm quando apresentar disfunção motora, mas deambular. 11 kcal/cm quando não deambular.	Culley WJ, Middleton TO. Caloric requirements of mentally retarded children with and without motor dysfunction. J Pediatr. 1969;75(3):380-4.

Fonte: Mota et al.[7]

A determinação da altura pode ser dificultada pelo fato de muitas delas não conseguirem ficar na posição ereta, possuírem articulações contraídas, espasmos musculares involuntários, escolioses e pouca cooperação devido à deficiência cognitiva.[9] Nesses casos a Tabela 1 pode ser utilizada para estatura estimada.

É muito importante estar atento às ofertas de micronutrientes devido ao uso concomitante de um ou mais medicamentos, por exemplo, anticonvulsivantes ou diuréticos que depletam vitaminas e minerais.

Nos pacientes que usam sondas ou ostomias, há que ter cuidado com as interações entre medicamentos e medicamentos vs. dieta, que podem ocorrer no interior das sondas e causar precipitações e obstruções.

O esquema de alimentação e o regime de medicação devem ser ajustados à rotina da família. Permitir ao paciente e sua família o estabelecimento de seu próprio horário pode facilitar a aceitação da terapia enteral domiciliar.[3]

COMPLICAÇÕES DA NUTRIÇÃO ENTERAL DOMICILIAR

Mecânicas:

- Retirada acidental da sonda nasogástrica ou ostomias.
- Deslocamento da sonda para o esôfago, provocando tosse, asfixia e engasgos, ou migração para o intestino, provocando diarreia.
- Obstrução da sonda.
- Irritação ou infecção da ostomia.

Gastrointestinais:

- Diarreia:
  - Deslocamento da sonda.
  - Antibioticoterapia ou medicamentos indutores de diarreia.
  - Fórmula muito fria.
  - Contaminação bacteriana.
  - Velocidade de infusão muito rápida.
  - Alta osmolalidade da fórmula.
  - Dieta com poucos resíduos.
- Constipação:
  - Ingestão inadequada de líquidos.
  - Dieta pobre em resíduos.
  - Inatividade.
  - Medicamentos.
- Náuseas e vômitos:
  - Velocidade de infusão muito rápida.
  - Obstrução de esvaziamento gástrico – migração da sonda.
  - Volume muito grande.
  - Gastroparesia.
- Distensão, gás, borborigmos, cólicas:
  - Velocidade de infusão rápida.

- Adaptação temporária à alimentação.
- Ar dentro das sondas.
- Imobilismo.
- Gastroparesia.

NUTRIÇÃO PARENTERAL DOMICILIAR

A nutrição parenteral é modalidade de terapia nutricional domiciliar de forma temporária ou definitiva que permite manter adequadamente o estado nutricional de doentes impossibilitados da utilização do trato digestivo.

O maior grupo de pacientes em NPD é constituído por pacientes adultos, entre 40 e 60 anos, e apenas 10 a 20% são crianças na Europa; não temos dados estatísticos no Brasil.[10]

No Brasil, a NPD foi utilizada pela primeira vez em 1979[11] em criança submetida, com 24 horas de vida, à ressecção total de intestino delgado e ceco devido a necrose irreversível causada por volvo do intestino médio. A possibilidade de realizar a NPD não só permite maior conforto à criança como traz comodidade aos pais e familiares. Além desse fato, deve-se levar em conta as indiscutíveis vantagens econômicas, já que são abolidos os custos da internação hospitalar. Assim, a nutrição parenteral domiciliar, realizada pelos pais, com auxílio de profissionais de enfermagem, ou mesmo por serviços de *home care*, tem sido de grande interesse dos planos de assistência médica e seguros de saúde.[11]

A síndrome do intestino curto foi a primeira indicação para nutrição parenteral prolongada em seres humanos e, no Brasil, o primeiro motivo para que o método fosse realizado no domicílio do paciente. Atualmente continua sendo a principal indicação na criança, seguida da síndrome da pseudo-obstrução intestinal e outras afecções, citadas na literatura, porém pouco frequentes em nosso meio, como doença de Crohn, diarreia crônica de causas indeterminadas e enteropatias por deficiência imunológica.

OPERACIONALIZAÇÃO DA NUTRIÇÃO PARENTERAL DOMICILIAR

Admissão

É necessária a presença de uma equipe especializada para a condução desses casos no domicílio. Devem existir rígidos protocolos de enfermagem com o intuito de minimizar as complicações decorrentes dessa prática.[12]

O ambiente também deve ser favorável à administração da NPD, com condições de higiene adequadas, iluminação satisfatória, higiene pessoal da criança compatível com o procedimento.

O paciente já chega ao domicílio em uso de nutrição parenteral através de um cateter venoso central implantado ainda no hospital. Pode ser usado cateter totalmente implantado (por-a-cath) ou os semi-implantados (Broviac-Hickman). No caso do primeiro é necessária a punção com agulha apropriada, que no domicílio pode ser trocada semanalmente.[13] Já o semi-implantável é intensamente manipulado, diariamente, na maioria das vezes pela enfermagem, dessa forma é necessário que os membros da equipe estejam capacitados a fim de prestar cuidados que minimizem os riscos inerentes à utilização desse cateter.[14]

Cuidados com o cateter venoso profundo

O cateter venoso central é o principal responsável pelas complicações da nutrição parenteral domiciliar: obstruções da luz e infecção (localizada ao nível do túnel subcutâneo ou infecção sistêmica). Diante dessas situações, deve-se priorizar a manutenção do cateter, uma vez que a falta de via de acesso vascular constituirá o fator limitante para a nutrição parenteral.[11]

A chave para preservar o acesso venoso central e a qualidade de vida e manter a saúde dos pacientes é a educação focada na prevenção e no manejo imediato das complicações da NPD à medida que surgem. Essa educação geralmente ocorre no momento do início da terapia nutricional parenteral, seja no ambiente hospitalar ou na casa do paciente.[15]

Redução da infusão

Na maioria das vezes a infusão da NPD é inicialmente contínua, e no domicílio inicia-se a redução progressiva do tempo de infusão, até chegar a um período de 8 a 12 horas, podendo ser durante o dia ou à noite, conforme for a rotina do paciente ou da família. É a chamada NPT cíclica. Uma maneira de fazer isso é reduzir o tempo de infusão em 2 horas a cada 2 dias, devendo ser realizada a dosagem capilar da glicemia. Caso haja alterações, alguns pacientes podem requerer inicialmente escalonamento na velocidade de início e término da infusão da NPT para evitar hiper ou hipoglicemias. Nesse sentido a orientação de introdução e retirada gradual pode ser realizada com a velocidade de infusão em 25% a cada 15 minutos no início e no final.

Monitorização da infusão

De acordo com Regulamento Técnico de Boas Práticas de Utilização das Soluções Parenterais (SP) (Anvisa-RDC n. 45/2003),[16] é de responsabilidade da administração dos serviços de saúde prever e prover os recursos humanos e materiais necessários à operacionalização da utilização das SP. O enfermeiro é o responsável pela administração das SP e pela prescrição dos cuidados de enfermagem em âmbito hospitalar, ambulatorial e domiciliar.

As intercorrências que podem ocorrer durante a infusão da NPT são as mesmas do ambiente hospitalar e devem ser tratadas da mesma forma.

Finalizando a infusão

Acredita-se que a heparina, que é rotineiramente usada para bloquear o cateter para evitar a coagulação, esteja associada ao crescimento de bactérias dentro do *hub* do cateter. A taurolidina [bis-(1,1-dioxoperhidro-1,2,4-tiadiazinil-4)-metano], um derivado do aminoácido taurina, é um agente antimicrobiano com amplo alcance de atividade antibacteriana e antifúngica que inclui bactérias Gram-positivas e Gram-negativas, como *Staphylococcus aureus* resistente à meticilina (MRSE), *Staphylococcus* coagulase-negativa (CoNS) e enterococos resistentes à vancomicina. A taurolidina tem poucos efeitos colaterais relatados e seu uso contínuo não está associado ao desenvolvimento de resistência bacteriana. Tanto estudos retrospectivos quanto prospectivos relataram redução no número de infecção sistêmica relacionada ao cateter venoso profundo após o uso de bloqueio de taurolidina no lúmen do cateter.[17]

O curativo que protege a agulha do port-a-cath ou a entrada do lúmen do Broviac deve ser feito com técnica asséptica, assim como todas as condutas de enfermagem até aqui.

A NPT cíclica tem como vantagem a redução da insulinemia permanente e a esteatose hepática, aumenta a tolerância enteral e a aceitação oral durante o dia, garantindo mobilidade ao paciente e permitindo o tratamento domiciliar.[18]

COMPLICAÇÕES DA NUTRIÇÃO PARENTERAL DOMICILIAR

Os pacientes devem ser monitorados com certa frequência em seus parâmetros laboratoriais, além do cateter venoso.

Relacionadas ao cateter venoso profundo:

- Mecânicas: trombose induzida pelo cateter secundária à irritação do endotélio vascular.
- Infecciosas: infecções da linha central frequentemente ocorrem por contaminação por manipulação e geralmente envolvem estafilococos coagulase negativos.
- Metabólicas: complicações metabólicas são comuns nos pacientes que recebem NPT domiciliar. Esses problemas estão frequentemente associados a alterações de volume ou aos efeitos das doenças associadas. Geralmente causam alterações na glicemia e nos eletrólitos (Quadro 2).[3]

CONSIDERAÇÕES FINAIS

A evidência da literatura é clara no sentido de que as pessoas que recebem nutrição parenteral domiciliar têm uma qualidade de vida inferior devido a complicações físicas e dificuldades sociais e emocionais. O gerenciamento da nutrição intravenosa diária resulta em uma carga significativa, não apenas para os pacientes, mas também para os cuidadores. Para promover a sobrevivência a longo prazo no HPN, a educação dos pacientes e seus cuidadores sobre a prevenção e o manejo de complicações comuns é fundamental.

Mas os pacientes que recebem nutrição parenteral domiciliar precisam viver e não apenas ser mantidos vivos. Isso significa educar e avaliar adequadamente

QUADRO 2 Diretrizes para monitoramento de pacientes em NPT domiciliar

Exames laboratoriais	Iniciais	Iniciais opcionais	Semanalmente por 1-2 semanas	Mensalmente por 3 meses	Meses
Perfil químico: eletrólitos, glicose, pCO_2, ureia, creatinina, proteínas totais e frações, albumina, triglicérides, cálcio, fósforo e magnésio	X		X	X	X
Teste de função hepática: bilirrubinas totais, fosfatase alcalina, desidrogenase lática, AST, ALT, TAP	X		X	X	X
Hemograma completo	X		X	X	X
Perfil férrico	X		X	X	X
Dependendo da doença de base: zinco, B12, cobre, perfil do ferro		X			

ALT: alanina aminotransferase; AST: aspartato aminotransferase; NPT: nutrição parenteral total; pCO_2: pressão parcial de gás carbônico; TAP: tempo de atividade da protrombina.
Fonte: adaptado de Ireton-Jones et al.[19]

os pacientes sobre as medidas de qualidade de vida que são importantes para eles. Ao educar os pacientes antes de sua alta sobre um tratamento intravenoso vitalício e de manutenção da vida que é conhecido por resultar em uma carga física e emocional significativa, eles precisam estar cientes dos recursos que podem acessar para obter ajuda.[20]

REFERÊNCIAS

1. Mendes RAGCS. Programa de Assistência Domiciliar do Instituto Fernandes Figueira: limites e possibilidades na construção de uma prática integral no cuidado à criança dependente de tecnologia. Rio de Janeiro; 2005.
2. Mendes W. Home care, uma modalidade de assistência à saúde. Rio de Janeiro: UERJ; UnATI; 2001.
3. Waitzberg DL. Nutrição oral, enteral e parenteral na prática clínica. 3.ed. São Paulo: Atheneu; 2004.
4. DiBaise JK, Scolapio JS. Home parenteral and enteral nutrition. Gastroenterol Clin North Am. 2007;36(1):123-44.

5. Tamez RN, Silva MJP. Enfermagem na UTI neonatal: assistência ao recém-nascido de alto risco. Rio de Janeiro: Guanabara Koogan; 2006. p.213-9.
6. Ministério da Saúde. Portaria n. 337, de 14 de abril de 1999. Regulamento Técnico para a Terapia de Nutrição Enteral. Diário Oficial da União, 15 de abril de 1999.
7. Mota MA, Silveira CRM, Mello ED. Crianças com paralisia cerebral: como podemos avaliar e manejar seus aspectos nutricionais. International Journal of Nutrology. 2013;6(2):60-8.
8. Liptak GS, Murphy NA; Council on Children with Disabilities. Providing a primary care medical home for children and youth with cerebral palsy. Pediatrics. 2011;128(5):e1321-9.
9. Ramos-Silva V. Diretrizes clínicas: terapia nutricional na criança hospitalizada. Vitória: Emescam; 2014.
10. Moreno Villares JM. The practice of home artificial nutrition in Europe. Nutr Hosp. 2004;19(2): 59-67.
11. Tannuri U. Síndrome do intestino curto na criança: tratamento com nutrição parenteral domiciliar. Rev Assoc Med Bras. 2004;50(3):330-7.
12. Wesley JR. Efficacy and safety of total parenteral nutrition in pediatric patients. Mayo Clin Proc. 1992;67(7):671-5.
13. Bowden VR, Greemberg CS. Procedimentos de enfermagem pediátrica. Rio de Janeiro: Guanabara Koogan; 2005.
14. Castagnola E, Molinari AC, Fratino G, Viscoli C. Conditions associated with infections of indwelling central venous catheters in cancer patiens. Br J Haematol. 2003;121(2):233-9.
15. Mundi MS, Elfadil OM, Hurt RT, Bonnes S, Salonen BR. Management of long-term home parenteral nutrition: historical perspective, common complications, and patient education and training. First published: 5 December 2022. https://doi.org/10.1002/jpen.2424.
16. Agência Nacional de Vigilância Sanitária (Anvisa). Resolução RDC n. 45, de 12 de março de 2003. Regulamento Técnico de Boas Práticas de Utilização das Soluções Parenterais (SP) em Serviços de Saúde.
17. Sun Y, Wan G, Liang L. Zaozhuang Traditional Chinese Medicine Hospital, Zaozhuang, Shandong, P.R. China, Taurolidine lock solution for catheter-related bloodstream infections in pediatric patients: a meta-analysis. PLoS One. 2020;15(4):e0231110. doi: 10.1371/journal.pone.0231110.
18. Goulet O, Olieman J, Ksiazyk J, Spolidoro J, Tibboe D, Köhler H, et al. Neonatal short bowel syndrome as a modelo of intestinal failure: physiological background for enteral feeding. Clin Nutr. 2013;32(2):162-71.
19. Ireton-Jones CS, Hennessy K, Howard D, Orr ME. Multidisciplinary clinical care of the home parenteral nutrition patient. Infusion. 1995;1(8):21-30.
20. Trinity J. Lowthian. Why are we settling? Improving home parenteral nutrition quality of life outcomes. J Parenter Enteral Nutr. 2023;1-3.

25

Nutrição no paciente em cuidados paliativos

Ary Lopes Cardoso
Silvia Maria de Macedo Barbosa
Simone Brasil de O. Iglesias

DESTAQUES

- Segundo a Organização Mundial da Saúde (OMS), cuidados paliativos compreendem toda a assistência promovida por uma equipe multidisciplinar, cujo objetivo é a melhoria da qualidade de vida do paciente e seus familiares, diante de uma doença que ameace a vida, por meio da prevenção e alívio do sofrimento, da identificação precoce e tratamento da dor e dos demais sintomas físicos, sociais, psicológicos e espirituais.
- São adequados em qualquer etapa da doença e devem ser iniciados precocemente, de preferência ao diagnóstico, concomitantemente às terapias modificadoras da enfermidade.

O adoecimento determina um desequilíbrio na integridade e funcionalidade da criança/adolescente e em sua família. Essa situação envolve as dimensões da vida: corpo, identidade, costumes, valores, esperanças, expectativas em relação ao futuro, socialização, capacidades e autonomia. Já a funcionalidade se refere à capacidade de desempenhar bem as tarefas que dão sentido à existência.

O sofrimento pode aparecer em qualquer etapa, desde o diagnóstico, passando pelo período de terapêutica modificadora da doença ou até o final da vida. É consequência direta ou indireta da enfermidade, dos seus tratamentos ou da necessidade de tomar decisões difíceis.

Embora os objetivos de cuidados paliativos em crianças sejam semelhantes aos de adultos, a implementação de cuidados é diferente por causa da necessidade de cuidados com base na idade, diferenças nas doenças subjacentes, problemas emocionais e psicológicos, além da necessidade de lidar com uma criança, seus pais, alguns familiares e também os irmãos.

Um dos aspectos mais difíceis do manejo de pacientes paliativos é a decisão de iniciar uma nutrição artificial ou hidratação quando os pacientes não conseguem se alimentar ou ingerir líquidos adequadamente. Existem incertezas quanto ao fato de a nutrição e a hidratação proporcionarem benefícios suficientes para justificar os riscos de suas complicações conhecidas (p. ex., vômitos, secreções orais e respiratórias e edema).

O significado simbólico da nutrição e os mitos sobre desidratação e "fome" podem levar ao início da prática de nutrir artificialmente e hidratar, sem uma avaliação adequada de suas complicações e da potencial ausência de benefícios.

O estado de anorexia e caquexia que acomete com frequência esses pacientes decorre de muitos fatores: dor, medicamentos que prejudicam o gosto ou diminuem a fome, depressão e problemas gastrointestinais, como náuseas, constipação, gastrite, mucosite, candidíase oral e disfagia. A nutrição enteral em uma criança que está gravemente doente contribui para reduzir o risco de sufocação, aspiração, vômito e dispneia.

Em princípio, a abordagem de suporte nutricional ao paciente em cuidados paliativos deve ser direcionada a causas identificáveis. O tratamento da doença pode melhorar esses sintomas. As intervenções farmacológicas que podem aumentar o apetite incluem acetato de megestrol, canabinoides e corticosteroides. No entanto, na maioria das vezes o benefício dessas medicações é limitado.

Na discussão sobre a melhor conduta para o suporte nutricional deve-se incluir:

- Intervenções que possam melhorar a anorexia e a caquexia (p. ex., tratamento para constipação e náuseas), sempre lembrando de que nem sempre haverá sucesso, pois muitas vezes a progressão da doença o impede.
- A consideração sobre os possíveis efeitos adversos da nutrição enteral (NE), incluindo náuseas, vômitos, aspirações, secreções orais e edema. Isso tudo decorrente de um organismo que funcionalmente está debilitado.
- A consideração sobre o tempo em que essa terapia nutricional será mantida de maneira confortável para o paciente.
- A consideração a respeito do sofrimento do paciente. Este é uma experiência individual e integra as esferas física, psicológica, social e espiritual. Sua abordagem deve ser multidimensional e, portanto, multiprofissional.

- O relacionamento próximo entre a equipe médica e a criança/adolescente, além da família, resultando em uma comunicação aberta, efetiva e consequentemente com maior chance de sucesso.
- O gerenciamento de sintomas devido à doença subjacente e ao tratamento médico em curso. Esses sintomas incluem todos aqueles citados acima a respeito das condições adversas da NE.
- Em um sem número de vezes a preparação e o apoio à criança que está no fim da vida. Isso precisa ser gerenciado pelo diálogo com a família.

A avaliação nutricional é fundamental na determinação do plano de cuidados nutricionais para os pacientes em cuidados paliativos, independentemente do momento da doença. A avaliação ideal deve ser confiável, não invasiva, de baixo custo e simples de realizar. Para tanto, requer a padronização de ferramentas de avaliação, além de indicadores nutricionais e critérios para intervenção nutricional de acordo com a situação clínica do paciente, atrelada à evolução da doença.

Seu principal objetivo é obter informações que auxiliarão no planejamento dietético, voltado para a recuperação ou a manutenção do estado nutricional, o alívio dos sintomas, o bem-estar e o conforto do paciente e do cuidador. Tudo isso estará baseado na presença de sinais e sintomas gastrointestinais, no nível de consciência e no estado de hidratação. Dessa forma, é necessário estar atento à capacidade da criança de se alimentar, suas preferências alimentares para um planejamento dietético e eficaz. Mais uma vez, é importante ressaltar a necessidade da assistência multiprofissional integrada com paciente e família durante todo o processo de avaliação e condutas nutricionais.

As necessidades individuais dos pacientes não obrigatoriamente precisam ser calculadas pelas mensurações físicas convencionais, uma vez que muitas vezes não são possíveis de serem obtidas. Os quadros a seguir apresentam os modos como são calculadas, considerando que:

- O uso da via oral frequentemente não é possível. Essa via deve ser reiniciada tão logo as condições do paciente o permitam.
- Grande número de pacientes tem trato digestivo funcionante, possibilitando o uso de sondas.
- A via de eleição para a administração de alimentos é a digestiva, preferencialmente gástrica e oral.

- Raramente a alimentação jejunal se faz necessária, exceção feita ao paciente com alto risco de aspiração pulmonar.
- Recomendam-se fórmulas nutritivas com maior densidade calórica, respeitando o limite de 350 mOsm/kg.

A quantidade ideal de calorias ou nutrientes e o volume adequado de líquidos para pacientes pediátricos em cuidados paliativos ainda são questões em debate. Sabe-se que o paciente em cuidados paliativos, especialmente quando se encontra em fase final da vida, necessita de menores quantidades de água que indivíduos saudáveis. Em geral, não apresentam sensação de fome ou sede e se sentem satisfeitos com pequenas quantidades de alimento e líquidos. Assim, o paciente não deve ser forçado a receber alimentação e hidratação.

A prescrição dietética, além de fornecer as necessidades nutricionais, deve, principalmente, oferecer prazer e conforto, melhorando a qualidade de vida dos pacientes. Se houver risco maior do que o benefício, ou se a dieta gerar algum tipo de desconforto, ela deve ser evitada.

Em pacientes no fim da vida o fornecimento de um suporte nutricional mais invasivo raramente está indicado. A escolha da via de administração da dieta deve ser criteriosa, com o intuito de poupar a criança e o adolescente de mais um procedimento invasivo. É por essa razão que a indicação da terapia nutricional enteral via sonda deve ser discutida com os pais e/ou responsáveis, com a criança, se possível, e com a equipe médica.

Em pacientes impossibilitados de se comunicar, comatosos, com rebaixamento do nível de consciência ou confusão mental, a opinião dos familiares deve ser considerada. A equipe multiprofissional deve estar preparada para discutir e discernir junto à família a melhor conduta nesse momento.

A nutrição parenteral deve ser instituída quando a via oral ou enteral for impossível, difícil, inadequada, insuficiente, perigosa ou contraindicada.

Em se tratando de recém-nascidos prematuros, mesmo sem doenças relevantes, a dificuldade da nutrição enteral deve-se, em parte, ao menor comprimento do intestino, à menor motilidade intestinal, quantidades diminuídas de enzimas intestinais e imaturidade da regulação do fluxo sanguíneo intestinal, aumentando consideravelmente o risco de enterocolite necrosante.

De acordo com o Consenso Nacional de Nutrição Oncológica, publicado no ano de 2015, os procedimentos relativos à avaliação e recomendações nutricionais desses pacientes são apresentados nos Quadros 1, 2 e 3.

QUADRO 1 Avaliação nutricional do paciente pediátrico em cuidados paliativos

Questão	Paciente fora de possibilidade de cura atual	Paciente em cuidados no fim da vida
A avaliação nutricional deve ser realizada em pacientes pediátricos em cuidados paliativos?	Sim	Pode ser realizada.
Quais instrumentos utilizar para a avaliação nutricional?	**1) Anamnese nutricional:** História clínica: data do diagnóstico, tipo de doença e estádio, protocolo e fase do tratamento. História nutricional: peso, perda de peso, sintomas gastrointestinais, anorexia, alteração do paladar, xerostomia. História socioeconômica: escolaridade e renda familiar. **2) Antropometria: peso, estatura, IMC:** Se > de 2 anos: CB, CMB e DCT (*anthro* e *anthro plus*) a) P/E, E/I e P/I para < 2 anos b) IMC/I, E/I e P/I > 2 anos e adolescentes. c) CB, CMB e DCT (Frisancho, 1993) PC e PT em < 2 anos = parte da avaliação do DNPM Estatura = estimada por comprimento do joelho, com uso de fórmulas: Stevenson (1995) (2-12 anos) e Chumlea (1985, 1994) > 12 anos. Estádio puberal: WHO (1995). Obs.: na avaliação antropométrica, levar em consideração edemas, estado de hidratação e se há grandes massas tumorais.	Dados dietéticos: • Questionário de frequência de consumo alimentar. • Recordatório 24 horas ou questionário de consumo alimentar atual. Dados clínicos: Focar na funcionalidade, no conforto e no bem-estar do paciente (respeito).

(continua)

QUADRO 1 Avaliação nutricional do paciente pediátrico em cuidados paliativos (*continuação*)

Questão	Paciente fora de possibilidade de cura atual	Paciente em cuidados no fim da vida
Quais instrumentos utilizar para a avaliação nutricional?	**3) Ingestão alimentar:** avaliar qualitativamente e quantitativamente. Adequar com as DRI. **4) Avaliação laboratorial:** os exames laboratoriais serão solicitados a depender do quadro clínico e da doença. **5) Exame físico:** observar sinais que mostrem comprometimento nutricional (cabelo, unhas, turgor da pele, reservas adiposas e tônus muscular).	
Quais indicadores de risco nutricional utilizar?	Avaliar a antropometria: Consumo alimentar < 70% das necessidades por 3-5 dias consecutivos, independentemente do déficit antropométrico.	Indicadores de risco não são obrigatórios; avaliar sintomas do TGI. Para outros parâmetros, observar condições clínicas e psicológicas do paciente e familiares.
Com que frequência se deve avaliar?	*Strong Kids* na admissão e conforme o risco, a cada 2 dias ou mais.	Pode ser até mesmo diariamente, desde que não cause angústia ou constrangimento à família.
Quais dados da avaliação nutricional registrar?	Todos os dados e anotar no prontuário.	Todos os dados e anotar no prontuário.

CB: circunferência do braço; CMB: circunferência muscular do braço; DCT: dobra cutânea tricipital; DNPM: desenvolvimento neuropsicomotor; DRI: *Dietary Reference Intakes*; E/I: estatura para a idade; IMC: índice de massa corporal; PC: perímetro cefálico; P/E: peso para a estatura; P/I: peso para a idade; PT: perímetro torácico; TGI: trato gastrointestinal; WHO: World Health Organization.
Fonte: Inca (2015).

QUADRO 2 Necessidades nutricionais do paciente pediátrico em cuidados paliativos

Questão	Paciente fora de possibilidade de cura atual	Paciente em cuidados ao fim da vida
Qual método deve ser utilizado para estimar as necessidades calóricas?	**1) *Dietary Reference Intake* 2006 (DRI)** 1) Para crianças eutróficas, utilizar o peso atual. 2) Para crianças com sobrepeso ou obesas, utilizar P/E percentil 90 e escore Z = +2. **2) Holliday e Segar (1957):** • 0-10 kg – 100 kcal/kg. • 10-20 kg – 1.000 kcal + 50 kcal/kg para cada kg acima de 10 kg. • > 20 kg – 1.500 kcal + 20 kcal/kg para cada kg acima de 20 kg.	As necessidades calóricas para o paciente pediátrico no fim da vida devem ser estabelecidas de acordo com a aceitação e a tolerância do paciente.
Quais são as recomendações proteicas?	**Faixa etária e necessidades:** De neonatos até 2 anos – 2,5-3 g/kg/dia. Crianças (2-11 anos) – 2 g/kg/dia. Adolescentes (> 12 anos) – 1,5-2 g/kg/dia.	As necessidades proteicas para o paciente pediátrico no fim de vida devem ser estabelecidas de acordo com a aceitação e a tolerância do paciente.
Quais são as recomendações hídricas?	**Necessidades:** • 1,5-3 kg: 110-130 mL/kg. • 3-10 kg: 100 mL/kg. • 10-20 kg: 1.000 mL + 50 mL/kg para cada kg acima de 10 kg. • mais de 20 kg: 1.500 mL + 20 mL/kg para cada kg acima de 20 kg.	A hidratação deve ser administrada de acordo com a tolerância e os sintomas do paciente.

P/E: peso para a estatura.
Fonte: Inca (2015).

QUADRO 3 Terapia nutricional do paciente em cuidados paliativos

Questão	Paciente fora de possibilidade de cura atual	Paciente em cuidados ao fim da vida
Quais são os objetivos da terapia nutricional do paciente pediátrico em cuidados paliativos?	• Promover melhora na qualidade de vida. • Prevenir ou minimizar déficits nutricionais ou reduzir complicações da desnutrição. • Oferecer energia, líquidos e nutrientes em quantidades corretas para manter um adequado estado nutricional ou retardar a progressão da desnutrição.	• Promover melhora na qualidade dessa fase de fim da vida. • Aliviar os sintomas. • Promover conforto e bem-estar.
Que critérios devem ser utilizados para indicar terapia nutricional?	• Todos os pacientes com risco nutricional e/ou presença de desnutrição, respeitando sempre a vontade do paciente e de seu cuidador. Podem ser utilizadas a TNO ou a TNE. • A TNP não é indicada.	• TNO e TNE: não são indicadas, porém podem ser mantidas quando promoverem satisfação do paciente e/ou do cuidador. • TNP: não é indicada e não deve ser mantida nos últimos momentos de vida.
Quais são as contraindicações da terapia nutricional?	**TNE via oral:** • TGI não funcionante. • Distensão abdominal. • Ingestão calórica > 50% das recomendações • Obstrução do TGI. • Plaquetopenia. • Baixo nível de consciência. • Distúrbios hidroeletrolíticos. • Promoção de desconforto ou algum risco ao paciente. • Recusa do paciente e/ou do cuidador **TNE via sonda:** • TGI não funcionante. • Distensão abdominal. • Ingestão calórica > 50% das recomendações.	Não há benefícios quanto ao uso de terapia nutricional nesse momento. Intervenções fúteis estão contraindicadas.

(continua)

QUADRO 3 Terapia nutricional do paciente em cuidados paliativos (*continuação*)

Questão	Paciente fora de possibilidade de cura atual	Paciente em cuidados ao fim da vida
Quais são as contraindicações da terapia nutricional?	• Obstrução do TGI. • Distúrbios hidroeletrolíticos. • Baixo nível de consciência. • Promoção de desconforto ou risco ao paciente. • Plaquetopenia. • Recusa do paciente e/ou do cuidador. TNP: pacientes com TGI funcionante e por não oferecer benefícios no estágio avançado da doença.	
Quais são os critérios de indicação da via a ser utilizada?	TNE: TGI total ou parcialmente funcionante. **TNE via oral:** Usar complementos enterais como primeira opção, quando a ingestão alimentar for < 75% das recomendações em 3-5 dias, sem expectativa de melhora da ingestão **TNE via sonda:** Impossibilidade de utilização da via oral, ingestão alimentar insuficiente (ingestão oral < 60% das recomendações) em 3-5 dias consecutivos, sem expectativa de melhora da ingestão TNP: impossível uso do TGI.	A via oral deve ser sempre a primeira opção, por meio da alimentação natural e conforme o desejo do paciente
Que parâmetros devem ser utilizados para monitorar a resposta à terapia nutricional?	Usar os consensos de Aspen (2002) **Considerar:** • Bem-estar físico e mental do paciente. • Qualidade de vida. • Satisfação do paciente e cuidadores. • Tolerância do TGI.	Aspen (2002) **Considerar:** • Bem-estar físico e mental do paciente e qualidade de vida. • Satisfação do paciente e seus cuidadores. • Tolerância TGI. • Evolução nutricional.

(continua)

QUADRO 3 Terapia nutricional do paciente em cuidados paliativos (*continuação*)

Questão	Paciente fora de possibilidade de cura atual	Paciente em cuidados ao fim da vida
Que parâmetros devem ser utilizados para monitorar a resposta à terapia nutricional?	• Evolução nutricional. • Aderência à terapia nutricional.	• Aderência à terapia nutricional.
Que dados da terapia nutricional devem ser registrados?	Registrar todos os dados e anotar no prontuário.	Anotar todos os dados e anexar ao prontuário.
Quando suspender a terapia nutricional?	• Se há instabilidade hemodinâmica. • Se o paciente ou cuidador solicitar • Início da sedação – risco de aspirar.	Idem.
Como programar o desmame?	**TNE via oral:** ingestão oral ≥ 75% do VET por 2 ou 3 dias ou quando o paciente ou o cuidador relatarem plenitude gástrica. **TNE via sonda:** ingestão oral ≥ 50% do VET por 2 ou 3 dias ou quando o paciente ou o cuidador relatarem plenitude gástrica **TNP:** quando o TGI estiver funcionante.	Relato de plenitude gástrica ou sinal de desconforto TGI. Obs.: sempre priorizar o bem-estar físico e emocional do paciente e/ou cuidador.

Aspen: Sociedade Americana de Nutrição Parenteral e Enteral; EMTN: equipe multidisciplinar de terapia nutricional; SND: serviço de nutrição e dietética; TGI: trato gastrointestinal; TNE: terapia nutricional enteral; TNO: terapia nutricional oral; TNP: terapia nutricional parenteral; VET: valor energético total.
Fonte: Inca (2015).

Alcançar o potencial funcional máximo diante da adversidade da doença é o objetivo central do cuidado paliativo.

CONSIDERAÇÕES FINAIS

O manejo do suporte nutricional no paciente em cuidados paliativos é considerado um grande desafio em situações em que os pacientes não conseguem se alimentar ou ingerir líquidos adequadamente. Torna-se fundamental avaliar de forma prudente os riscos e benefícios da alimentação e da hidratação nesse período.

Considerando que o significado simbólico da nutrição e os mitos sobre desidratação e "fome" podem levar à introdução alimentar em situações de risco, é fundamental atentarmos para o principal objetivo do suporte nutricional do paciente em cuidados paliativos: a qualidade de vida. Assim, devemos considerar sempre os valores, anseios, desejos e crenças do paciente e sua família, buscando consenso em relação aos objetivos do cuidado e evitando sofrimentos nas esferas física, emocional, social e espiritual em todas as fases da doença.

SUGESTÕES DE LEITURA

1. American Academy of Hospice and Palliative Medicine (AAPM). Statement on artificial nutrition and hydration. Disponível em: http://www.aahpm.org/positions/nutrition.html/. Acesso em: abr. 2024.
2. Casarett D, Kapo J, Caplan A. Appropriate use of artificial nutrition and hydration: fundamental principles and recommendations. N Engl J Med. 2005;353(24):2607-12.
3. Feudtner C, Kang TI, Hexem KR, Friedrichsdorf SJ, Osenga K, Siden H, et al. Pediatric palliative care patients: a prospective multicenter cohort study. Pediatrics. 2011;127(6):1094-101.
4. Instituto Nacional de Câncer José Alencar Gomes da Silva (Inca). Consenso Nacional de Nutrição Oncológica. 2.ed. Rio de Janeiro: Inca; 2015. Disponível em: https://docs.bvsalud.org/biblioref/coleciona-sus/2016/35266/35266-1106.pdf. Acesso em: ago. 2024.
5. Mack JW, Wolfe J. Early integration of pediatric palliative care: for some children, palliative care starts at diagnosis. Curr Opin Pediatr. 2006;18(1):10-4.
6. Orme LM, Bond JD, Humphrey MS, Zacharin MR, Downie PA, Jamsen KM, et al. Megestrol acetate in pediatric oncology patients may lead to severe, symptomatic adrenal suppression. Cancer. 2003;98(2):397-405.
7. Pfeffer PE, Pfeffer JM, Hodson ME. The psychosocial and psychiatric side of cystic fibrosis in adolescents and adults. J Cyst Fibros. 2003;2(2):61-8.
8. Rapoport A, Shaheed J, Newman C, Rugg M, Steele R. Parental perceptions of forgoing artificial nutrition and hydration during end-of-life care. Pediatrics. 2013;131(5):861-9.
9. Stanley AL. Withholding artificially provided nutrition and hydration from disabled children: assessing their quality of life. Clin Pediatr (Phila). 2000;39(10):575-9.
10. Szyndler JE, Towns SJ, van Asperen PP, McKay KO. Psychological and family functioning and quality of life in adolescents with cystic fibrosis. J Cyst Fibros. 2005;4(2):135-44.
11. Torelli GF, Campos AC, Meguid MM. Use of TPN in terminally ill cancer patients. Nutrition. 1999;15(9):665.

26

Lactário hospitalar

Ana Paula Alves Reis

DESTAQUES

- Definição de lactário.
- Como implantar um lactário.
- Os controles higiênicos que devem ser realizados dentro de um lactário.
- O processo de produção de um lactário.

INTRODUÇÃO

A Organização Mundial de Saúde (OMS), o Unicef (Fundo das Nações Unidas para a Infância) e a Sociedade Brasileira de Pediatria (SBP) recomendam o aleitamento materno exclusivo do nascimento até os 6 meses de vida, e após esse período a manutenção do aleitamento até 2 anos de idade ou mais com a inclusão dos alimentos complementares.[1-3]

A promoção, a proteção e o apoio ao aleitamento materno são ações prioritárias da área técnica de saúde da criança e fazem parte do elenco de estratégias para a redução da mortalidade infantil.[2]

São muitos os benefícios relacionados ao aleitamento materno, como redução da morbimortalidade por diarreias e infecções respiratórias, diminuição do risco de obesidade na infância e de hipertensão, diabetes e hipercolesterolemia na vida adulta.

Em suma, é consenso mundial que o leite materno é o alimento ideal, porém nos casos em que a criança não recebe o leite materno, devido a uma doença infectocontagiosa da mãe, entre outras causas, os hospitais podem recorrer aos bancos de leite humano ou às fórmulas infantis.

Nesse momento o lactário entra em cena, pois é a unidade do serviço de nutrição responsável pelo preparo das fórmulas, higienização e distribuição das mamadeiras pediátricas lácteas e não lácteas, nutrição enteral, além de hidratantes que serão utilizados por recém-nascidos (RN) e lactentes.[4-7]

Não existe uma legislação específica para lactário, então a legislação pertinente ao Serviço de Nutrição será utilizada no decorrer deste capítulo.

Para que o lactário atenda aos objetivos estabelecidos, é importante o planejamento desde sua localização, dimensionamento da área física, instalações, o tipo de matéria-prima que será utilizada, dimensionamento de utensílios, equipamentos, profissionais e a elaboração do Manual de Boas Práticas de Fabricação específico, onde estarão descritos os critérios e as normas que devem ser adotadas a fim de nortear os procedimentos higiênico-sanitários do lactário.

DEFINIÇÃO

O lactário é uma área restrita do Serviço de Nutrição responsável pelo preparo, envase e distribuição de fórmulas e alimentos infantis e hidratantes para os RN e lactentes, devendo estas ser adequadas em termos nutricionais e seguras do ponto de vista bacteriológico. Essa unidade pode ser responsável também pelo preparo e distribuição de nutrição enteral de acordo com a Resolução n. 503 de 2021, que dispõe sobre os requisitos mínimos exigidos para a terapia de nutrição enteral.[8]

ESTRUTURA FÍSICA

O lactário deve ser construído longe das áreas infectocontagiosas, como enfermarias, centros cirúrgicos, expurgos, sanitários, área de grande circulação de pessoas, e deve estar próximo à Unidade de Nutrição e Dietética para facilitar a supervisão e o abastecimento de gêneros.

Segundo a RDC n. 50/2002[9] e a RDC n. 307/2002,[10] que altera e complementa a RDC n. 50, dispondo sobre o regulamento técnico para planejamento, programação, elaboração e avaliação de projetos físicos de estabelecimentos assistenciais de saúde, o lactário deve existir em todas as unidades hospitalares que possuam atendimento pediátrico e/ou obstétrico.

Nos estabelecimentos assistenciais de Saúde (EAS) com até 15 leitos pediátricos, o lactário pode ter área mínima de 15 m², com distinção entre área "suja" e "limpa". O acesso à área "limpa" deve ser realizado por meio do vestiário de barreira.

Segundo Mezomo,[11] esse tipo de lactário deve ter no mínimo as seguintes áreas, nas respectivas porcentagens:

- Área de recepção e higienização de mamadeira – 30%.
- Área de autoclavagem de mamadeira – 20%.
- Área de preparo e envase de fórmulas – 50%.

As unidades hospitalares que possuem mais de 15 leitos pediátricos devem ter as seguintes áreas:

- Paramentação ou antessala: destina-se à higienização e à assepsia das mãos, unhas e antebraços e também à paramentação com uniformes específicos e touca.
- Higienização: destina-se à higienização de frascos de mamadeiras, bicos, arruelas e capuzes, e é utilizado para inspeção e assepsia das embalagens dos insumos que se dirigirão para a área de preparo por meio de um guichê.
- Preparo: destinado à pesagem e ao preparo de fórmulas lácteas.
- Envase e autoclavagem: local utilizado para inspeção visual de bicos e arruelas, envase, identificação e aquecimento final de fórmulas por meio da autoclavagem.
- Distribuição: local destinado para realizar separação e armazenagem das fórmulas prontas para em seguida serem distribuídas. Na distribuição centralizada, as fórmulas, após passarem pelo processo de autoclavagem ou não, são resfriadas, armazenadas em refrigeradores e, no horário estipulado, entregues na enfermaria. Na distribuição descentralizada, as fórmulas são resfriadas, separadas e, em seguida, encaminhadas para a copa, onde ficam armazenadas em refrigeradores até serem distribuídas no horário estabelecido.

- Administrativa: local onde são realizadas atividades administrativas do nutricionista, como planejamento de escalas, relatórios, estatísticas, reuniões, atualização do manual de boas práticas e avaliação da prescrição dietética.

INSTALAÇÕES

A RDC n. 50 e a RDC n. 307 informam os locais em que devem ser realizadas as instalações de água fria, água quente e ar-condicionado para cada área do lactário.

A RDC n. 503/2021 descreve com detalhes como deve ser o tipo de piso, as paredes, o teto, a iluminação e a temperatura do lactário. Com relação ao tratamento de ar do lactário, deve obedecer às exigências da Associação Brasileira de Normas Técnicas ABNT/NBR – 7256, que dispõe sobre o tratamento de ar em estabelecimentos assistenciais de saúde.[12]

RECURSOS HUMANOS

A responsabilidade técnica do lactário é do profissional nutricionista, que deve possuir conhecimento técnico e administrativo, habilidade e atenção aos detalhes para atingir os objetivos propostos.[13]

A seleção de bons profissionais é de fundamental importância para obter e manter o funcionamento da unidade com qualidade. O lactarista é o profissional responsável pela execução operacional das atividades. Em alguns serviços o auxiliar de lactário divide tarefas com o lactarista, realizando atividades desde o recebimento e armazenamento de produtos, envase e distribuição de fórmulas e alimentos infantis, higienização de mamadeiras, utensílios e equipamentos. Estes devem possuir boa saúde, conhecimento e comportamento de boa higiene, capacidade de concentração, ser detalhista, responsável, ter conhecimentos básicos de aritmética, saber ler, escrever, saber diferenciar os tipos de fórmulas, interpretar a receita e estar seguro com relação às medidas de volume e peso.

O dimensionamento de pessoal para atuar no lactário depende do número de leitos pediátricos do hospital, do nível de assistência nutricional aos pacientes, de suas necessidades dietoterápicas, do total de mamadeiras diárias a ser produzido, da existência de padronização de volumes, horários e fórmulas, horário de funcionamento e das condições financeiras da instituição.[8,13]

TREINAMENTO

O profissional bem treinado tem menor risco de cometer erros e garantir a qualidade do produto final. Em virtude disso, os profissionais que atuam no lactário devem receber treinamento inicial e contínuo. Os temas podem ser sugeridos pelos próprios funcionários e/ou pelo coordenador da unidade, em virtude da necessidade do profissional e da detecção de problemas na área, tendo como objetivo minimizar os erros e melhorar o resultado final.

PROCEDIMENTO OPERACIONAL PADRÃO (POP)

Para que o profissional execute sua função de forma correta é importante que o serviço tenha descrito o seu manual de boas práticas de fabricação com os seus respectivos POP, que são procedimentos escritos de forma clara e objetiva que estabelecem instruções sequenciais para a realização de operações rotineiras e específicas de todas as etapas do processo de produção. Sua finalidade é garantir que a execução das tarefas seja padronizada, sem interferência de vícios ou preferências individuais, tanto do funcionário operacional como de seu supervisor, e garantir a segurança do produto final.

Esses procedimentos devem estar acessíveis aos responsáveis por sua execução e as autoridades sanitárias, devem ser monitorados periodicamente, e em caso de desvio na realização de algum procedimento, é necessário realizar ação corretiva. Para isso, existem os registros com data e assinatura dos responsáveis por sua execução.

CONTROLE DE SAÚDE

O Ministério do Trabalho, por meio da NR7, determina a realização do Programa de Controle Médico de Saúde Ocupacional (PCMSO), sendo o objetivo avaliar e prevenir as doenças adquiridas no exercício de cada profissão, ou seja, problemas de saúde decorrentes da atividade profissional. Esse controle deve ser realizado por médico especializado em medicina do trabalho, que realiza os exames médicos admissionais, periódicos, demissionais, os de retorno ao trabalho e os de mudança de função.[14]

Os profissionais devem realizar exames médicos admissionais, periódicos, de retorno ao trabalho, de mudança de riscos operacionais e demissional, com ênfase nos parâmetros preconizados pela legislação vigente, acompanhados de análises laboratoriais como hemograma, coprocultura, coproparasitológico, VDRL (*venereal disease research laboratory*) e outras de acordo com avaliação médica.[15]

MATÉRIA-PRIMA

A especificação detalhada dos materiais que serão adquiridos e utilizados no lactário é fundamental para que o produto recebido seja o que realmente o serviço precisa em qualidade e quantidade.

Após a escolha do produto, o recebimento é a segunda etapa de controle higiênico sanitário, e deve ser realizado por profissional treinado para inspecionar se os produtos recebidos estão devidamente documentados, a correspondência entre o pedido e a nota fiscal e a integridade das embalagens. As condições do transporte também devem ser observadas e monitoradas.

Todos os materiais devem ser armazenados sob condições apropriadas com o objetivo de preservar sua identidade, integridade e qualidade, de forma organizada para que se possa realizar a separação por lote e a utilização adequada dos produtos: o primeiro que entra é o primeiro que sai.

Os estoques de produtos do lactário podem ser armazenados no mesmo local da Unidade de Alimentação e Nutrição (UAN).[9-11]

CONCEITOS SOBRE HIGIENIZAÇÃO, LAVAGEM, DESINFECÇÃO E ANTISSEPSIA[6,7,15,16]

- **Higienização:** pode compreender desde uma simples lavagem até a desinfecção ou esterilização.
- **Lavagem:** é o procedimento que envolve a utilização de água, sabão ou detergente e permite reduzir os resíduos orgânicos nas superfícies.
- **Desinfecção:** promove a redução dos microrganismos deteriorantes e dos patogênicos a níveis suportáveis, minimizando o metabolismo microbiano. Pode ser realizada por produtos desinfetantes ou por calor.
- **Antissepsia:** tem o mesmo efeito que a desinfecção, eliminando ou reduzindo os microrganismos patogênicos, sendo o termo utilizado para se referir à pele e algumas mucosas.

O detergente utilizado na lavagem deve apresentar bom solvente, bom emoliente, bom defloculador, ser solúvel e inofensivo ao homem.

Não é permitida a mistura caseira de produtos de limpeza, e os materiais de limpeza devem ficar separados dos gêneros alimentícios. Não reutilizar embalagens de produtos de limpeza ou outros. Os materiais de limpeza devem ser exclusivos do lactário.

Após a lavagem, a desinfecção do ambiente, dos equipamentos e dos utensílios pode ser realizada com os seguintes produtos:

- **Ambiente:** solução clorada a 100 ppm ou álcool a 70%.
- **Equipamentos:** solução clorada a 200 ppm ou álcool a 70%.
- **Utensílios:** solução clorada a 200 ppm ou água em temperatura de fervura, por 15 minutos, ou autoclavagem a 120°C, por 10 minutos.

Quando se utiliza hipoclorito de sódio, para que a desinfecção seja eficaz, é necessário que se faça a diluição correta, calculando a quantidade de cloro ativo da solução em partes por milhão (ppm). Para isso é necessário conhecer a concentração de cloro ativo no produto inicial ou comercial. O fornecedor deve informar a concentração, g%, do produto, havendo necessidade de transformá-la em ppm.

Por exemplo:

Uma solução de hipoclorito de sódio a 10% apresenta 100.000 ppm, correspondendo a:

10 g Cl ativo por 100 mL de solução ou
100 g Cl ativo por 1.000 mL de solução ou
100.000 mg Cl ativo por 1.000 mL de solução

Logo, para o preparo de uma solução de hipoclorito a 200 ppm, a partir do hipoclorito a 10%, a diluição do hipoclorito deve ser calculada da seguinte forma:

100.00 ppm _1.000 mL hipoclorito a 10%
200 ppm____ x mL hipoclorito a 10%
X = 2 mL de hipoclorito de sódio para 998 mL de água

Na desinfecção, as superfícies que foram desinfectadas pelo método químico e que entram em contato direto com o alimento devem ser enxaguadas após terem ficado em contato com solução por aproximadamente 20 minutos.

O álcool a 70% pode ser utilizado somente em superfícies que não entram em contato direto com o alimento.

Higiene pessoal

Uma das mais frequentes vias de transmissão de microrganismos aos alimentos é o manipulador. Isso ocorre, em grande parte, por treinamento deficiente do pessoal. Os profissionais que trabalham em lactários devem seguir a prática de higienização pessoal, segundo a Resolução n. 639, que dispõe sobre a relação entre estética, asseio, uniformização, higiene de mãos e operacional para manipuladores.

- Estética e asseio: banho diário, cabelos protegidos, barba feita, cabelos presos e protegidos por toucas, unhas curtas, sem esmalte ou base, uso de desodorante inodoro, sem maquiagem e adornos.
- Vestuário: uniforme completo, composto por camiseta de manga longa ou curta sem bolso acima da cintura, calça, meia, calçado fechado e antiderrapante e touca ou rede de cabelos. Devem ser de cor clara, estar sempre limpos, sem rasgos, manchas, partes descosturadas ou furos. A roupa deve ser trocada diariamente. É necessário o uso de avental de manga longa e com decote fechado, touca, propés e luvas descartáveis.
- Higiene das mãos: deve ser efetuada toda vez que o funcionário entrar no setor, na troca de função, durante a operação de hora em hora e sempre que necessário. Os antissépticos permitidos são álcool 70%, iodóforo, clorexidina ou outros produtos aprovados pelo Ministério da Saúde (Figura 1).

Higiene ambiental

A higienização ambiental está diretamente relacionada com a diminuição do risco de contaminação dos alimentos, sendo importante medida de segurança sanitária.

Como fazer a fricção antisséptica das mãos com preparações alcoólicas?

Friccione as mãos com preparações alcoólicas! Higienize as mãos com água e sabonete apenas quando estiverem visivelmente sujas!

Duração de todo o procedimento: 20-30 segundos.

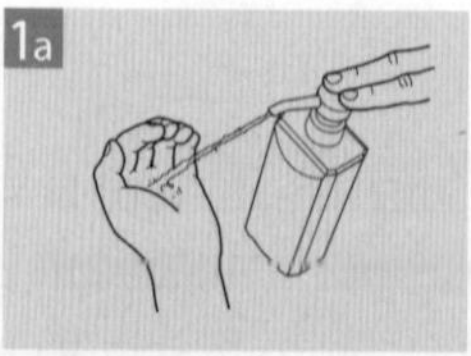

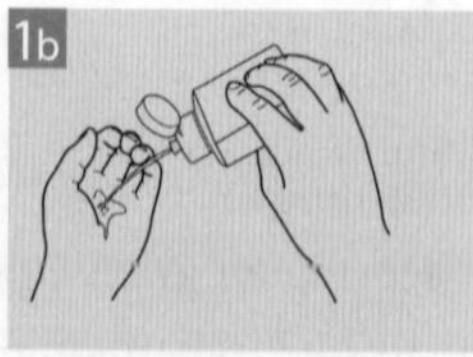

Aplique uma quantidade suficiente de preparação alcoólica em uma mão em forma de concha para cobrir todas as superfícies das mãos.

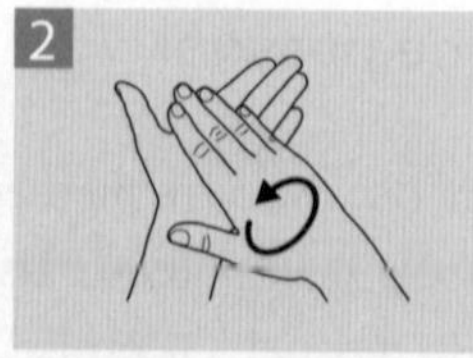

Friccione as palmas das mãos entre si.

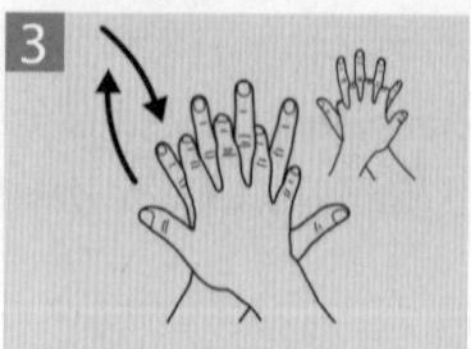

Friccione a palma direita contra o dorso da mão esquerda, entrelaçando os dedos, e vice-versa.

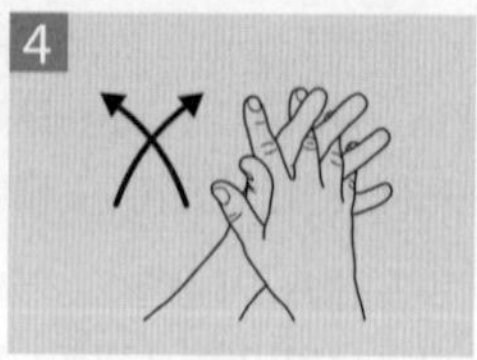

Friccione a palma das mãos entre si com os dedos entrelaçados.

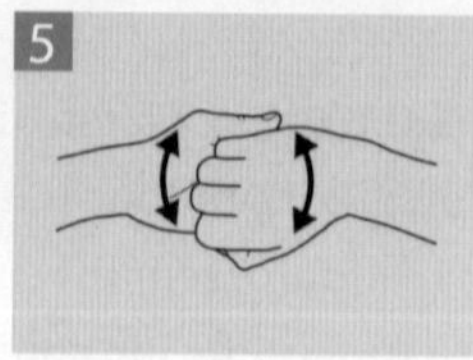

Friccione o dorso dos dedos de uma mão com a palma da mão oposta, segurando os dedos, com movimento de vaivém, e vice-versa.

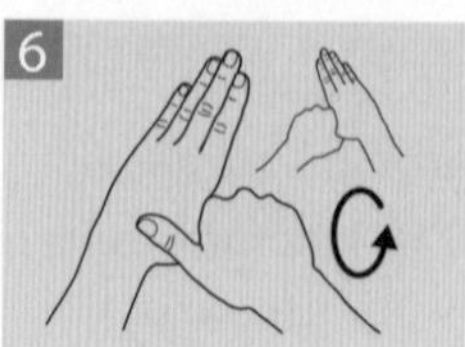

Friccione o polegar esquerdo, com o auxílio da palma da mão direita, utilizando-se de movimento circular, e vice-versa.

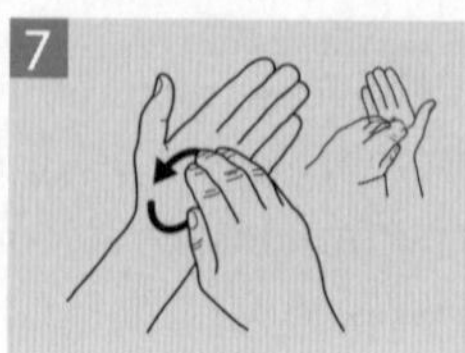

Friccione as polpas digitais e unhas da mão direita contra a palma da mão esquerda, fazendo um movimento circular, e vice-versa.

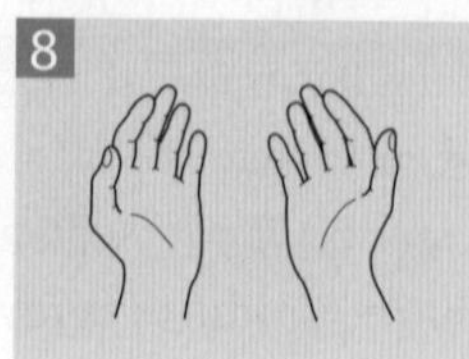

Quando estiverem secas, suas mãos estarão seguras.

FIGURA 1 Técnica de higienização das mãos, de acordo com as diretrizes da OMS sobre higienização das mãos em serviços de saúde. (*continua*)

Fonte: traduzido e adaptado de Pittet et al.[17]

Como higienizar as mãos com água e sabonete?

Higienizar as mãos com água e sabonete apenas quando estiverem visivelmente sujas! Senão, friccione as mãos com preparações alcoólicas!

Duração de todo o procedimento: 40-60 segundos.

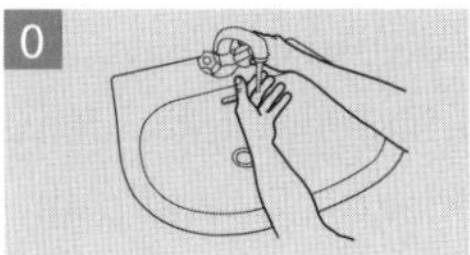

Lave as mãos com água.

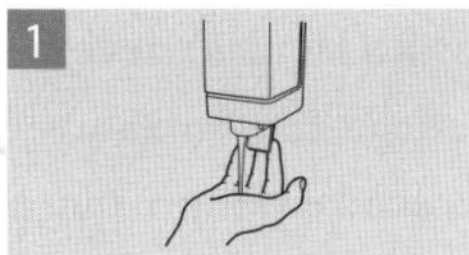

Coloque o sabonete.

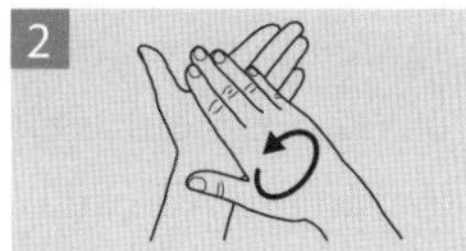

Com movimentos circulares, esfregue a palma das mãos.

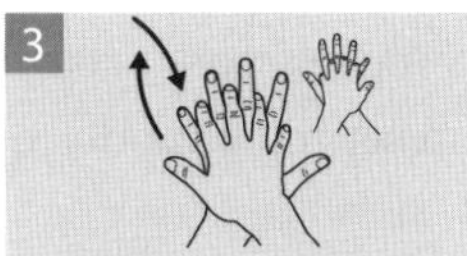

Depois, esfregue a parte interna dos dedos com movimentos verticais.

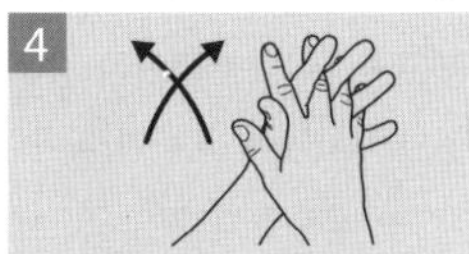

Junte as mãos e entrelace os dedos para a frente e para trás.

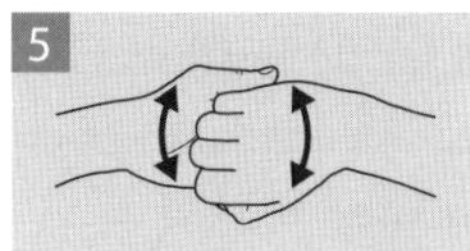

Em seguida, feche as mãos e esfregue uma na outra com movimentos verticais.

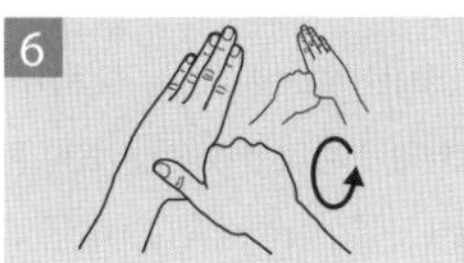

Aperte o dedão com uma das mãos e faça movimentos para a frente e para trás.

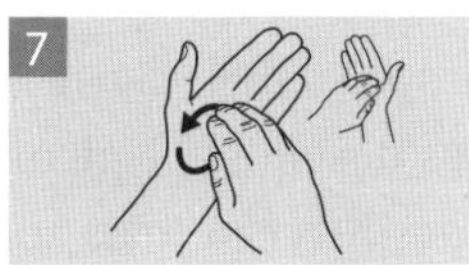

Faça movimentos circulares na palma de uma das mãos.

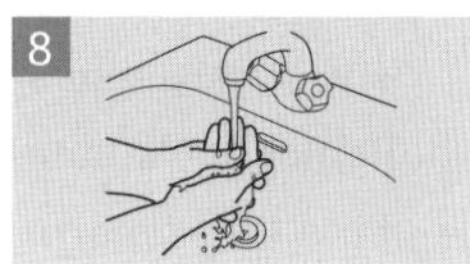

Lave as mãos com água.

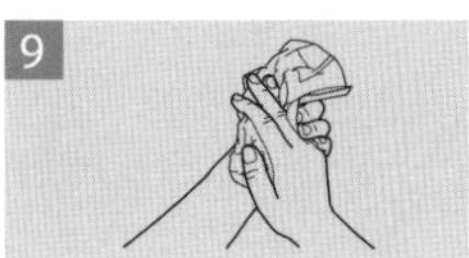

Enxágue bem com uma folha de papel.

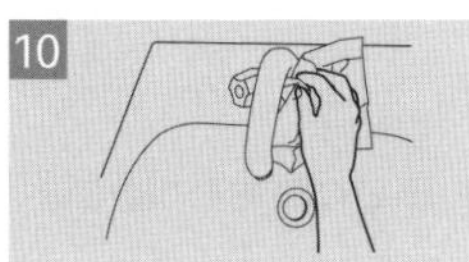

Use uma toalha de papel para desligar a água.

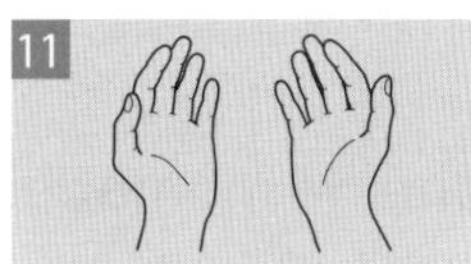

Pronto, agora suas mãos estão limpinhas.

FIGURA 1 (*continuação*).

Os procedimentos de limpeza e desinfecção devem ocorrer diariamente nas maçanetas, pisos, rodapés e ralos; semanalmente nas paredes, portas e prateleiras e mensalmente no teto, luminárias e interruptores.

Higiene de equipamentos

Os equipamentos utilizados no lactário devem ser de uso exclusivo da área. Todos os equipamentos devem ser higienizados diariamente antes de serem utilizados, ao final de cada operação e sempre que necessário. Os equipamentos devem ter superfície lisa, de fácil limpeza, e a desinfecção pode ser realizada com solução clorada a 200 ppm ou álcool 70%, que pode ser utilizado em superfícies que não entrem em contato direto com o alimento. Os equipamentos elétricos devem ser desligados da tomada e retiradas as partes móveis para proceder à limpeza adequada. O ar-condicionado e a coifa devem ser higienizados quinzenalmente.[4-8,16-18]

Higiene de utensílios

Os utensílios devem ser de uso exclusivo do lactário e de material durável, não corrosível, resistente ao processo de lavagem e desinfecção, tais como aço inox e polietileno. Os utensílios devem ser higienizados e desinfectados antes de cada etapa de preparo. A desinfecção mais apropriada para os utensílios no lactário é por meio do calor, autoclavagem a 120 °C por 10 minutos, pois é um processo seguro e menor risco de contaminação. A desinfecção pode ser realizada também com solução clorada a 200 ppm ou água em temperatura de fervura por 15 minutos.[5-7]

Higiene de mamadeira e acessórios

A higiene das mamadeiras deve ser realizada na área específica de higienização de mamadeira.

A área de higienização deve ter cubas separadas e exclusivas para macerar e outra para enxaguar a mamadeira limpa, e a cada etapa as cubas devem ser higienizadas.

A maceração dos frascos, acessórios e bicos deve ser realizada separadamente. Preparar uma solução de água e detergente neutro próprio em temperatura de

42°C. Em seguida, emergir nesta solução por 15 a 20 minutos para que as sujidades se desprendam. Os frascos devem ser higienizados manualmente, com o auxílio de escova de lavar mamadeira; retirar as sujidades das partes internas e externas, uma a uma. Enxaguar os frascos em água corrente e, em seguida, colocar de boca para baixo em cestos aramados de aço inox para escoamento da água.

Os bicos devem ser virados pelo avesso, escovados, enxaguados em água corrente, um a um, assim como os outros acessórios, e armazenados em cestos vazados em aço inox.

Por fim, após a higienização, e antes do preparo dos alimentos, recomenda-se a desinfecção da mamadeira em autoclave 120°C por 15 minutos. Na falta de autoclave, os frascos devem ficar em solução clorada de 200 ppm por aproximadamente 15 minutos e em seguida ser enxaguados. Os bicos devem ser fervidos por 15 minutos em recipiente tampado.[4-7]

A temperatura recomendada para o processo de lavagem de equipamentos como lavadoras é de 55 a 65°C, e de 80 a 90°C para enxágue.[16]

Desde 2001 os plásticos de mamadeiras e utensílios em contato com alimentos devem ser livres de bisfenol A.

O uso de equipamentos de proteção individual como luvas, óculos, avental e máscara nesse processo de limpeza e desinfecção é de fundamental importância para proteção do profissional que executa essa tarefa.

PROCESSO DE PRODUÇÃO DE FÓRMULAS

O nutricionista é o profissional responsável por elaborar a prescrição dietética a partir da prescrição médica, e no lactário é o profissional responsável por calcular a receita, a partir da prescrição dietética, que será preparada na sala de preparo do lactário.[13]

A prescrição dietética deve conter os seguintes dados: nome, data de nascimento, leito e registro do paciente, composição qualitativa, quantitativa, de todos os componentes, volume total e horário de administração da fórmula. A etiqueta de identificação da fórmula deve conter todos os dados acima, além do prazo de validade, condições da temperatura para conservação e nome e número do conselho profissional do respectivo responsável técnico pelo processo.[10]

A receita pode ser calculada por meio de programa informatizado ou manualmente, mas não pode ter erros, pois a falha pode comprometer a qualidade nutricional da fórmula e, consequentemente, não atender às necessidades nutricionais e dietoterápicas, ocasionando riscos à saúde do paciente.

O funcionário responsável pelo preparo das fórmulas deve estar treinado e capacitado para pesar as fórmulas de acordo com cada receita, em balanças de precisão.

Outro fator importante é a qualidade da água utilizada no preparo das fórmulas, que deve seguir os padrões de potabilidade de água filtrada para consumo humano, de acordo com a Portaria GM/MS n. 888/2017.[19] A água mineral deve seguir a RDC n. 717/2022,[20] sendo utilizada para pacientes com trato digestório íntegro e imunologicamente saudável. Para pacientes imunodeprimidos recomenda-se água autoclavada.

A temperatura da água de preparo deve ser igual a 70°C, segundo FAO/OMS,[21] devido ao fato de estudos verificarem a presença de *Cronobacter* sp. (*Enterobcter sakazakii*), que pode levar ao desenvolvimento de enterocolite necrosante em RN e lactentes menores de 6 meses de idade.[20]

No lactário ocorre a produção de fórmulas autoclavadas e não autoclavadas. As fórmulas autoclavadas são aquelas que após o preparo são envasadas e identificadas, e passam por autoclavagem terminal na temperatura entre 100 e 110°C por 10 minutos.

Após a autoclavagem, é recomendado o resfriamento rápido para, em seguida, as fórmulas serem armazenadas em refrigerador com temperatura monitorada a 4°C.

A autoclavagem é capaz de eliminar as bactérias resistentes ao calor, porém não elimina os esporos das bactérias. Daí a importância das boas práticas de fabricação em todas as etapas do processo.

Cada serviço deve avaliar a necessidade de realizar o "aquecimento terminal" das fórmulas, pois esse procedimento poderá resultar na redução dos nutrientes e micronutrientes.[5]

As fórmulas não autoclavadas não suportam altas temperaturas, sob as quais ocorrem reações químicas indesejáveis, como a de Maillard, que provocam alterações de cor, sabor e textura, e pode ocorrer desnaturação de proteínas. No preparo dessas fórmulas os frascos de mamadeiras, os acessórios, os utensílios e a água que serão utilizados são autoclavados em temperatura de 120°C por 15 minutos, porém a fórmula não passa por autoclavagem terminal. O preparo e o envase dessas fórmulas não devem exceder 30 minutos, e após o término do envase deve ser imediatamente resfriada em temperatura até 4°C. O prazo de validade é de 12 horas.[4-7,15]

Para realizar o resfriamento das fórmulas pode-se utilizar o resfriador, porém as instituições que não têm um resfriador podem realizar a imersão da mamadeira em água corrente fria.

Ao final de cada etapa de produção de fórmulas, é obrigatório coletar amostras de 100 mL, que pode estar acondicionada na própria mamadeira, devidamente identificada, com o nome da preparação, horário de manipulação, nome do manipulador, dados de lote e rastreabilidade do processo produtivo e armazenadas em refrigerador exclusivo a 4°C, por um período de 96 horas, para análise de contraprova em caso de investigação de toxinfecção.[9,19]

Em todos os refrigeradores que armazenam fórmulas, as temperaturas devem ser monitoradas com no mínimo 3 mensurações diárias. Na ocorrência de alguma falha, o profissional responsável deve estar treinado para realizar as devidas ações corretivas.

PROCESSO DE DISTRIBUIÇÃO DE FÓRMULAS INFANTIS

As fórmulas infantis que serão administradas em mamadeiras por via oral ou por via enteral devem ser armazenadas em refrigeradores, até o momento da dispensação e/ou distribuição. Os refrigeradores devem manter as fórmulas em temperatura controlada de 4°C.[18]

A distribuição centralizada é quando as fórmulas ficam armazenadas nos refrigeradores no lactário e em seguida distribuídas diretamente nas enfermarias ou em distribuição descentralizada, quando as fórmulas ficam armazenadas na copa de cada enfermaria. É necessário que essas fórmulas sejam armazenadas em refrigeradores exclusivos para esse fim, para evitar a contaminação cruzada. Em locais em que não há essa possibilidade as fórmulas devem ficar nas prateleiras mais altas e os outros alimentos nas prateleiras abaixo.[8]

O funcionário responsável por distribuir as fórmulas infantis deve primeiramente verificar no mapa de dietas quais são os pacientes que estão com fórmula e retirar 30 minutos antes do horário da administração, checar e conferir os dados atualizados do mapa do paciente com os dados da etiqueta da fórmula, além de avaliar as características e aparência da fórmula.

Em seguida, essa fórmula deverá ser aquecida para que atinja a temperatura de 37°C. Pode ser utilizado o banho-maria, e a água utilizada deve ser tratada e limpa, trocada diariamente e sempre que necessário.

O uso de micro-ondas deve ser realizado com muito cuidado, de forma que o aquecimento seja uniforme e não cause queimaduras na boca da criança.

Com relação à fórmula infantil via enteral, em sistema aberto, envasada em frasco de nutrição enteral ou seringas, deve ser retirada 30 minutos antes do horário da administração da geladeira e não deve ser aquecida, sendo o degelo realizado em temperatura ambiente até o momento à enfermagem para a administração. Após a entrega, deve ser consumida em até 1 hora.[8]

CONTROLE MICROBIOLÓGICO[19]

A análise microbiológica das fórmulas tem o objetivo de validar todo o processo de produção. As análises precisam ser realizadas periodicamente, porém de acordo com as condições financeiras do hospital podem ser realizadas semanal, quinzenal ou mensalmente.

A comissão de infecção hospitalar pode estabelecer a frequência destas análises. Além disso, é necessário realizar o controle microbiológico da água que será utilizada no lactário.

As fórmulas são coletadas aleatoriamente para avaliação microbiológica, segundo as recomendações e o padrão da RDC n. 503,[8] para nutrição enteral, e da RDC n. 331/2019[22] para as fórmulas lácteas. Quando o resultado das análises das fórmulas não atende o padrão microbiológico, deve ser pesquisado e reavaliado o processo de produção para que sejam solucionadas as causas do problema.[8]

CONSIDERAÇÕES FINAIS

O lactário não tem uma legislação específica. Em virtude disso, é de suma importância que cada serviço tenha seu manual de boas práticas de fabricação, com seus procedimentos operacionais padrão (POP) descritos, o monitoramento de cada etapa do processo, os respectivos planos de contingência e as legislações vigentes que apoiam tais procedimentos.

REFERÊNCIAS

1. Organização Mundial de Saúde (OMS). Proteção, promoção e apoio ao aleitamento materno: papel especial dos serviços materno-infantis. Genebra: OMS; 1989.
2. Brasil. Ministério da Saúde. Secretaria de Atenção Primária à Saúde. Departamento de Promoção da Saúde. Guia alimentar para crianças brasileiras menores de 2 anos. Brasília, 2019. Disponível em: file:///C:/Users/ana.alves/Downloads/GUIA%20ALIMENTAR%20PARA%2°CRIAN%-C3%87AS%20BRASILEIRAS%20MENORES%20DE%202%20ANOS.pdf. Acesso em: 13 set. 2024.
3. Organização Mundial de Saúde, Organização Pan-Americana de Saúde, Ministério da Saúde, Sociedade Brasileira de Pediatria [OMS/OPAS/MS/SBP]. Os dez passos da alimentação saudável para crianças brasileiras menores de dois anos. In: Manejo da desnutrição grave: um manual para profissionais de saúde de nível superior. Médicos, enfermeiros, nutricionistas, e outros e suas equipes de auxiliares. Brasília: Ministério da Saúde; OMS/OPAS; 2000.
4. Galego DS, Reis APA, Ruotolo F, Barrios DW, Reis APA. Manual de boas práticas em nutrição enteral e lactário. Barueri: Manole; 2020.
5. Galego DS, Fujiwara MEY, Freitas PV, Barrios ED. Manual de lactários: lactário nos estabelecimentos assistenciais de saúde e creches. São Paulo: ILSI Brasil – Internacional Life Sciences Institute do Brasil; 2017.
6. Silva APA, Gil LP, Trida VC. Lactário hospitalar. In: Feferbaum R, Silva APAS, Marco D. Nutrição enteral em pediatria. São Caetano do Sul: Yendis; 2012. p.413-37.
7. Silva APA, Gil LP. Lactário hospitalar. In: Silva APA, Nascimento AG, Zamberlan P. Manual de dietas e condutas nutricionais em pediatria: guia de conduta nutricional. São Paulo: Atheneu; 2014. p.155-75.
8. Brasil. Ministério da Saúde. Agência Nacional de Vigilância Sanitária. Resolução – RDC n. 503, de 27 de maio de 2021. Dispõe sobre os requisitos mínimos exigidos para a terapia de nutrição enteral. Diário Oficial da União, Brasília, n. 101, de 27/05/2021, seção 1. Disponível em: https://bvsms.saude.gov.br/bvs/saudelegis/anvisa/2020/rdc0503_27_05_2021.pdf. Acesso em: 13 set. 2024.
9. Brasil. Ministério da Saúde. Agência Nacional de Vigilância Sanitária. Resolução – RDC n. 50, de 21 de fevereiro de 2002. Regulamento Técnico para planejamento programação, elaboração e avaliação de projetos físicos de estabelecimentos assistenciais de saúde. Diário Oficial da União, Brasília, Ministério da Saúde, 2002.
10. Brasil. Ministério da Saúde. Agência Nacional de Vigilância Sanitária. Resolução – RDC n. 307, de 14 de novembro de 2002. Altera a Resolução – RDC n. 50, de 21 de fevereiro de 2002, que dispõe sobre o Regulamento Técnico para planejamento programação, elaboração e avaliação de projetos físicos de estabelecimentos assistenciais de saúde. Diário Oficial da União da República Federativa do Brasil, Brasília, Ministério da Saúde, 2002.
11. Mezomo IB. Lactário. In: Os serviços de alimentação, planejamento e administração. 5.ed. Barueri: Manole; 2002. p.287-313.
12. Associação Brasileira de Normas Técnicas – ABNT 7256. Tratamento de ar em estabelecimentos assistenciais de saúde – Requisitos para projetos e execução das instalações. Rio de Janeiro: ABNT; 2005.
13. Conselho Federal de Nutricionistas (CFN). Resolução n. 600, de 25 de fevereiro de 2018. Dispõe sobre a definição das áreas de atuação do nutricionista e suas atribuições, indica parâmetros numéricos mínimos de referência, por área de atuação, para a efetividade dos serviços prestados à socie dade e dá outras providências. Disponível em: http://sisnormas.cfn.org.br:8081/viewPage.html?id=600#:~:text=RESOLU%C3%87%C3%83O%2°CFN%20N%C2%BA%20600%2F2018&-text=Disp%C3%B5e%20sobre%20a%20defini%C3%A7%C3%A3o%20das,sociedade%20e%20d%C3%A1%20outras%20provid%C3%AAncias . Acesso em: 16 set. 2024.

14. Brasil. Ministério do Trabalho. Portaria n. 567, de 10 de março de 2022. Altera a norma regulamentadora n. 7 – programa de Controle médico de saúde ocupacional PCMSO. DOU, 1º de abril de 2022. Disponível em: file:///C:/Users/ana.alves/Downloads/PORTARIA%20N%C2%BA%20567%20DE%2010%20DE%20MAR%C3%87O%20DE%202022%20-%20ALTERA%C3%87%C3%95ES%20NA%20NR%207.pdf. Acesso em: 16 set. 2024.
15. Silva Junior EA. Manual de controle higiênico sanitário em serviços de alimentação. In: Maschieto LW. Procedimentos em relação ao controle higiênico sanitário de alimentos em lactário. 6.ed. São Paulo: Varela; 2005.
16. Brasil. Ministério da Saúde. Coordenação de infecção hospitalar. Processamento de artigos e superfícies em estabelecimentos de saúde. 2.ed. Brasília: Ministério da Saúde; 1994.
17. Pittet D, Allegranzi B, Boyce J; on behalf of the WHO World Alliance for Patient Safety First Global Patient Safety Challenge Core Group of Experts. The WHO guidelines on hand hygiene in health care and their consensus recommendations. Infect Contr Hosp Epidemiol. 2009;30:611-22.
18. Brasil. Secretaria do Estado da Saúde. Portaria CVS n. 5, de 9 de abril de 2013 – Regulamento técnico sobre boas práticas para estabelecimentos comerciais de alimentos e para serviços de alimentação. DOSP, São Paulo, 11 de abril de 2013.
19. Brasil. Ministério da Saúde. Gabinete do Ministro. Portaria GM/MS n. 888, de 04 de maio de 2021. Altera o anexo XX da Portaria de consolidação n. 5 GM/MS, de 28 de setembro de 2017, para dispor sobre procedimentos de controle de vigilância da qualidade da água para consumo humano e seu padrão de potabilidade. Diário Oficial da União, Brasília, n. 96, de 24/05/2021, seção 1, p.69. Disponível em: https://www.in.gov.br/en/web/dou/-/portaria-gm/ms-n-888-de-4-de-maio-de-2021-*-321540185. Acesso em: 16 set. 2024.
20. Brasil. Ministério da Saúde. RDC n. 717, de 1º de julho de 2022. Dispõe sobre os requisitos sanitários das águas envasadas e do gelo para consumo humano. Diário Oficial da União, Brasília, n. 126, de 06/07/2022. Disponível em: https://antigo.anvisa.gov.br/documents/10181/2718376/RDC_717_2022_.pdf/46974199-1976-43d8-8a0d-565152cbeada. Acesso em: 16 set. 2024.
21. Food and Agriculture Organization of the United Nations (FAO) and the Health Organization (WHO). Guidelines for the safe preparation, storage and handling of powdered infant formula. Genebra. Food and Agriculture Organization of the United Nations; WHO; 2007. p.9-10.
22. Brasil. Ministério da Saúde. RDC n. 331, de 23 de dezembro de 2019. Dispõe sobre os padrões microbiológicos de alimentos e sua aplicação. Diário Oficial da União, Brasília, n. 249, de 26 de dezembro de 2019. Disponível em: https://www.in.gov.br/web/dou/-/resolucao-rdc-n-331-de-23-de-dezembro-de-2019-235332272. Acesso em: 16 set. 2024.

27

Algoritmos para nutrição enteral e parenteral em pediatria

Adriana Servilha Gandolfo
Patrícia Zamberlan
Ana Paula Alves Reis
Débora Pereira dos Santos Pinelli
Rubens Feferbaum

DESTAQUES

- Os algoritmos para nutrição enteral e parenteral em pediatria são importantes, pois permitem sinalizar o momento adequado da indicação de terapia nutricional (enteral e/ou parenteral) e da utilização da dieta enteral padrão e/ou especializada.

INTRODUÇÃO

A American Society for Parenteral and Enteral Nutrition (Aspen) define desnutrição pediátrica como o desequilíbrio entre a demanda e o consumo de nutrientes, que resulta em déficit de energia, proteínas e micronutrientes, impactando negativamente o crescimento e o desenvolvimento da criança.[1]

Segundo o Manual de atendimento da criança com desnutrição grave em nível hospitalar do Ministério da Saúde,[2] a desnutrição continua sendo uma das principais causas de morbidade e mortalidade entre crianças de todo o mundo. No Brasil, o percentual de óbitos por desnutrição grave no âmbito hospitalar se mantém em torno de 20%, muito acima dos valores recomendados pela Organização Mundial de Saúde (inferiores a 5%). Dados do ano atual de um hospital público pediátrico de referência de São Paulo, especializado em doenças crônicas, revelam uma taxa de subnutrição à internação em torno de 30 a 38,5% em unidades de atendimento a neonatos.

A subnutrição é comum em crianças por elas apresentarem maiores demandas nutricionais e menores reservas corporais quando comparadas aos adultos, o que as torna mais suscetíveis a infecções e deterioração da condição nutricional.[3]

Dentre as principais causas de subnutrição hospitalar pode-se citar ingestão inadequada de nutrientes e/ou alteração da absorção, administração de fármacos que interferem no processo nutricional, demora na indicação da terapia nutricional (TN), jejum prolongado para procedimentos, iatrogenias e alterações metabólicas, especialmente no paciente gravemente doente. A piora do estado nutricional das crianças hospitalizadas resulta em numerosas deficiências funcionais, sendo associada a apatia, letargia, alterações da capacidade intelectual; além de perda de peso e de massa muscular, má cicatrização de feridas, alteração dos mecanismos que conferem competência imunológica, aumento da permanência e dos custos hospitalares.[4,5]

Sabe-se hoje que o uso de intervenções nutricionais precoces, terapia nutricional enteral (TNE) e/ou parenteral (TNP), direcionadas pela avaliação nutricional, pode reduzir o impacto da subnutrição que ocorre frequentemente em pacientes portadores de doenças crônicas e estados hipermetabólicos.[6]

A primeira etapa da avaliação nutricional consiste na identificação da criança que apresenta risco nutricional, por intermédio da triagem nutricional. Uma vez identificado o risco, a intervenção terapêutica deve ser iniciada imediatamente e a criança encaminhada a uma avaliação objetiva, que consiste em dados antropométricos, laboratoriais, de ingestão e da composição corporal.

A TN consiste em um conjunto de procedimentos terapêuticos que tem como objetivo ofertar quantidades adequadas de energia, macro e micronutrientes para a manutenção ou recuperação do estado nutricional, sendo de fundamental importância no tratamento global da criança. Está indicada quando o paciente é incapaz de receber as necessidades calóricas e proteicas pela alimentação convencional por período de tempo suficientemente prolongado.

A TNP é uma das mais importantes modalidades terapêuticas criadas nas últimas décadas. Conhecida também como hiperalimentação, foi utilizada pela primeira vez na década de 1960 em um recém-nascido (RN) com síndrome do intestino curto (SIC), que apresentou evolução nutricional satisfatória. Desde então, milhares de vidas têm sido salvas pelo processo de prover nutrientes por via parenteral. Em 2009, o National Center for Health Statistics (NCHS) dos

Estados Unidos relatou que mais de 30% dos pacientes que recebem TNP nos hospitais são crianças.[7]

Definida como o conjunto de procedimentos terapêuticos para manutenção ou recuperação do estado nutricional do paciente pela nutrição parenteral (NP),[8] a TNP na população pediátrica tem como objetivos recuperar ou manter o estado nutricional, bem como promover crescimento e desenvolvimento adequados. Está indicada no paciente subnutrido ou em risco nutricional, quando o trato gastrointestinal (TGI) estiver comprometido por doença ou algum tipo de tratamento, ou se a via enteral for insuficiente para suprir as demandas nutricionais.[7,9]

A TNE, por sua vez, refere-se a um conjunto de procedimentos terapêuticos para a manutenção ou recuperação do estado nutricional do paciente com a nutrição enteral (NE),[10] que por sua vez é a administração de nutrientes ao TGI pela da via oral ou de sondas enterais. Os tipos de NE segundo a forma de administração são: oral (por intermédio de complementos), por sonda (gástrica/pós-pilórica) e ostomias.[10]

A implementação precoce da TN com base em protocolos de fornecimento de nutrientes de forma programada e monitorizada pode melhorar a qualidade da terapia, minimizando a morbidade e reduzindo as taxas de mortalidade dos pacientes.[11,12]

Ao padronizar condutas, os protocolos (algoritmos) de indicação e utilização de TN, elaborados pela equipe multiprofissional de terapia nutricional (EMTN), visam garantir a qualidade da assistência nutricional, uma vez que agilizam a indicação e a introdução da terapia, otimizam sua utilização, além de minimizar efeitos adversos e racionalizar custos.

Os algoritmos aqui apresentados têm como objetivo mapear os processos decisórios da TN para recém-nascidos, lactentes, crianças e adolescentes hospitalizados, de acordo com sua condição clínica e necessidades nutricionais.[13,14]

ALGORITMOS DE TERAPIA NUTRICIONAL EM PEDIATRIA

A TNE está indicada na impossibilidade de ingestão adequada de nutrientes pela alimentação habitual, em pacientes com risco nutricional e em pacientes subnutridos, quando o TGI apresenta condições de uso seguro e efetivo. A TNE por VO (complementação oral) é a primeira opção de escolha quando a ingestão alimentar do paciente é menor que 75% do que lhe é recomendado por

3 a 5 dias consecutivos e sem expectativa de melhora, por ser mais fisiológica e menos invasiva.

Entretanto, a maioria das crianças não aceita regularmente os suplementos oferecidos e, portanto, quando não há sucesso com a via oral, a TNE por sondas deve ser iniciada. Quando não é possível a utilização do TGI, a TNP é indicada. As Figuras 1, 2, 3 e 4 descrevem algoritmos de indicação de TN em pediatria, a indicação de TNE, a indicação e a utilização de TNP e a indicação de TN em neonatologia, respectivamente.

Na Figura 1 é demonstrada a indicação/utilização de TN em crianças e adolescentes (1 mês a 18 anos) hospitalizados subnutridos ou com risco nutricional, que não conseguem alcançar suas recomendações nutricionais diárias pela alimentação convencional.

O sucesso da TNE depende da seleção adequada da fórmula a ser utilizada. Os critérios para tal seleção devem levar em conta:

- A idade e o gasto energético do paciente.
- Necessidades nutricionais específicas e de crescimento.
- Condições metabólicas.
- Capacidade digestiva e absortiva.
- Oferta adequada de minerais e eletrólitos.
- Custo/benefício ao paciente.[1]

A depender dos critérios descritos, a fórmula escolhida poderá ser polimérica ou oligomérica, padrão ou especializada. A Figura 5 demonstra como indicar e utilizar uma dieta enteral padrão em crianças de um a 10 anos, considerando a avaliação de suas demandas nutricionais e a necessidade de utilização/restrição de fibras.

A Figura 6 contempla a indicação de dieta enteral especializada para lactentes, crianças e adolescentes que apresentam intolerância à dieta padrão ou capacidade de digestão/absorção comprometida.

Recém-nascidos e lactentes necessitam de maiores ofertas de nutrientes para seu crescimento, desenvolvimento e maturação. Habitualmente, para a maioria dessas crianças a oferta de leite materno ou de fórmulas infantis padrão de primeiro ou segundo semestre (na ausência do leite materno) em volume adequado supre satisfatoriamente as demandas nutricionais. Entretanto, existem crianças que necessitam de atenção nutricional individualizada, pois apresentam risco

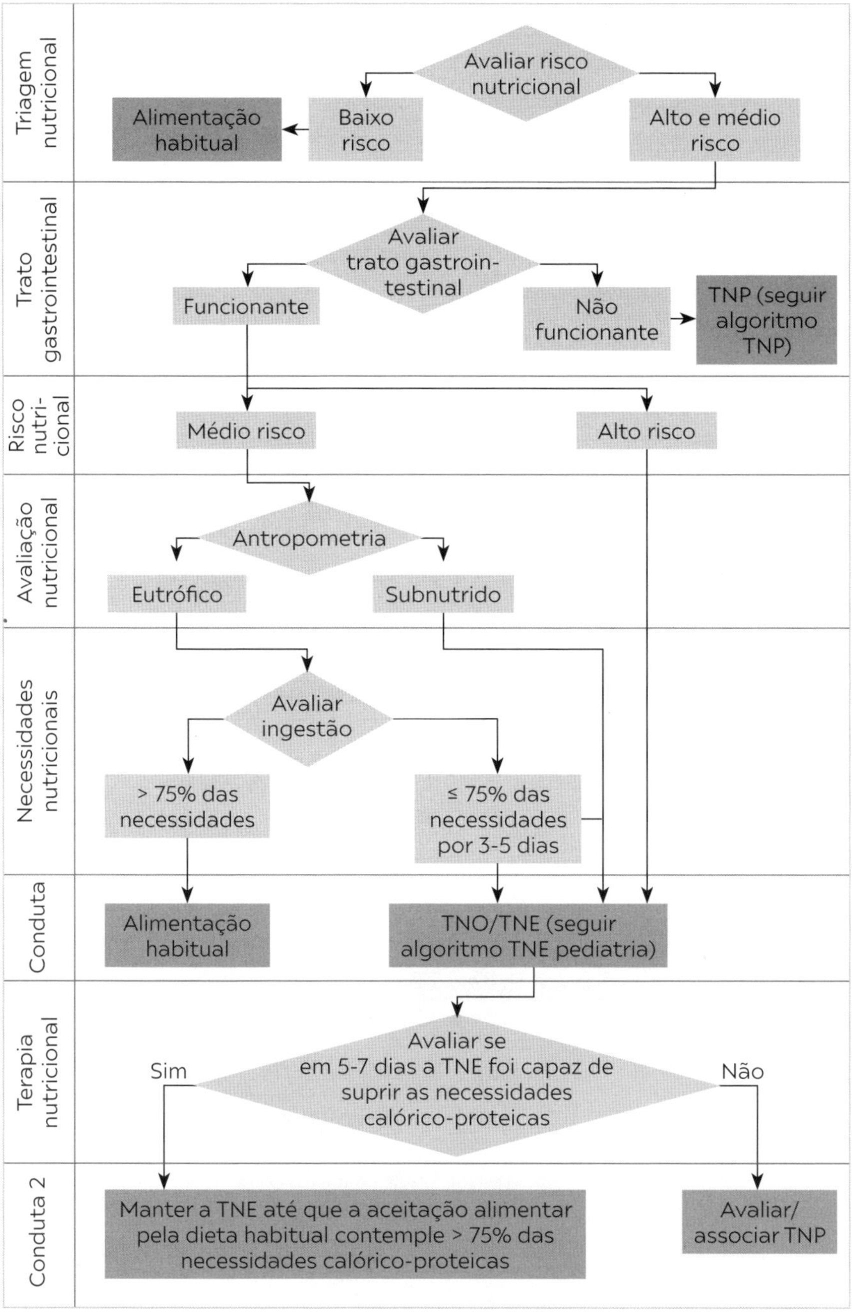

FIGURA 1 Algoritmo de indicação de terapia nutricional em pediatria.

TNE: terapia nutricional enteral; TNO: terapia nutricional oral; TNP: terapia nutricional parenteral.

Fonte: Gandolfo et al.[14]

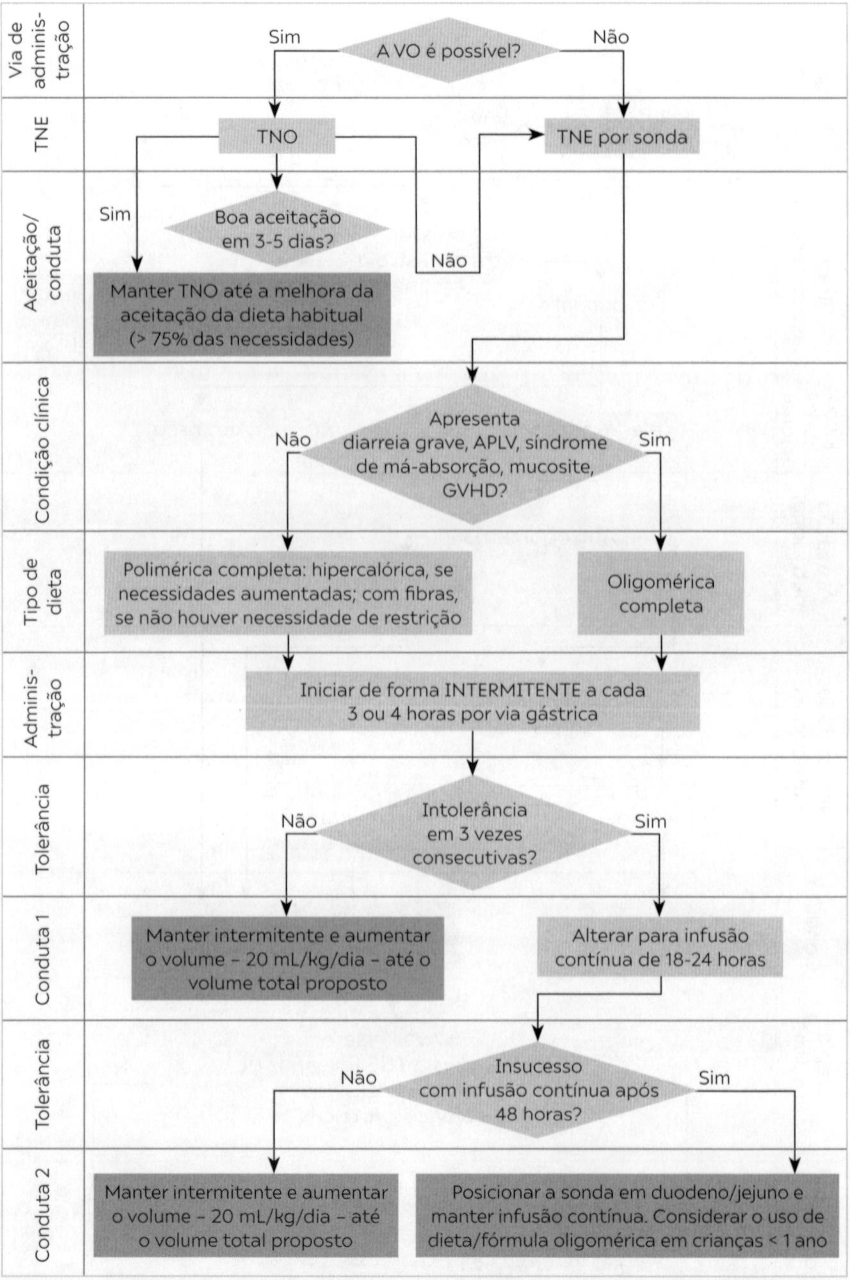

FIGURA 2 Algoritmo de indicação de terapia nutricional enteral.

APLV: alergia à proteína do leite de vaca; GVHD: *graft-versus-host-disease*; TNE: terapia nutricional enteral; TNO: terapia nutricional oral; VO: via oral.

Fonte: Gandolfo et al.[14]

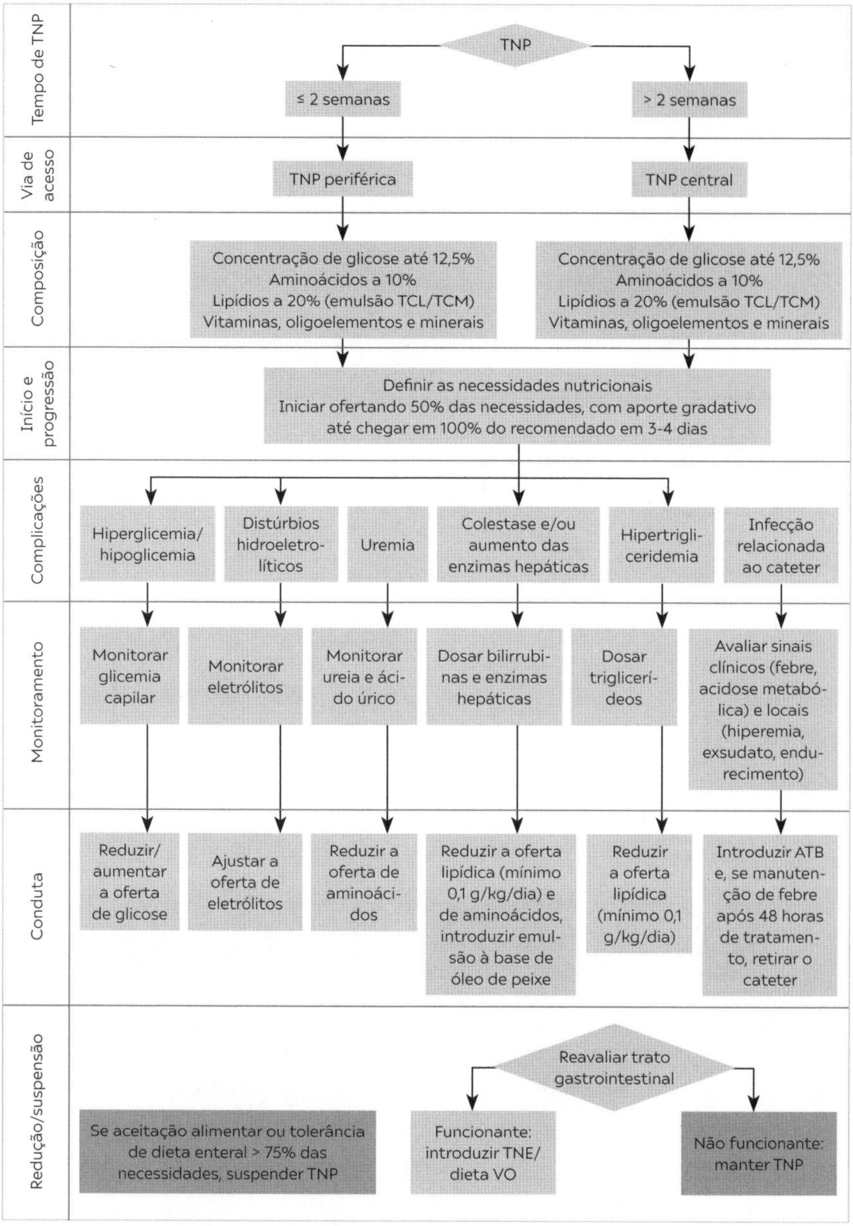

FIGURA 3 Algoritmo de terapia nutricional parenteral.

ATB: antibioticoterapia; TCL: triglicerídeos de cadeia longa; TCM: triglicérides de cadeia média; TNE: terapia nutricional enteral; TNO: terapia nutricional oral; TNP: terapia nutricional parenteral; VO: via oral.

Fonte: Gandolfo et al.[14]

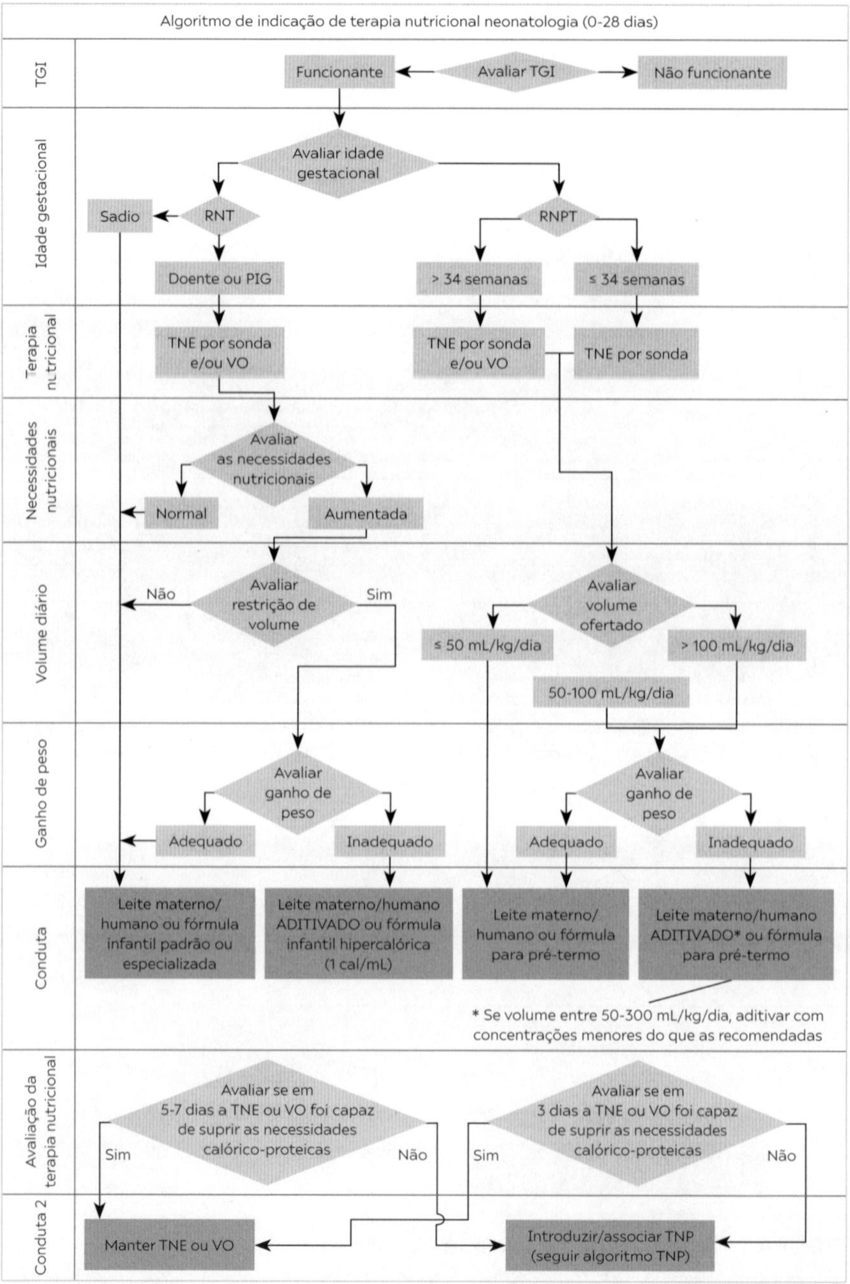

FIGURA 4 Algoritmo de indicação de terapia nutricional em neonatologia.

PIG: pequeno para a idade gestacional; RNPT: recém-nascido pré-termo; RNT: recém-nascido a termo; TGI: trato gastrointestinal; TNE: terapia nutricional enteral; TNO: terapia nutricional oral; TNP: terapia nutricional parenteral; VO: via oral.

Fonte: Gandolfo et al.[14]

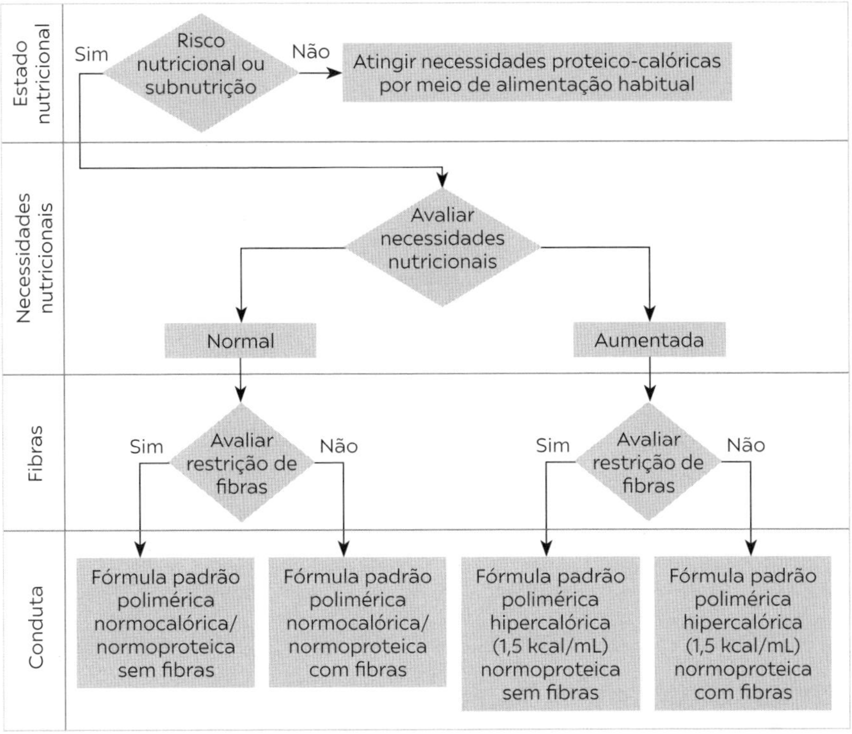

FIGURA 5 Algoritmo de indicação de dieta enteral padrão para crianças de 1 a 10 anos.

Fonte: Gandolfo et al.[14]

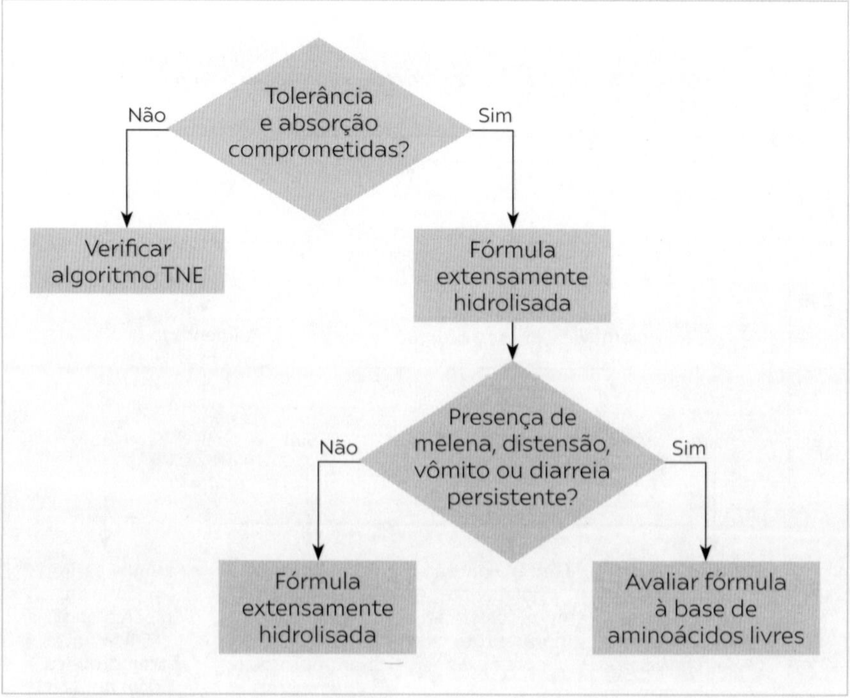

FIGURA 6 Algoritmo de indicação de dieta enteral especializada (extensamente hidrolisada ou à base de aminoácidos) para lactentes, crianças e adolescentes.

TNE: terapia nutricional enteral.

Fonte: Gandolfo et al.[14]

nutricional iminente, devido a menores reservas corporais, taxa metabólica elevada e muitas vezes restrição de líquidos, por exemplo, as portadoras de cardiopatias congênitas, displasia broncopulmonar e fibrose cística. A Figura 7 mostra os critérios de indicação e utilização de fórmula infantil hipercalórica em crianças de 1 a 12 meses.

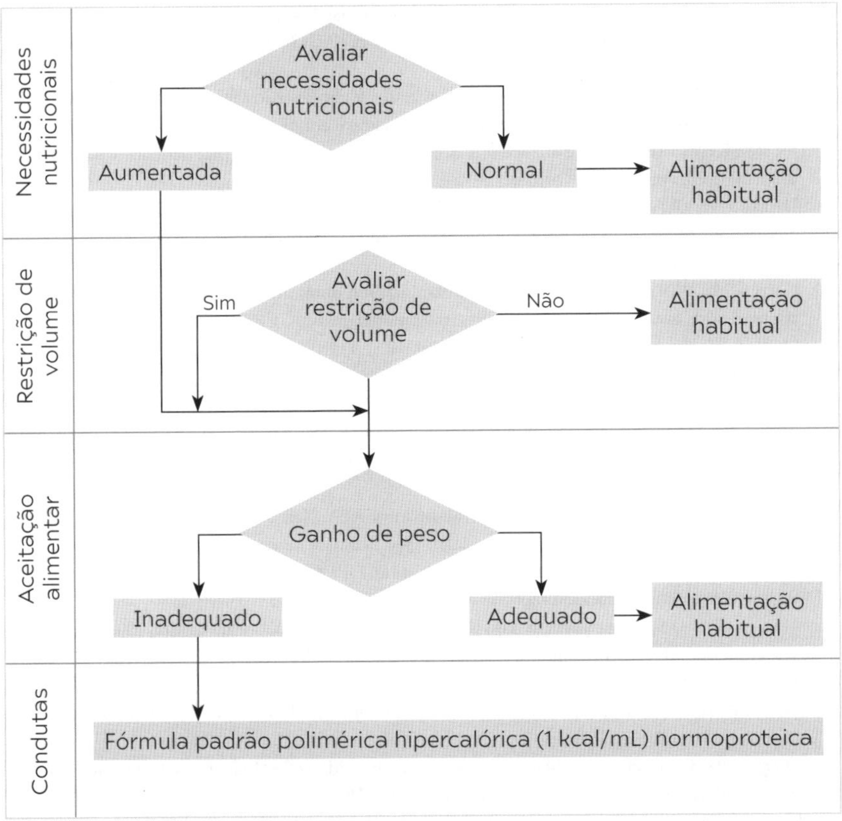

FIGURA 7 Algoritmo de indicação de fórmula infantil hipercalórica.
Fonte: Gandolfo et al.[14]

CONSIDERAÇÕES FINAIS

A terapia nutricional pediátrica é indicada quando o paciente for incapaz de receber os nutrientes necessários para recuperação ou manutenção do estado nutricional por alimentação VO por um período prolongado.

Os algoritmos para nutrição enteral e parenteral em pediatria agilizam a indicação e a introdução da terapia, otimizam sua utilização, racionalizam os custos hospitalares, minimizam os efeitos adversos e a morbidade e podem reduzir as taxas de mortalidade dos pacientes.

REFERÊNCIAS

1. Aspen Board of Directors and the Clinical Guidelines Task Force. Guidelines for the use of parenteral and enteral nutrition in adult and pediatric patients. JPEN J Parenter Enteral Nutr. 2002;26(1Suppl):1SA-138SA.
2. Ministério da Saúde. Secretaria de Atenção à Saúde. Coordenação-Geral da Política de Alimentação e Nutrição. Manual de atendimento da criança grave em nível hospitalar. Brasília; 2005.
3. Joosten KFM, Hulst JM. Prevalence of malnutrition in pediatric hospital patients. Curr Opin Pediatr. 2008;20(5):590-6.
4. Delgado AF, Okay TS, Leone C, Nichols B, Del Negro GM, Vaz FA. Hospital malnutrition and inflammatory response in critically ill children and adolescents admitted to a tertiary intensive care unit. Clinics (Sao Paulo). 2008;63(3):357-62.
5. Correia MI, Waitzberg DL. The impact of malnutrition on morbidity, mortality, length of hospital stay and costs evaluated through a multivariate model analysis. Clin Nutr. 2003;22(3):235-9.
6. Stratton RJ, Elia M. Who benefits from nutritional support: what is the evidence? Eur J Gastroenterol Hepatol. 2007;19(5):353-8.
7. Gargasz A. Neonatal and pediatric parenteral nutrition. AACN Adv Crit Care. 2012;23(4):451-64.
8. Ministério da Saúde. Secretaria de Vigilância Sanitária, Portaria n. 272, de 8 de abril de 1998. Aprova o Regulamento Técnico para fixar os requisitos mínimos exigidos para a Terapia de Nutrição Parenteral. Brasília; 1998.
9. Delgado AF. Terapia nutricional parenteral. In: Silva APA, Nascimento AG, Zamberlan P. Manual de dietas e condutas nutricionais em pediatria. São Paulo: Atheneu; 2014. p.245-52.
10. Ministério da Saúde. Secretaria de Vigilância Sanitária. RDC n. 63, de 6 de julho de 2000. Aprova o Regulamento Técnico para a terapia de nutrição enteral. Brasília; 1999.
11. Martin CM, Doig GS, Heyland DK, Morrison T, Sibbald WJ. Multicentre, cluster-randomized clinical trial of algorithms for critical-care enteral and parenteral therapy (Accept). CMAJ. 2004;170(2):197-204.
12. Skillman HE, Wischmeyer PE. Nutrition therapy in critically ill infants and children. JPEN J Parenter Enteral Nutr. 2008;32(5):520-34.
13. Hospital das Clínicas da Faculdade de Medicina da Faculdade de Medicina da Universidade de São Paulo. Guia de terapia nutricional enteral. São Paulo: HCFMUSP; 2017.
14. Gandolfo AS, Reis APA, Zamberlan P, Feferbaum R. Nutrição clínica pediátrica em algoritmos. Barueri: Manole; 2022.

28

Indicadores de qualidade em terapia nutricional pediátrica

Adriana Servilha Gandolfo
Ana Paula Alves Reis
Patrícia Zamberlan
Mário Cícero Falcão
Rubens Feferbaum

DESTAQUES

- Os indicadores de qualidade em terapia nutricional pediátrica possibilitam identificar se a assistência nutricional programada ao paciente vem sendo atingida conforme as metas estabelecidas.

INTRODUÇÃO

A terapia nutricional (TN) é importante no prognóstico de várias doenças. Entretanto, ela não é isenta de riscos, e os efeitos adversos podem ser rastreados e prevenidos. As complicações da TN podem implicar elevados custos para o paciente e a instituição.

A incorporação de gestão de qualidade permite identificar e reduzir os episódios de não conformidade, tanto em terapia de nutrição parenteral (TNP) como enteral (TNE). A gestão de qualidade contempla cinco etapas: elaboração e padronização de guias, registro, prevenção de efeitos adversos e revisão periódica dos procedimentos.

Esses procedimentos garantem qualidade, rotinas diárias factíveis, redução de custos e, principalmente, melhores resultados clínicos e de qualidade para o paciente.[1]

Portanto, cabe à equipe multidisciplinar de terapia nutricional (EMTN) planejar toda a abordagem nutricional ao paciente, buscando melhores resultados, menor morbimortalidade e diminuição de custos.

A implantação de protocolos de TN com a finalidade de aplicar e avaliar as melhores práticas tem apresentado grande sucesso para avaliar a qualidade do serviço prestado. A padronização desses protocolos reduz erros, agiliza a implementação da TN e evita efeitos adversos, além de otimizar todo o processo, desde a indicação até a monitorização da TN.[1]

Dessa maneira obtém-se seguimento clínico, registro de avaliações antropométricas e laboratoriais, monitorização das vias de acesso parenteral e enteral, além da monitorização clínica.

Indicadores de qualidade avaliam respostas de efetividade de determinado processo, traduzindo em resposta próxima ao objetivo estabelecido. Não existe uma regra geral para o estabelecimento de indicadores de qualidade que podem ser modulados pela experiência, organização e controle da equipe de saúde.[2]

Indicadores são instrumentos de medida que mostram a presença/ausência de determinado acontecimento ou fenômeno e não devem ser interpretados como ferramentas de controle de qualidade; quando empregados adequadamente, permitem analisar/quantificar a assistência e quais aspectos devem ser melhorados e/ou modificados.[1,2]

Assim, regras simples devem ser utilizadas na criação de indicadores: utilidade, simplicidade, objetividade e baixo custo. Todo indicador deve ser válido e proveitoso; quanto mais simples, maiores são as chances de utilização; deve ter um objetivo claro, aumentando a fidelidade, além do baixo custo.[1,2]

Indicadores de qualidade em saúde podem medir aspectos quantitativos e/ou qualitativos.[2]

Na composição dos indicadores, alguns itens básicos devem estar presentes: nome, objetivo, cálculo, definição de numerador e denominador, método, responsável, frequência, meta e referencial comparativo.[2]

A seguir estão listados indicadores de qualidade em TN pediátrica:

1. Taxa de triagem nutricional.
2. Taxa de avaliação nutricional inicial.
3. Taxa de dieta enteral prescrita em relação à prescrita.
4. Taxa de pacientes com TNE e/ou TNP que atingiram as necessidades nutricionais.

5. Taxa de avaliação nutricional sequencial.
6. Taxa de orientação nutricional na alta hospitalar.
7. Taxa de efetividade da evolução do estado nutricional.
8. Taxa de jejum maior que 24 horas em pacientes em TN.
9. Taxa de aceitação de complemento alimentar oral.
10. Taxa de conformidade em prontuário.
11. Taxa de conformidade de prescrição de TN.
12. Taxa de perda de sonda para TNE (retirada inadvertida ou obstrução).
13. Taxa de infecção de cateter venoso central (CVC) para NP.

A incorporação dos diversos indicadores e respectivas metas apresentados pode ser efetuada gradualmente pela EMTN: deve ser considerada pela importância e utilidade atribuída aos indicadores segundo as necessidades e características do serviço.

TAXA DE TRIAGEM NUTRICIONAL

- **Importância:** Identificar pacientes que apresentam risco nutricional durante a internação, por questões subjetivas relacionadas ao exame físico, apetite/ingestão alimentar, perda de peso, perdas fisiológicas (diarreia, vômitos) e doença de base.
- **Cálculo:** é a relação entre o número de pacientes triados nas primeiras 24 horas e o número total de pacientes internados no mês.

Indicador	Taxa de triagem nutricional
Objetivo	Identificar risco nutricional em pacientes hospitalizados em até 24 h da internação
Cálculo fórmula Unidade	$\frac{\text{Nº de pacientes triados em até 24 h de internação} \times 100}{\text{Nº total de internações no mês}}$ Porcentagem
Definição Numerador Denominador	Nº de pacientes triados em até 24 h de internação: serão computadas todas as triagens realizadas em até 24 h da data de admissão do paciente Nº total de internações no mês: representa o número total de internações realizadas na unidade
Fontes dos dados	Prontuário do paciente
Periodicidade	Mensal

(continua)

(*continuação*)

Indicador	Taxa de triagem nutricional
Responsável pela informação	Nutricionista e/ou enfermeiro, equipe multidisciplinar de terapia nutricional (EMTN)
Meta	≥ 90%
Referencial comparativo	Hospitais com características similares

TAXA DE AVALIAÇÃO NUTRICIONAL INICIAL

- **Importância:** a avaliação nutricional é uma importante ferramenta utilizada para o diagnóstico nutricional e o estabelecimento do plano terapêutico. Tem como objetivo avaliar a adequação, quantitativa e qualitativa da ingestão alimentar, às demandas nutricionais do paciente, direcionando para a introdução de terapia nutricional, quando necessária.
- **Cálculo:** é a relação entre o número de avaliações nutricionais realizadas em 72 horas a partir da internação e o número de pacientes internados no mês.

Indicador	Taxa de avaliação nutricional inicial
Objetivo	Identificar a frequência de avaliação nutricional inicial em pacientes hospitalizados
Cálculo fórmula Unidade	$\frac{\text{Nº de pacientes com avaliação nutricional em até 72 h de internação} \times 100}{\text{Nº total de internações no mês}}$ Porcentagem
Definição Numerador Denominador	Nº de pacientes com avaliação nutricional realizada em até 72 h de internação Nº total de internações realizadas no mês na unidade
Fontes dos dados	Prontuário do paciente
Periodicidade	Mensal
Responsável pela informação	Nutricionista
Meta	≥ 85%
Referencial comparativo	Hospitais com características similares

TAXA DE DIETA ENTERAL INFUNDIDA EM RELAÇÃO À PRESCRITA

- **Importância:** garantir que o paciente receba a oferta calórica e proteica estimada para a recuperação e/ou manutenção do estado nutricional, identificando os fatores que interferem na diferença entre o volume de dieta enteral prescrita e o infundido, para que medidas corretivas sejam tomadas quando necessárias.
- **Cálculo:** o indicador é a relação entre o volume total de dieta enteral prescrita no mês (em litros ou mililitros) e o volume total de dieta enteral infundida.

Indicador	Taxa de dieta enteral infundida em relação à prescrita
Objetivo	Avaliar a adequação do volume de dieta enteral administrado em relação ao volume prescrito
Cálculo fórmula Unidade	$\frac{\text{Volume total de dieta infundida no mês} \times 100}{\text{Volume total de dieta prescrita no mês}}$ Porcentagem
Definição Numerador Denominador	Volume total da dieta enteral infundida, verificado nos prontuários Volume total de dieta prescrita em prescrição médica e dietética
Fontes dos dados	Prontuário do paciente
Periodicidade	Mensal
Responsável pela informação	Nutricionista
Meta	≥ 80%
Referencial comparativo	Hospitais com características similares

TAXA DE PACIENTES COM TNE E/OU TNP QUE ATINGIRAM AS NECESSIDADES NUTRICIONAIS

- **Importância:** a pacientes em início de TN, recomenda-se que sejam ofertadas as calorias, proteínas e micronutrientes; com o intuito de prevenir ou minimizar a subnutrição hospitalar; bem como evitar desfechos desfavoráveis (como aumento da morbidade e do tempo de internação). Identificar os fatores que dificultam a progressão da dieta é importante, para que medidas corretivas possam ser estabelecidas.

- **Cálculo:** o indicador mensura mensalmente a porcentagem de pacientes em TN (TNE e/ou TNP) que atingiram as necessidades nutricionais.

Indicador	Taxa de pacientes com TNE e/ou TNP que atingiram as necessidades nutricionais
Objetivo	Mensurar a porcentagem de pacientes que atingiram as necessidades nutricionais
Cálculo fórmula Unidade	Nº de pacientes em TNE e/ou TNP que atingiram necessidades nutricionais x 100 / Nº total de pacientes em TNE e/ou TNP Porcentagem
Definição Numerador Denominador	Nº de pacientes em TNE e/ou TNP que atingiram necessidades nutricionais Nº total de pacientes em TNE e/ou TNP
Fontes dos dados	Prontuário do paciente
Periodicidade	Mensal
Responsável pela informação	Nutricionista e equipe multiprofissional de terapia nutricional (EMTN)
Meta	Conforme definição da EMTN
Referencial comparativo	Hospitais com características similares

Neonatologia

Considerar a oferta calórica e proteica mínima fornecida pelo leite materno ou humano pasteurizado:

- **RNT:** 100 kcal/kg peso corpórea e 2 g ptn/kg peso/dia em 10 dias.
- **RNPT:** 110 kcal/kg peso corpórea e 3,5 g ptn/kg peso em 14 dias.

Pediatria

- **Pacientes pediátricos em geral:** 67% das *Dietary Reference Intakes* (DRI) para calorias e proteínas em 7 dias.
- **Pacientes pediátricos em UTI e/ou com neuropatias:** 67% das calorias pela equação de Schofield e 1,5 g ptn/kg/dia em 7 dias.

TAXA DE AVALIAÇÃO NUTRICIONAL SEQUENCIAL

- **Importância:** objetiva verificar se o período estipulado entre avaliações está de acordo com a legislação vigente ou com os protocolos da instituição, e analisar se a TN escolhida está alcançando o objetivo proposto, evitando, assim, tanto a subnutrição como a superalimentação.
- **Cálculo:** conforme o protocolo institucional, deve ser considerada a relação entre o número total de avaliação nutricional sequencial efetuada e o número total a ser realizado.

Indicador	Taxa de avaliação nutricional sequencial
Objetivo	Identificar a frequência de avaliação nutricional sequencial
Cálculo fórmula Unidade	Nº de avaliação nutricional sequencial realizadas no mês x 100 / Nº avaliação nutricional sequencial a serem realizadas no mês Porcentagem
Definição Numerador Denominador	Nº total de avaliação nutricional sequencial realizado no mês Nº total de avaliação nutricional sequencial a ser realizado no mês
Fontes dos dados	Prontuário do paciente Cada instituição deve definir o período de reavaliação (p. ex., a cada 7, 15 ou 30 dias) e/ou o grupo de pacientes a ser reavaliado
Periodicidade	Mensal
Responsável pela informação	Nutricionista
Meta	≥ 85%
Referencial comparativo	Hospitais com características similares

TAXA DE ORIENTAÇÃO NUTRICIONAL NA ALTA HOSPITALAR

- **Importância:** a orientação de alta visa fornecer informações para que o paciente continue o cuidado nutricional no domicílio, diminuindo a chance de reinternação.

- **Cálculo:** realizado a partir do número total de pacientes que receberam orientação nutricional na alta hospitalar em relação ao número total de pacientes que receberam alta hospitalar.

Indicador	Taxa de orientação nutricional na alta hospitalar
Objetivo	Avaliar a frequência de orientação nutricional na alta hospitalar
Cálculo fórmula Unidade	Nº total de pacientes orientados na alta hospitalar x 100 / Nº total de pacientes que receberam alta hospitalar Porcentagem
Definição Numerador Denominador	Nº total de pacientes que foram orientados na alta hospitalar Nº total de pacientes que receberam alta hospitalar
Fontes dos dados	Prontuário do paciente
Periodicidade	Mensal
Responsável pela informação	Nutricionista
Meta	≥ 90%
Referencial comparativo	Hospitais com características similares

TAXA DE EFETIVIDADE DA EVOLUÇÃO DO ESTADO NUTRICIONAL

- **Importância:** objetiva avaliar a evolução do estado nutricional do paciente durante o período de internação, pela assistência nutricional prestada. Verifica se o plano terapêutico nutricional estabelecido para o paciente foi efetivo para a manutenção ou melhora de sua condição nutricional.

  O indicador utilizado para a avaliação do estado nutricional (peso, IMC, circunferência do braço, avaliação subjetiva) deve ser escolhido com base nas características da população atendida (recém-nascidos, crianças, pacientes gravemente doentes) pela unidade hospitalar.
- **Cálculo:** realizado a partir do número de pacientes com duas avaliações no período (mês) que melhoraram ou mantiveram seu estado nutricional em relação ao total de pacientes avaliados no período.

Indicador	Taxa de efetividade da evolução do estado nutricional
Objetivo	Monitorizar a evolução do estado nutricional dos pacientes durante a internação
Cálculo fórmula Unidade	$\frac{\text{Nº total de pacientes que melhoraram ou mantiveram o estado nutricional em período determinado} \times 100}{\text{Nº total de pacientes reavaliados no período}}$ Porcentagem
Definição Numerador Denominador	Nº total de pacientes que melhoraram ou mantiveram o estado nutricional em período determinado Nº total de pacientes reavaliados no período
Fontes dos dados	Prontuário do paciente. Observações: • Excluir óbitos. • A unidade comparativa deve ser estabelecida de acordo com a necessidade institucional (peso, IMC, circunferência do braço e/ou instrumentos de avaliação subjetiva). • O intervalo entre as avaliações (inicial e final) deve ser definido pela instituição.
Periodicidade	Mensal
Responsável pela informação	Nutricionista
Meta	≥ 80%
Referencial comparativo	Hospitais com características similares

TAXA DE JEJUM SUPERIOR A 24 HORAS EM PACIENTES EM TERAPIA NUTRICIONAL ENTERAL

- **Importância:** evitar que a subnutrição ocorra ou se agrave por jejuns prolongados (> 24 horas).

  Identificar as causas dos jejuns prolongados é importante para que medidas corretivas possam ser estabelecidas, com o objetivo de reduzir o tempo em que o paciente permanece sem receber a TN.
- **Cálculo:** realizado a partir do total de dias em que os pacientes receberam TN no mês em relação ao total de dias em jejum acima de 24 horas.

Indicador	Taxa de jejum > 24h em pacientes em TN
Objetivo	Monitorizar o jejum > 24 h em pacientes em TNE
Cálculo fórmula Unidade	Nº total de dias de jejum acima de 24 h em pacientes em TN x 100 / Nº total de dias em que os pacientes estiveram em TN Porcentagem
Definição Numerador Denominador	Nº total de dias de jejum acima de 24 h em pacientes em TN Nº total de dias em que os pacientes estiveram em TN Observação: não considerar jejum para pacientes hemodinamicamente instáveis
Fontes dos dados	Prontuário do paciente
Periodicidade	Mensal
Responsável pela informação	Nutricionista e/ou enfermeiro, EMTN
Meta	≤ 10%
Referencial comparativo	Hospitais com características similares

TAXA DE ACEITAÇÃO DE COMPLEMENTO ALIMENTAR ORAL

- **Importância:** verificar se o paciente está ingerindo o complemento alimentar oral prescrito (Anexos 1 e 2). Aos pacientes com aceitação alimentar inferior a 75% do recomendado é indicado o uso de complemento oral. Em caso de aceitação insatisfatória do complemento oral, uma nova conduta deve ser tomada, por exemplo, a introdução de TN por sonda.
- **Cálculo:** é a relação entre o volume de complemento alimentar consumido e o volume prescrito.

Indicador	Taxa de aceitação de complemento alimentar oral
Objetivo	Monitorizar a aceitação de complemento alimentar oral
Cálculo fórmula Unidade	Volume de complemento alimentar consumido x 100 / Volume de complemento alimentar prescrito Porcentagem
Definição Numerador Denominador	Volume de complemento alimentar consumido Volume de complemento alimentar prescrito

(continua)

(continuação)

Indicador	Taxa de aceitação de complemento alimentar oral
Fontes dos dados	Paciente ou acompanhante, instrumento apropriado (Anexo 1) Observações:
Periodicidade	A periodicidade de avaliação da aceitação do complemento oral deve ser definida pelo serviço
Responsável pela informação	Nutricionista
Meta	75%
Referencial comparativo	Hospitais com características similares

TAXA DE CONFORMIDADE EM PRONTUÁRIO

- **Importância:** sua monitorização visa garantir o cumprimento dos protocolos padronizados pela instituição, avaliando o registro das informações no prontuário dos pacientes quanto a: indicação de TNE (oral e por sondas); indicação de fórmulas e dietas padronizadas; realização de triagem nutricional e avaliação de aceitação alimentar; alcance das necessidades nutricionais; bem como intervenções realizadas.
- **Cálculo:** considera o total de prontuários de pacientes com informações registradas em conformidade com o total de prontuários avaliados.

Indicador	Taxa de auditoria em prontuário
Objetivo	Monitorizar o cumprimento dos protocolos da instituição por intermédio de registros efetuados em prontuários
Cálculo fórmula Unidade	$\frac{\text{Nº de prontuários com registros em conformidade} \times 100}{\text{Nº de prontuários avaliados}}$ Porcentagem
Definição Numerador Denominador	Nº de prontuários com registros em conformidade* Nº de prontuários avaliados * Quanto: indicação de TNE (oral e por sondas); indicação das fórmulas padronizadas; realização de triagem nutricional e avaliação de aceitação alimentar; alcance das necessidades nutricionais; e intervenções realizadas.
Fontes dos dados	Prontuário do paciente
Periodicidade	Mensal

(continua)

(continuação)

Indicador	Taxa de auditoria em prontuário
Responsável pela informação	Nutricionista
Meta	95%
Referencial comparativo	Hospitais com características similares

TAXA DE CONFORMIDADE DE PRESCRIÇÃO DE TERAPIA NUTRICIONAL

- **Importância:** sua monitorização visa avaliar se a TN indicada para o paciente pela EMTN foi efetivamente prescrita. O cumprimento da indicação da TN por intermédio da prescrição pode garantir a efetividade da assistência nutricional, reduzindo o risco de subnutrição do paciente durante o período de internação.
- **Cálculo:** considera o total de prescrições de TN em relação ao total de indicações efetuadas pela EMTN.

Indicador	Taxa de conformidade de prescrição de TN
Objetivo	Monitorizar se foi realizada a prescrição de TN quando indicada pela EMTN
Cálculo fórmula Unidade	$\frac{\text{Nº total de prescrições de TN} \times 100}{\text{Nº total de indicações de TN pela EMTN}}$ Porcentagem
Definição Numerador Denominador	Nº total de prescrições de TN Nº total de indicações de TN
Fontes dos dados	Prescrição médica, prontuário do paciente
Periodicidade	Mensal
Responsável pela informação	Nutricionista
Meta	100%
Referencial comparativo	Hospitais com características similares

TAXA DE PERDA DE SONDA PARA NUTRIÇÃO ENTERAL (RETIRADA INADVERTIDA OU OBSTRUÇÃO)

- **Importância:** evitar a oferta de nutrientes abaixo do planejado devido a complicações com o acesso. Levantamento das causas da perda de sonda (obstrução, retirada acidental ou provocada durante a manipulação do profissional ou pelo próprio paciente ou cuidador e controle das complicações).
- **Cálculo:** relação do número de perdas de sonda em relação ao número de pacientes que utilizam a sonda.

Indicador	Taxa de perda de sonda enteral
Objetivo	Levantar as causas de perda de sonda e controlar as complicações
Cálculo fórmula Unidade	$\frac{\text{Nº de perdas de sonda enteral} \times 100}{\text{Nº pacientes com sonda enteral}}$ Porcentagem
Definição Numerador Denominador	Nº de perdas de sonda enteral Nº de pacientes com sonda enteral
Fontes dos dados	Prontuário do paciente
Periodicidade	Mensal
Responsável pela informação	Enfermeiros e EMTN
Meta	< 10%
Referencial comparativo	Hospitais com características similares

TAXA DE INFECÇÃO DE CATETER VENOSO CENTRAL PARA NUTRIÇÃO PARENTERAL

- **Importância:** para que os pacientes recebam uma TN estéril e apirogênica é vital o cuidado com a via de acesso da TNP para que esta cumpra com sucesso a sua função. Infecções em vias de acesso estão relacionadas com alta taxa de morbidade.
- **Cálculo:** medir o percentual mensal do índice de infecção relacionado ao CVC em pacientes com cateter instalado para NP.

Indicador	Taxa de infecção relacionada ao CVC
Objetivo	Levantar a frequência de infecção do CVC em pacientes recebendo NP
Cálculo fórmula Unidade	Nº de pacientes com infecção do CVC x 100 / Nº total de pacientes com NP no mês Porcentagem
Definição Numerador Denominador	 Nº de pacientes com infecção identificada no CVC Nº total de pacientes recebendo NP no mês
Fontes dos dados	Prontuário do paciente
Periodicidade	Mensal
Responsável pela informação	Enfermeiro, EMTN
Meta	< 5%
Referencial comparativo	Definido pela comissão de infecção hospitalar

CONSIDERAÇÕES FINAIS

É necessário o desenvolvimento de critérios de qualidade em TNP adaptado a cada serviço. Esses critérios devem ser claros, explícitos e normativos. Além disso, devem ser realistas em relação aos recursos materiais e humanos do serviço em questão e devem ser revistos e atualizados periodicamente.

Para atingir critérios de qualidade é necessária a implantação de indicadores de qualidade em TNP, enfatizando-se que esses indicadores deverão ter acessibilidade, adequação, continuidade, efetividade, eficácia, eficiência e segurança.

ANEXO 1 – IMPRESSO PARA AVALIAÇÃO DE ACEITAÇÃO ALIMENTAR DO LACTENTE

<table>
<tr><td></td><td colspan="3">Avaliação de Aceitação Alimentar LACTENTE</td><td></td></tr>
<tr><td>Desjejum</td><td>Fórmula ou outro</td><td>Pão ou outro</td><td>Fruta</td><td>( ) Tudo (100%)
( ) Mais da metade (75%)
( ) Metade (50%)
( ) Menos da metade (25%)
( ) Nada (0%)</td></tr>
<tr><td>Almoço</td><td>Refeição principal</td><td>Fruta</td><td>Fórmula ou outro</td><td>( ) Tudo (100%)
( ) Mais da metade (75%)
( ) Metade (50%)
( ) Menos da metade (25%)
( ) Nada (0%)</td></tr>
<tr><td>Lanche da tarde</td><td>Fórmula ou outro</td><td>Pão ou outro</td><td></td><td>( ) Tudo (100%)
( ) Mais da metade (75%)
( ) Metade (50%)
( ) Menos da metade (25%)
( ) Nada (0%)</td></tr>
<tr><td>Jantar</td><td>Refeição principal</td><td>Fruta</td><td>Fórmula ou outro</td><td>( ) Tudo (100%)
( ) Mais da metade (75%)
( ) Metade (50%)
( ) Menos da metade (25%)
( ) Nada (0%)</td></tr>
<tr><td>Lanche noturno</td><td>Fórmula ou outro</td><td>Pão ou outro</td><td></td><td>( ) Tudo (100%)
( ) Mais da metade (75%)
( ) Metade (50%)
( ) Menos da metade (25%)
( ) Nada (0%)</td></tr>
<tr><td colspan="5">Avaliação da aceitação alimentar: ( ) Tudo (100%) ( ) Mais da metade (75%) ( ) Metade (50%) ( ) Menos da metade (25%) ( ) Nada (0%)</td></tr>
<tr><td>Fórmula ou outro no período noturno</td><td></td><td></td><td></td><td>( ) Tudo (100%)
( ) Mais da metade (75%)
( ) Metade (50%)
( ) Menos da metade (25%)
( ) Nada (0%)</td></tr>
<tr><td></td><td>( ) Tudo (100%)
( ) Metade (50%)
( ) Nada (0%)</td><td>( ) Tudo (100%)
( ) Metade (50%)
( ) Nada (0%)</td><td>( ) Tudo (100%)
( ) Metade (50%)
( ) Nada (0%)</td><td></td></tr>
</table>

Obs.: para lactentes em aleitamento materno avaliar a aceitação individualmente conforme descrição da mãe.

ANEXO 2 – IMPRESSO PARA AVALIAÇÃO DE ACEITAÇÃO ALIMENTAR DE CRIANÇAS E ADOLESCENTES

	Avaliação da Aceitação Alimentar CRIANÇAS E ADOLESCENTES					
Desjejum	Leite ou outro	Pão ou outro	Fruta			( ) Tudo (100%) ( ) Mais da metade (75%) ( ) Metade (50%) ( ) Menos da metade (25%) ( ) Nada (0%)
Almoço	Arroz	Feijão	Carne/Ovo	Legumes	Salada	( ) Tudo (100%) ( ) Mais da metade (75%) ( ) Metade (50%) ( ) Menos da metade (25%) ( ) Nada (0%)
Lanche da tarde	Leite ou outro	Pão ou outro				( ) Tudo (100%) ( ) Mais da metade (75%) ( ) Metade (50%) ( ) Menos da metade (25%) ( ) Nada (0%)
Jantar	Arroz	Feijão	Carne/Ovo	Legumes	Salada	( ) Tudo (100%) ( ) Mais da metade (75%) ( ) Metade (50%) ( ) Menos da metade (25%) ( ) Nada (0%)
Lanche noturno	Leite ou outro	Pão ou outro				( ) Tudo (100%) ( ) Mais da metade (75%) ( ) Metade (50%) ( ) Menos da metade (25%) ( ) Nada (0%)
Avaliação da aceitação alimentar:	( ) Tudo (100%)	( ) Mais da metade (75%)	( ) Metade (50%)	( ) Menos da metade (25%)		( ) Nada (0%)
Complemento alimentar	1ª unidade/dia		2ª unidade/dia		3ª unidade/dia	( ) Tudo (100%) ( ) Mais da metade (75%) ( ) Metade (50%) ( ) Menos da metade (25%) ( ) Nada (0%)
	( ) Tudo (100%) ( ) Metade (50%) ( ) Nada (0%)		( ) Tudo (100%) ( ) Metade (50%) ( ) Nada (0%)		( ) Tudo (100%) ( ) Metade (50%) ( ) Nada (0%)	

REFERÊNCIAS

1. Waitzberg DL. Indicadores de qualidade em terapia nutricional: aplicação e resultados. São Paulo: ILSI Brasil; 2010.
2. Isosaki M. Indicadores: conceitos, importância e aplicabilidade em nutrição hospitalar. In: Isosaki M, Gandolfo AS, Jorge AL, Evazian D, Castanheira FA, Bittar OJN. Indicadores de nutrição hospitalar. São Paulo: Atheneu; 2015. p.13-24.

SUGESTÕES DE LEITURA

1. Bittar OJN. Indicadores de qualidade e quantidade em saúde. RAS. 2004;6(22):15-8.
2. Carvalho FC, Lopes CR, Vilela LC, Vieira MA, Rinaldi AEM, Crispim CA. Tradução e adaptação cultural da ferramenta StronGkids para triagem do risco de desnutrição em crianças hospitalizadas. Rev Paul Pediatr. 2013;31(2):159-65.
3. Ferreira NL. Efetividade do aconselhamento nutricional em mulheres com excesso de peso atendidas na atenção primária à saúde [dissertação]. Belo Horizonte: Universidade Federal de Minas Gerais; 2012.
4. Hulst JM, Zwart H, Hop WC, Joosten KFM. Dutch national survey to test the Strong kids nutritional risk screening tool in hospitalized children. Clin Nutr. 2010;29(1):106-11.
5. Kondrup J, Allison SP, Elia M, Vellas B, Plauth M. Education and Clinical Practice Committee European Society of Parenteral and Enteral Nutrition (Espen). Espen guidelines for nutrition screening 2002. Clin Nutr. 2003;22(4):415-21.
6. Mainz J. Defining and classifying clinical indicators for quality improvement. Int J Qual Health Care. 2003;15(6):523-30.
7. Scochi MJ. Indicadores da qualidade dos registros e da assistência ambulatorial em Maringá, (Estado do Paraná, Brasil), 1991: um exercício de avaliação. Cad Saúde Púb. 1994;10(3):356-67.
8. Verotti CCG, Torrinhas RSM de M, Corona LP, Waitzberg DL. Design of quality indicators for oral nutritional therapy. Nutr Hosp. 2015;31(6):2692-5.
9. Waitzberg DL, Dias MCG, Isosaki M. Manual de boas práticas em terapia nutricional enteral e parenteral. São Paulo: Atheneu; 2014.

Índice remissivo